EL CEREBRO ATÓMICO

Beatriz Larrea

EL CEREBRO ATÓMICO

Aprende a conservar tu mente sana y lúcida toda la vida

la esfera de los libros

Primera edición: junio de 2025

© Beatriz Larrea Zepeda-Carranza, 2025
© La Esfera de los Libros, S. L., 2025
Avenida de San Luis, 25
28033 Madrid
Tel.: 91 443 50 00
esferalibros.com

ISBN: 978-84-1094-091-8
Depósito legal: M-9817-2025
Diseño y maquetación: Aitor Gascón
Impresión y encuadernación: Anzos
Impreso en España-*Printed in Spain*

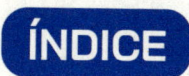

ÍNDICE

*A mi tía Gina, para que SIEMPRE
recuerdes lo mucho que te quiero.
Gracias por existir.*

AGRADECIMIENTOS

Ami hijo Berni, por su paciencia, compañía y amor mientras horneaba este libro. Gracias por el fantástico título que descubriste: *Cerebro atómico*. Gracias por tantos abrazos y tanto amor. Eres mi oxitocina.

A Sebastián, por acompañarme, cuidarme, quererme y despertar una gran neuroquímica cerebral.

A La Esfera de los Libros, a Ymelda y Carlos: siempre os estaré eternamente agradecida, confiasteis y seguís confiando en mí, me ayudasteis a crecer, evolucionar y tener un propósito de vida. Gracias por tanta dopamina.

Y, sobre todo, gracias a mis grandes amigos médicos; como probablemente sabes, soy médico frustrada, pero tengo la gran suerte de estar rodeada de los mejores profesionales y que además tienen la generosidad de explicarme y enseñarme lo que saben dentro de sus ámbitos. Gracias por hacerme crecer, por motivarme a seguir y por todo lo que me han enseñado. A David Granizo, al Dr. Marcos Mazzuka, al Dr. Sergio Abanades, a la Dra. Marián Rojas Estapé, al Dr. Enrique de Juan, al Dr. Nicolás Olea, al Dr. Fong, a la Dra. Camino Díaz y, especialmente, con un amor y agradecimiento infinito por las horas y horas que has pasado conmigo, a mi gran amiga, la Dra. Katy Eftekhar. Eres una gran fuerza detrás de mi crecimiento. Gracias, amigos.

A Julio Fernández; sin ti, esto sería imposible.

Y a Carmen Posadas, por ser siempre mi inspiración.

A mi hermana Elena Larrea, que falleció hace un año. Que quede escrito para la eternidad lo agradecida que estoy por todo lo que pasamos juntas, por todo lo que me enseñaste, por toda la pasión y bondad que inyectaste en tu propia lucha y tu manera de hacer de este un mejor mundo. Moviste las placas tectónicas de México y, sin duda, dejaste un mundo mejor. Hoy y siempre, te recordaré con mucho amor y admiración. Te quiero, hermana.

Y gracias a ti, apreciado lector o lectora, que me regalas un propósito de vida. Eres mi dopamina y mi serotonina.

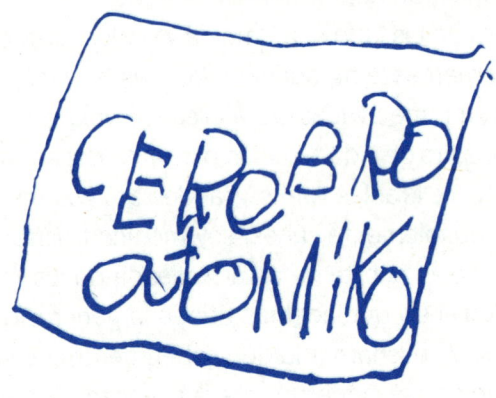

Bernardo, 7 años, creador del título.

«No se cambian las cosas combatiendo la realidad existente. Para cambiar algo, construye un nuevo modelo que vuelva obsoleto el modelo anterior».

R. BUCKMINSTER FULLER

«La necesidad es la madre de la invención».

PLATÓN

El ser humano está ahora mismo en pleno campo de batalla contra la declinación cognitiva, que amenaza con arrebatarnos lucidez, autovalidación y calidad de vida. La medicina moderna ha avanzado mucho, por lo que en los últimos siglos de la historia de nuestra especie ha habido un incremento exponencial en nuestra expectativa de vida. Sin embargo, sabemos que esos años de vida no son años de vida con salud; por lo general son décadas marcadas por la enfermedad, con lo que este incremento en expectativa de vida corre en paralelo al decremento de nuestra expectativa de lucidez.

La humanidad está atravesando un momento histórico, crucial en nuestra historia evolutiva, enfrentándose en campo abierto con los tres primeros jinetes del apocalipsis: las enfermedades cardio y cerebrovasculares, las dolencias autoinmunes y el cáncer. Si logras sobrevivir a esos primeros jinetes, es inevitable que, tarde o temprano, te encuentres cara a cara y sucumbas ante el último y más aterrador: las enfermedades neurodegenerativas y las demencias como el alzhéimer y el párkinson.

Cada vez que empiezo una de mis conferencias, pregunto a la audiencia: ¿a quién le gustaría vivir hasta los 100 años? Reina el silencio. Solo algunos optimistas alzan la mano con valor y determinación. A los pocos segundos, reformulo la pregunta: ¿a quién le gustaría llegar a los 100 años con total plenitud física y mental? Y, claro, ahí todos sonríen y levantan la mano. Nadie quiere envejecer, ya que todos hemos visto el campo de batalla y sabemos de primera mano lo que pasa. Asociamos, con razón, el envejecimiento con invalidez y enfermedad. La aparición de un problema de salud como un infarto o un cáncer es un miedo que todos tenemos presente. Pero, sin duda, la idea que nos lleva a nuestra peor pesadilla, es perder nuestra mente. Nos asusta sobremanera perder la memoria, la agilidad mental y, en el peor de los escenarios, olvidar nuestros recuerdos y quiénes somos. Creo que este miedo es tan grande que a la mayoría de nosotros nos paraliza. Y por eso hay tan poca conciencia sobre la salud del cerebro y cómo mantenerlo joven.

Tengo que confesar que yo fui parte del montón. Llevo casi veinte años en el mundo de la salud, el envejecimiento y la nutrición. Y en esos veinte años, le hice poco caso al cerebro. La realidad es que la cabeza no me pasaba por la cabeza, ni le dedicaba mucho tiempo, esfuerzo o investigación. Eso hoy me parece bastante extraño, ya que comprendo que el cerebro controla nuestro cuerpo, salud, acciones diarias, el cómo te sientes, cómo te comportas, qué haces, qué piensas y la calidad de tus relaciones. El cerebro es el centro de mando.

No entiendo cómo no estamos todos hablando sobre este tema y sobre la conexión existente entre el cerebro y el cuerpo. Creo que esto ocurre porque pensamos que el cerebro dirige, y todos los demás órganos siguen sus pautas y no hay nada que hacer. Pero resulta que el manual de instrucciones es bidireccional. La realidad es que no puedes tener un cuerpo sano sin un cerebro sano, y viceversa. Es más, es muy probable que el cerebro dirija con firmeza lo que sucede en el cuerpo. El cerebro da órdenes a través de neurotransmisores y otros químicos para poner en marcha lo que sientes, piensas, cómo actúas, las decisiones que tomas y tu percepción de la vida. El cerebro es el rey, y no puedes tener un país sano si tu rey se encuentra en pésimas condiciones. Si quien manda es el antiguo emperador Calígula —totalmente fuera de control y de su sano juicio—, no puedes esperar que el Imperio romano florezca. Sin Gobierno sano, no hay nación que prospere.

◆ El porqué de este libro

Todo comenzó cuando vi la película *El padre*, con Anthony Hopkins, seguida por *El hijo*, y me pasé llorando dos días seguidos. Me produjeron un impacto tremendo. Fue una mezcla de pánico, tristeza profunda y un toque final de motivación. La verdad es que me sorprende que, hasta ver esa película, jamás me había parado a pensar sobre las enfermedades mentales o neurodegenerativas. He vivido de primera mano, con familiares cercanos, el alzhéimer, la depresión, la epilepsia, la bipolaridad y todo un popurrí de enfermedades psiquiátricas y neurodegenerativas. Pero nunca lo pensé. Estaba bloqueada en mi inconsciente, y estas películas lo removieron con fuerza y determinación. Además de la tristeza profunda de ver lo que seguramente sufrieron mis familiares, esa tristeza se acompañó de la determinación de poner a trabajar mis habilidades de investigación, y buscar debajo de cada piedra para encontrar la información que tenemos sobre estas enfermedades. Si hay algo que hacer, si se puede prevenir, si se puede tratar, en fin, buscar el manual y poner mi granito de arena para ayudar, aunque sea a una sola persona, a prevenir estas terribles enfermedades.

Mi labor en este libro no es como nutricionista holística. Al igual que ocurre con cualquier ciencia, lo aprendido hace diez años en la escuela se queda rápidamente obsoleto. Como nutricionista holística tengo que actualizarme y ver publicaciones todos los días si quiero hacer bien mi trabajo y mantenerme al tanto de lo último en salud, nutrición, envejecimiento y bienestar. Mi labor en este libro es de investigación. Inicialmente estudié la licenciatura en Historia y tengo un máster en Relaciones Internacionales; durante diez años de mi vida, investigué, resumí y apliqué el pensamiento crítico. Tengo una base muy fuerte de investigación y una gran pasión por la lectura. Desde muy pequeña estuve rodeada de libros y tenía una curiosidad innata por aprender. Este libro es el resultado de años de investigación, de lectura de cientos de artículos publicados en los últimos años. Mi objetivo es poder trasladártelo de una manera fácil, didáctica y, sobre todo, práctica. De la ciencia a la mesa.

En paralelo, mi deseo es que este libro sea un manual de apoyo para todos aquellos psiquiatras, neurólogos y psicólogos que cada día buscan mejorar la vida de sus pacientes. Que, juntos, logremos un enfoque integral y multidisciplinar que ayude a nuestros pacientes a tener mejores resultados. Y animarlos a sugerir cambios en el estilo de vida como una gran herramienta, que, en conjunto con todo tipo de terapias y tratamientos médicos, podemos mejorar la salud de las personas y, sobre todo, prevenir enfermedades relacionadas con el cerebro. Juntos somos más fuertes. Este libro tiene varias capas, como una cebolla, y puede ser tan profundo, fácil o complejo como tú quieras. Si eres profesional de la salud, cada tema viene acompañado por las referencias científicas más actualizadas: si quieres profundizar en algún tema en particular, puedes acceder fácilmente a esa información.

Y aquí estoy, dos años después, con la ciencia en la mano y lista para disparar las balas de la información. Por esos eventos del karma o de la suerte, unos meses después cayó en mis manos una joya de la medicina, el libro *Brain Energy*, del Dr. Christopher Palmer, psiquiatra de la Universidad de Harvard. Lo leí y pensé: este señor es un genio, y su libro marcará un antes y un después en la psiquiatría. Demuestra, de una manera brillante y científica, que las enfermedades del neurodesarrollo, mentales y neurodegenerativas, son metabólicas en su base. Afirma que el fallo en el metabolismo energético del cerebro lleva a su colapso y es caldo de cultivo para cualquier enfermedad. Pero, cuando acabas el libro, piensas: «Bravo, Mr. Palmer, ¿y ahora qué hago?». Porque el libro falla catastróficamente a la hora de llevar la ciencia a la práctica. Y este fue el segundo tirón de orejas que me animó a escribir este libro. He hecho una lectura profunda de innumerables libros y artículos que se han publicado sobre el cerebro, y mi reto, querido lector o querida lectora, es llevar este conocimiento al terreno a la práctica. Que dispongas de una caja de herramientas proactivas y accionables para cuidar tu salud cerebral y la de tu familia. Y ahí fue cuando giré la cabeza y le dije mi novio: «Reto aceptado». Seguro que me vio con cara de loca, pero desde ese momento mis redes cerebrales se pusieron a trabajar en este libro.

◆ ¿Dónde nos encontramos?

La Organización Mundial de la Salud estimó en 2019 que 970 millones de personas en el mundo sufren de enfermedades mentales. ¡Una de cada ocho! La depresión y la ansiedad son las más comunes. Esta es una foto de un momento concreto en el tiempo, pero ¿sabías que la probabilidad de sufrir una enfermedad mental a lo largo de la vida es de un 50 %? Deja que te lo repita: la mitad de las personas vamos a tener una enfermedad mental a lo largo de nuestras vidas. Sí, la mitad[1]. Los que hoy estamos en la década de los cuarenta y los cincuenta, para cuando tengamos 85 años tendremos un 50 % de probabilidades de sufrir demencia. ¿Cómo no es esto una prioridad? Claro, los psiquiatras y los psicólogos están desbordados. Y eso se ve reflejado en nuestro alrededor. Puede que la situación de mi familia sea representativa de la sociedad. Todos nos hemos visto, somos y seremos, afectados por enfermedades del cerebro. Como he vivido en carne propia, muchos pierden la batalla, como mis familiares con alzhéimer y depresión. En el caso de la depresión, los tratamientos psiquiátricos son efectivos para unos, pero, para muchos otros, como fue el caso de mi familiar, no funcionan o incluso tienen efectos secundarios.

Otros los tienen que dejar por los efectos secundarios, y muchos ni siquiera tienen acceso a ellos. Diferentes miembros de mi familia combaten a diario enfermedades como la epilepsia, la bipolaridad y la depresión, algunos medicados con éxito y otros sin ver resultados. Esto me recuerda a las palabras del mismo Christopher Palmer en su libro: «No sabemos qué causa las enfermedades mentales ni tenemos un tratamiento efectivo para toda la población». Aterrador.

◆ Una epidemia creciente

Ayer me di una vuelta por las farmacias de mi zona, preguntando a los farmacéuticos cuáles son los medicamentos más vendidos; y en todas me dijeron que antidepresivos, antiinflamatorios, ansiolíticos y medicamentos para bajar de peso. Como buena investigadora, me fui a buscar las estadísticas del Gobierno de España, y es casi igual: ansiolíticos, antidepresivos, analgésicos y anticoagulantes. Y, claro, imagino que en las estadísticas de este año los péptidos para bajar de peso entrarán con fuerza. Esto quiere decir que tenemos una población inflamada, con síndrome metabólico, con sobrepeso, ansiosa y deprimida. ¿Estará todo conectado? Veremos...

Según diversos informes de la Seguridad Social, en España, en los nueve primeros meses de 2024 se registraron 468.093 bajas de personas trabajadoras derivadas de problemas de salud mental. Según los últimos datos aportados por el Informe Anual del Sistema Nacional de Salud 2023, el 34 % de la población española tiene algún problema de salud mental. Además, su incidencia supera el 40 % en la población de más de 50 años y el 50 % en la de más de 85 años.

Respecto a los trastornos mentales diagnosticados, los más prevalentes son los de ansiedad, seguidos de los del sueño y los depresivos. Entre estos también se encuentran los trastornos mentales graves: la esquizofrenia afecta a aproximadamente 24 millones de personas en el planeta, es decir, a una de cada 300 personas, y cerca de 40 millones de personas —uno de cada 150 adultos, es decir, el 0,53 % de la población mundial— tenían un trastorno bipolar en 2019.

Veamos la población infantil: el trastorno por déficit de atención e hiperactividad (TDAH) es uno de los trastornos del neurodesarrollo más comunes en los niños —la prevalencia en niños y adolescentes españoles oscila entre el 4,9 y el 8,8 %—, seguido por el autismo, que afecta a 470.000 personas. En 2024, UNICEF y la Universidad de Santiago hicieron una encuesta donde descubrieron que el 15 % de los adolescentes sufre depresión o ansiedad. Estas estadísticas me producen escalofríos.

Lo más importante aquí es destacar que todas las enfermedades mentales (autismo, bipolaridad, depresión, déficit de atención...) se están incrementando al mismo tiempo. Pensamos que las depresiones, la bipolaridad y el déficit de atención son diferentes y tienen distintas causas. Lo que quiso demostrar Christopher Palmer es que todas tienen la misma base. Lo veremos más adelante.

◆ La joya de la corona neurodegenerativa: el alzhéimer

Todos conocemos a supervivientes de cáncer o problemas cardiovasculares; sin embargo, ¿a que no conoces a ningún superviviente de alzhéimer, demencia o párkinson?

El alzhéimer es el tipo de demencia más común, con más del 70 % de los casos, y, dada su alta complejidad y la carga que supone el cuidado de los enfermos, representa un enorme reto para la sanidad pública y para los familiares. Lleva décadas derrotando a los mejores neurocientíficos del mundo. Y, por más que las farmacéuticas y los genios de la biotecnología gasten miles de millones de euros inventado y probando medicamentos para revertir el alzhéimer, hasta hoy, todo ha fallado. Le tenemos más miedo a esta enfermedad que a cualquier otra; no solo porque es letal, muchas lo son, sino porque el alzhéimer es peor que eso: priva a sus víctimas de su humanidad y aterroriza a sus familias. Los recuerdos, el intelecto y la capacidad de ser independientes y de tener una buena calidad de vida se esfuman en una espiral descendente e imparable que lleva a un abismo mental que desemboca incluso en olvidarse de sí mismos.

En cualquier otra enfermedad existe la convicción de que las investigaciones van por buen camino. Hoy, sabemos con certeza qué causa el síndrome metabólico y qué causa un infarto. Conocemos con claridad las reglas fundamentales del juego. Pero no es así con el alzhéimer: estamos jugando a ciegas y no sabemos ni las reglas ni contra quién jugamos.

Por ejemplo, se inventa la vacuna contra la placa amiloide para luego descubrir que no sirve de nada, ya que la placa amiloide está ahí para protegernos de algo, es una consecuencia y no una causa, por lo que eliminarla no frena la enfermedad. Se prueban medicamos antiinflamatorios para apagar las llamas del cerebro, y ello tiene un efecto negativo en la enfermedad. Se paran todos los estudios clínicos; el alzhéimer ha puesto a la neurociencia de rodillas.

> Hasta el día de hoy, la única estrategia con la que contamos es la prevención. Y esa prevención, como veremos más adelante, tiene que comenzar como muy tarde a los 40 años.

En 2024, la comisión permanente de la revista científica *The Lancet* publicó un informe llamado «Prevención, intervención y tratamiento de la demencia»,[2] donde nos dice que tenemos que ser ambiciosos con la prevención, ya que no contamos con ninguna otra estrategia. Nos lanza las siguientes estadísticas: en 2019, a nivel mundial, 57 millones de personas vivían con demencia, y, para 2050, la cifra se incrementará hasta 153 millones. Esto se debe a que la medicina ha avanzado mucho: viviremos sin duda más tiempo. Te van a mantener vivo, pero ¿con lucidez? Tristemente, no. Así que, a menos que tengas un plan de defensa con herramientas accionables, tu probabilidad de caer por esa pendiente es muy alta.

En este contexto, la frase «más vale prevenir que curar» no es un simple refrán, sino una llamada a la acción. Aunque existe la creencia errónea de que la demencia es el destino inevitable de la vejez, una opinión muy arraigada para algunas personas, ahora sabemos que, según esta comisión, por lo menos un 45 % de los casos de demencia podrían prevenirse o retrasarse abordando 14 factores de riesgo modificables.

◆ El fin del alzhéimer

El mayor investigador sobre cómo prevenir el alzhéimer es el Dr. Dale Bredesen; con tres libros publicados y cientos de *papers* científicos, es el primero en contar historias sobre los supervivientes del alzhéimer.

En sus libros, el Dr. Bredesen afirma que el alzhéimer es una enfermedad multifactorial que funciona como una respuesta protectora del cerebro ante diferentes agresiones: microbios, inflamación, resistencia a la insulina, toxinas, pérdida de soporte nutricional, caída de hormonas y factores de crecimiento. Tu cerebro pasa años intentando defenderse y sobrevivir a estas condiciones y el alzhéimer es el daño colateral de estos años de lucha. Así que el argumento del Dr. Bredesen es que el declive cognitivo se puede prevenir y frenar si paramos el ataque de esos otros factores y nos centramos en reconstruir. En 2023 publicó su libro *Los primeros supervivientes del alzhéimer*, y en él afirma que esta enfermedad es opcional. Un arsenal de herramientas es la base de este libro, que podría llamarse «cómo no tener alzhéimer y párkinson». Lo más actualizado que tenemos es esta revisión sistemática publicada en *Nature Reviews Inmunology*, donde sus autores afirman que la mejor estrategia es atacar sin piedad en las etapas silenciosas de la enfermedad.[3] Es decir, cuando todavía no tienes síntomas. Esto se refiere, llevado a la práctica, a las décadas de los 40 y los 50 años, cuando veremos que se desarrolla la enfermedad. Mi libro pretende ser el mapa para no desarrollar alzhéimer en el futuro y mantener una mente ágil y próspera en el presente.

◆ ¿El alzhéimer es genético? La ruleta rusa del ApoE

Los avances genéticos en los últimos 15 años han identificado más de 80 factores de riesgo que modulan la probabilidad de padecer alzhéimer.[4] El factor de riesgo genético más importante, es un gen llamado ApoE, por la apolipoproteína E.

Cuenta con tres variables: el 2, 3 y 4. Todos tenemos dos copias, una de nuestra madre y una de nuestro padre. Así que podemos terminar con cero copias de la variable de alto riesgo, la ApoE4, con una copia o con dos. Es una ruleta rusa. La teoría es que la ApoE3 es neutra, la ApoE4 te pone en riesgo, y la ApoE2 te protege. Tener doble ApoE2 es muy raro, solo existe en un 1,4 % de la población. La gran mayoría de nosotros, se estima que tres cuartas partes de la población, tenemos doble ApoE3, por lo que nuestro riesgo de padecer alzhéimer es de un 13 %. Sin embargo, una cuarta parte de la población tiene una copia de ApoE4, lo que te sube el riesgo al 30 %. Finalmente, un porcentaje pequeño de la población, tiene dos copias de la variable de alto riesgo, que antes se pensaba que suponía un riesgo de más del 50 %. Tristemente, un grupo de investigadores españoles publicó en marzo de 2024 un artículo en la revista *Nature*[5] en el que se afirma que ese 2-3 % de la población que tiene el doble gen ApoE4 tiene una probabilidad de desarrollar esta enfermedad de, por lo menos, un 60 % a los 85 años.

◆ ¿Qué significa ApoE?

La ApoE es una lipoproteína responsable del transporte de lípidos, añadiendo su receptor a la superficie de las células. La ApoE tiene un rol importantísimo en la respuesta inmunológica, o sea, inflamatoria. Si has leído mis libros anteriores, sabrás que la inflamación es el anillo que los gobierna a todos. Y si la ApoE regula la inflamación, quiere decir que está arriba en la cadena de mando.

La ApoE modula la respuesta inflamatoria del sistema inmune. Digamos que es el Ministerio de Defensa. Puede ser cruel, o educada. Si cuentas con la variante ApoE4 quiere decir que tu cuerpo es un Estado militar, liderado por un general de cuatro estrellas, ágil y despiadado. Tu ejército está siempre activo y, claro, eso quiere decir que las armas, o sea, la inflamación, es parte de la vida cotidiana. La buena noticia es que eres más resistente contra virus y bacterias, y te pone en ventaja contra ciertos patógenos. De hecho, se piensa que esta variable genérica es la que hizo posible que bajáramos de los árboles y camináramos por la sabana, expuestos a todo tipo de bichos. Nuestros ancestros, hasta hace 220.000 años, eran ApoE4, es decir, el 96 % de nuestra historia evolutiva, hasta que aparecimos los ApoE3.

Los ApoE4 estaban diseñados para una vida corta con defensas altas. Lo importante era sobrevivir a mordeduras de león y poder comer carne cruda, reproducirte y morir a los 35 años. No interesaba la longevidad, solo la defensa. Esta alta respuesta inmunológica o inflamatoria tiene un precio, que se nota con el paso de los años. Un país en guerra durante décadas llegará un momento en que comenzará a sufrir los efectos. Se incrementa el riesgo de enfermedades relacionadas con la inflamación, entre ellas, las neurodegenerativas como el alzhéimer. Sabemos que los individuos ApoE4 tienen una respuesta más reactiva en el aspecto inflamatorio que los demás.[6] Su ejército es hipersensible y está desmoralizado. Mata despiadadamente moscas a cañonazos. Les cuesta mucho bajar la inflamación, por lo que son más susceptibles al COVID persistente y a la sepsis.[7] Un Estado militar es difícil de controlar.

Cuando aparecimos los ApoE3, ya no necesitábamos sobrevivir, sino vivir. Todos nuestros recursos se han ido en investigaciones y desarrollo. Somos el Estado del bienestar europeo (menos inflamación, mejor eficacia metabólica y más longevidad). Sin embargo, somos mucho más susceptibles a enfermedades víricas y bacterianas y a parásitos. Mucha inversión en bienestar, pero nuestro ejército no está tan bien entrenado como en la dictadura militar. Los ApoE3 no nos queremos enfrentar a los ApoE4 en el campo de batalla.

Los resultados sugieren que prácticamente todos los homocigotos, o sea, los doble copia ApoE4, mostraban la patología y tenían niveles más altos de biomarcadores asociados con la enfermedad de alzhéimer a los 55 años, en comparación con las personas con el gen ApoE3. Al final de los 40 ya tenían acumulación de placa amiloide y proteína Tau; a los 65 años, comenzaban los primeros síntomas; la demencia se manifestaba ya a los 73,4; la edad promedio de muerte era los 77,2, aproximadamente, unos 7-10 años antes que los ApoE3. Esa era la consecuencia de años de guerra inflamatoria.

Estos hallazgos, publicados en la revista *Nature Medicine*, sugieren que tener dos copias del gen ApoE4 podría representar una nueva forma genética de la enfermedad de alzhéimer. "Los datos muestran claramente que tener dos copias del gen ApoE4 no solo eleva el riesgo, sino que anticipa la aparición del alzhéimer, lo que refuerza la necesidad de estrategias preventivas específicas», afirma Alberto Lleó, investigador del Grupo de Neurobiología de las demencias en el Hospital de la Santa Creu i Sant Pau, en Barcelona.

Y aun con toda esta información, sabemos que la genética carga el arma y la epigenética —los mecanismos que regulan la expresión de los genes sin una modificación de la secuencia del ADN— dispara. Los genes pueden marcar una ruta, pero eso no quiere decir que tú vayas a ir por ahí. A lo mejor tienes el mapa trazado genéticamente, pero tomas el control y decides ir por otro lugar, y esto se logra con el exposoma, el conjunto de las exposiciones ambientales que nos afectan desde la concepción en adelante, complementando el genoma. ¿Por qué digo esto? Porque hay muchos individuos con ApoE4 que, aunque tengan proteínas amiloides y Tau en el cerebro, nunca desarrollan demencia. Hay millones de personas con ApoE3, sin ningún riesgo genético de desarrollar alzhéimer, y este artículo de dobles ApoE2 nos dice que el 30 % de los cerebros autopsiados tenía alzhéimer.[8] Así que, probablemente, hay otros factores que están marcando la diferencia. El mapa genético está, pero el que conduce eres tú. Yo lo veo como los conductores de Uber vs. los taxistas de Madrid. El conductor de Uber siempre utiliza el GPS, no usa su cerebro y no piensa más allá de la ruta marcada por el GPS, que en este caso sería el ApoE4, que no hace nada al respecto y va como un zombi siguiendo la ruta genética. Pero luego está el taxista que lleva 30 años trabajando sin GPS, que se sabe la ruta y que piensa antes de hacer el movimiento, estudia, se informa, lee a Bea Larrea y crea su propia ruta epigenética, que afectará a la genética. Por cierto, un estudio de taxistas de Londres demostró que tenían menos declive mental, ya que utilizan su cerebro todos los días. Tú debes ser el taxista, da igual el gen que tengas; lo importante es ese plan de acción que incluya una caja de herramientas prácticas que te lleven a la dirección que diseñes para ti: una vida larga con una mente ágil, lúcida y que te permita recordar tus momentos felices. El mapa importa, pero el conductor más.

◆ El alzhéimer comienza a los 40

Sabemos que hay varios ingredientes en la receta del alzhéimer. Los dos primeros en la lista son la acumulación de placas pegajosas beta-amiloides y los nudos de proteína Tau.[9] Estos dos sellos, en conjunto, inhiben el funcionamiento y la comunicación entre neuronas, generando un paulatino declive cognitivo. De la mano de la acumulación de las placas entre neuronas y la proteína Tau dentro de la célula, tu sistema inmunológico, compuesto principalmente por los macrófagos cerebrales, o sea, la microglía, están en guerra, lo que genera oxidación y neuroinflamación. Ese es el panorama.

Tenemos dos estudios interesantes, el primero publicado en *Nature Neuroscience* en 2024, en el que sus autores hacen un mapa que une los puntos que desembocan en el alzhéimer. Explican que esta enfermedad tiene dos fases: una silenciosa y sin síntomas, y otra fuerte y sintomática. El primer cambio es la muerte de una neurona o célula nerviosa. Los autores explican que el trabajo de esta neurona es calmar las demás, y su muerte puede desencadenar una cascada de eventos que terminan en alzhéimer. El siguiente cambio es una activación sostenida de células inmunológicas del cerebro: la microglía y los astrocitos. La muerte de las neuronas y la activación del sistema inmune generan neuroinflamación: tu cerebro se enciende en llamas. La siguiente parada es la acumulación de placa amiloide y de proteína Tau, que son los sellos de la enfermedad.

Otro estudio muy interesante, también en *Nature*, detecta los primeros cambios en el hipocampo y la amígdala desde los 40 años.[10] Y termino de exponer mi caso con otro artículo, de *Frontiers in Aging Neuroscience*, de 2019, donde se comienza a ver acumulación de Tau 34 años antes del diagnóstico. Mediante otros marcadores y pruebas empiezan a detectarse por la medicina moderna por lo menos 15 años antes.[11]

Esto quiere decir que —si el diagnóstico del alzhéimer se produce entre los 65 y los 75 años, y se empiezan a apreciar cambios asintomáticos en el cerebro un par de décadas antes— podemos asumir que el alzhéimer se empieza a desarrollar en la década de los 40 a los 50 años.

En las décadas de los 60 y 70 vamos a cosechar lo que sembramos a los 30 y 40. Así que, repito, nunca es demasiado pronto ni demasiado tarde. Hoy es el momento de tomar cartas en el asunto. No mañana. Hoy. No te despiertas un día con alzhéimer o demencia, es la consecuencia de décadas de insultos y maltrato a tu cerebro. El pobre pelea por ti durante años y años.

Hoy es el día para diseñar tu propia ruta, porque más adelante puede ser demasiado tarde. Una vez que ya hayas cruzado el umbral crítico de pérdida de facultades cognitivas, el nivel de entendimiento que requiere este libro puede haber quedado más allá de las posibilidades de ejecución y comprensión.

◆ Tu cuenta de ahorros cognitiva

Siempre he admirado mucho a mi cuñada Tanya Privé, una mujer previsora y con mucha educación financiera. Cada vez que la veo me pregunta cómo van mis ahorros y mis planes económicos para el futuro. Y yo, que soy bastante desastre, le contesto que no sé ahorrar, que vivo al día y que disfruto mucho de la vida. Y a ella se le ponen los pelos de punta. Me sienta y, con mucha paciencia y amor, me explica que no podré trabajar siempre y que hasta las personas exitosas en algún momento se tienen que jubilar. Ella lleva ahorrando años, tiene perfectamente estructurados sus gastos e ingresos y una previsión económica para el futuro espectacular. La admiro profundamente y he aprendido mucho de ella. Sabemos que la que estoy mal soy yo, y que las personas previsoras y con educación financiera, que ahorran e invierten a lo largo de los años, sufren menos durante las crisis económicas y los problemas les afectan en menor grado porque cuentan con una reserva monetaria.

Algo parecido pasa con el cerebro. Si bien la estructura con la que nacemos está determinada genéticamente y su expresión depende de la nutrición y los estímulos intelectuales en la niñez, las actividades que hacemos a lo largo de la vida tienen una enorme importancia. Hoy sabemos que una cuarta parte de las personas que tienen ya los sellos del alzhéimer, o sea, cuyo cerebro ya tiene un acúmulo importante de placas y Tau, no muestran ningún síntoma de demencia. Esto se debe a los años que se dedicaron a acumular lo que se conoce como reserva cognitiva. Décadas y décadas de actividad mental sostenida, deporte, neuronutrición y retos cerebrales han creado ese crédito que equivale a una reserva monetaria para tiempos de crisis. La reserva cognitiva se construye con una vida de curiosidad, asombro, actividades complejas, actividad física, nutrientes necesarios y poner retos para tu cerebro, lo que permite amortiguar su deterioro.

Esta información proviene de un estudio de Harvard que, de la mano de otras investigaciones, ha demostrado que las personas con una mayor reserva cognitiva pueden evitar con mayor eficiencia los síntomas de los cambios cerebrales degenerativos asociados con la demencia u otras enfermedades cerebrales, como el párkinson, la esclerosis múltiple o un accidente cerebrovascular. La reserva cognitiva puede darte 10 años más de lucidez y calidad de vida.

> Estudios sistemáticos y metaanálisis han demostrado que las personas con mayor reserva cognitiva pueden reducir la aparición del deterioro mental o la progresión de la demencia hasta en un 47 %.

Piensa en los niños, que cuentan con una alta capacidad cerebral y neuroplasticidad. ¿Qué los caracteriza? Las ganas de aprender, la curiosidad, la capacidad de asombrarse y descubrir, y su mejor calidad y cantidad de horas de sueño. Esta es la receta del éxito. Además, los padres los forzamos a hacer todo tipo de actividades, que si un deporte por aquí, que si piano por allá, diferentes clases en la escuela, con varios idiomas... Esto hace que su cerebro sea una máquina de creación de nuevas rutas neuronales y se genere mucha plasticidad. Y luego lo fijamos con el sueño y lo reforzamos con una alta cantidad de factores de crecimiento.

En la tercera edad pasa lo contrario: se duerme menos y al cerebro no se le ponen retos nuevos, con la excepción de algunos casos, como mi suegra Leticia. Algo que admiro muchísimo de ella es su entusiasmo por seguir aprendiendo: le encanta viajar, decidió que quiere aprender inglés y toma clases, le gustan los museos, la cultura, es superactiva y, claro, su mente se mantiene en forma. La ves y parece 20 años más joven. Nunca perdió la curiosidad. La otra cara de la moneda es otra mujer de la edad de mi suegra, que también conozco: triste y sin ninguna motivación, todo lo nuevo le da pereza, no aprende nada, se mantiene haciendo lo mínimo todos los días, sin ganas de nada. Claro, me dice que está deprimida, con falta de memoria, no duerme bien y no encuentra motivación para nada. Su cerebro se está apagando. Así que seamos como Leticia y como los niños: si pierdes la curiosidad, pierdes la neuroplasticidad.

◆ ¿Debo hacerme una prueba genética?

Esta es una decisión muy personal. Yo me la hice hace muchos años, antes de oír hablar del ApoE; hace un tiempo volví a ver mis resultados y soy doble ApoE3. Si hoy tuviera que tomar la decisión, yo no me haría la prueba genética. Creo que la mente es muy poderosa y, en parte, podemos crear lo que pensamos. Si eres alguien que no tiene la motivación para cambiar sus hábitos y aplicar este programa, a lo mejor, al saber que tienes predisposición genética, te animas a tomar tu salud en tus manos. Como te he dicho, sabemos que la genética solo carga el arma, pero está en tus manos apretar el gatillo. Y hoy, la mayoría somos ApoE3 y está claro que también desarrollamos alzhéimer y párkinson.

Te recomiendo encarecidamente que, antes de comenzar el programa, te hagas una cognoscopia, un test rápido y gratuito que te trazará desde dónde comienzas para que puedas ir controlando tu progreso. Aquí tienes el acceso a la cognoscopia:

https://www.apollohealthco.com/cognoscopy

De la misma manera, a lo largo del libro te proporcionaré marcadores que puedes pedir en tu analítica sanguínea para hacerte una idea de en qué punto estás. Y te sugiero que, a ser posible, tengas a mano los siguientes parámetros de los que hablaremos a lo largo del libro:

- **Inflamación.** Hasta el día de hoy no tenemos la tecnología para medir la inflamación de manera precisa y específica, pero este es un buen indicador:
  Proteína C reactiva ultrasensible: niveles óptimos, menos de 0,9 mg/dL.

- **Metabolismo**
  Insulina en ayunas: niveles óptimos, menos de 0,9 mg/dL.
  Glucosa en ayunas: 70-90 mg/dL.
  HOMA IR: menos de 1,2.
  Hemoglobina glicosilada: menos de 5,5.

- **Metilación**
  Homocisteína: menos de 10.

- **Soporte trófico.** Habla con tu médico sobre rangos óptimos, ya que depende del sexo y la edad.
  Vitamina D: 50-80 mg/dL.
  Estradiol (depende de la edad y el género).
  Progesterona (depende de la edad y el género).
  Testosterona total y libre (depende de la edad y el género).
  DHEA-S: 100-380 mcg/dL.
  Cortisol AM: 10-18 mcg/dL.
  TSH: menos de 2,0 mIU/L.
  T3 libre: 3,2-4,2 pg/mL.
  T4 libre: 1,3-1,8 ng/dL.
  Anticuerpos: anti-tiroglobulina y anti-TPO negativo.

Asimismo, el Hospital General de Massachusetts y el McCane Center for Brain Health elaboraron lo que se conoce como el Brain Score, un cuestionario basado en lo últimas investigaciones científicas que puede ayudarte a medir tu riesgo de demencia. Aquí tienes el acceso a la versión en español:

https://www.massgeneral.org/neurology/
mccance-center/about/brain-care-score-es

◆ Te presento tu casa

En este libro jugaremos con una analogía: tu cerebro estará representado por una casa. Esta casa se construye en las primeras décadas de vida; se sostiene a lo largo de la edad adulta; y para la tercera edad está en proceso de declive. Cuando se te diagnostica con demencia, tendrías que imaginarte tu casa como una mansión antigua, oxidada, oscura, deteriorada y en llamas. El objetivo de este libro es apagar las llamas y entrar con un equipo multidisciplinar para reconstruir y, sobre todo, dar mantenimiento a esa casa para que puedas vivir cómodamente en ella el resto de tus días. Esto es MUY importante, ya que, como verás a lo largo del libro, de no tener una caja de herramientas para generar oposición al envejecimiento, es probable que la batalla esté perdida. Este libro es la caja de herramientas que te ayudará a construir y mantener un cerebro ágil, con memoria, y poder alargar esa expectativa de lucidez.

◆ Los planos de tu vivienda

Piensa que, en el momento de la concepción, se trazan los planos arquitectónicos de tu futura casa. Esos planos se construyen a través de la genética y se moldean a través de la epigenética, modulada por el exposoma. Hablaremos de esto en el apartado dedicado a la metilación. En la gran mayoría de los casos, cuando nacemos, nuestros cerebros están en construcción y se mantienen con una alta plasticidad hasta que termina de formarse la corteza prefrontal, a los 24 años. Si en la niñez y la adolescencia haces las cosas bien, las primeras décadas de vida serán como una casa recién construida: nueva, brillante, con cimientos fuertes, con un equipo de limpieza y con un gran soporte trófico. Imagínate una mansión recién construida por el mejor despacho de arquitectos del país, con materiales de la mejor calidad.

A partir del pico de fertilidad, en la década de los 20, comienzan a caer las hormonas sexuales y, lentamente, desciende la función cerebral. Durante los 30 y los 40 casi no lo notas, pero a menos que estés creando activamente una fuerza de oposición, el deterioro está ahí. Piensa que construiste una casa perfecta, pero, si no le das mantenimiento e inviertes tiempo y dinero, esa casa se va oxidando y deteriorando. Y, claro, 30 años después, se empieza a caer en pedazos. El alzhéimer y el párkinson son el resultado de esas tres décadas de mala gestión y mantenimiento de la casa. Estas enfermedades se diagnostican cuando la casa ya está destruida.

Estas enfermedades neurológicas son una respuesta defensiva a diferentes ataques que llevan ahí décadas: inflamación, resistencia a la insulina, toxinas, falta de nutrientes, hormonas y factores de crecimiento. Es un sistema protector. Por eso sabemos que, si arreglamos el problema de fondo, podemos prevenir e incluso revertir los síntomas. Pero tenemos que irnos a la causa.

Cuando ya estás diagnosticado con la enfermedad, tu cerebro es como una casa que está en llamas, las llamas de la neuroinflamación. Piensa en esa casa antigua, envejecida, oxidada, mal cableada, con moho y a la que constantemente se le encienden fuegos. Llegan los bomberos a apagarlos, pero a los pocos días se vuelven a encender. Los bomberos pueden acudir 100 veces, pero cada incendio daña aún más la casa. Lo que deberían hacer los bomberos es traer a un especialista que analice lo que está generando estos incendios. Atacar la causa para que los bomberos puedan descansar.

◆ Tu cerebro en llamas: la neuroinflamación

Se han publicado cientos o miles de estudios y revisiones sobre la relación que hay entre la neuroinflamación y todas las enfermedades del neurodesarrollo, mentales y neurodegenerativas. La relación es directa, no existe ninguna duda. El cerebro está en llamas. Tu ejército interno está constantemente activado, secretando armas de destrucción masiva que en gran parte son la causa y la consecuencia de cualquier enfermedad.

En general, la neuroinflamación se produce cuando los habitantes y el ejército del cerebro responden a un estímulo. Esta batalla está mediada por mensajes secretos, arsenal de armas y producción de contaminación medioambiental. Una neuroinflamación controlada y modulada es esencial para la defensa del cerebro, para la comunicación del sistema inmune y para el bienestar del sistema cerebrovascular. El problema aparece cuando esta inflamación se sale de control, produciéndose una sobreactivación del sistema inmune del cerebro, reclutando células inmunológicas que lanzan mensajes a través de las citoquinas y quimioquinas. Al batallar, producen una gran cantidad de fuegos (radicales libres, óxido nítrico, etc.), lo que genera daño y muerte neuronal, degradación de proteínas, disfunción de la mitocondria y oxidación de los lípidos, siendo todo esto la base de la neurodegeneración.

Se ha demostrado en cientos de artículos y revisiones sistemáticas que la inflamación local cerebral —ya sea estéril o de origen vírico o bacteriano— tiene una relación directa con la aparición y el desarrollo de diferentes enfermedades degenerativas neurológicas como el alzhéimer,[12] el párkinson, la esclerosis lateral amiotrófica (ELA) y la esclerosis múltiple,[13] acortando la expectativa de vida con lucidez. Como ya te imaginarás, el envejecimiento es el principal factor de riesgo para el desarrollo de una neuropatología. Por eso no vemos a jóvenes de 20 años con alzhéimer. Esto se debe a que de la mano del envejecimiento viene la inflamación, siendo el *inflammaging* (de *inflammation*, inflamación, y *aging*, envejecimiento) el caballo que tira de la degeneración del cerebro.[14] Aparte de las enfermedades degenerativas, sabemos que la inflamación también es un factor de riesgo para enfermedades mentales como la depresión y la ansiedad, y alteraciones neurológicas como parte del síndrome de COVID persistente.[15]

Si hablamos del popurrí de enfermedades psiquiátricas, sabemos que, por ejemplo, las personas con depresión tienen niveles más altos de proteína C reactiva e interleucinas inflamatorias.[16] En este punto, los expertos no saben si la inflamación está causando la depresión o es la depresión la que causa la inflamación, pero de que el cerebro está en llamas, de eso sí están seguros. Lo que asusta es que la depresión sigue creciendo, sobre todo en niños, adolescentes y adultos jóvenes. De 2006 a 2017, las tasas de depresión se han incrementado en un 68 % en adolescentes de 12 a 17 años y un 49 % entre la población mayor de 25 años.

Si nos centramos en las enfermedades degenerativas, el alzhéimer y el párkinson representan las dos dolencias neurodegenerativas predominantes. Ahora, sabemos que están construidas sobre el cimiento de la inflamación,[17] o sea, sobre la activación de sistema inmune. La esperanza de vida y el consecuente envejecimiento de la población hacen que los casos se incrementen, llegando algunos autores a considerar que estas enfermedades supondrán en el año 2040 la segunda causa de muerte a nivel mundial, sobrepasando incluso al cáncer.

◆ El ejército de tu cerebro: astrocitos y microglía

El cerebro tiene sus propias fuerzas armadas, una élite militar que defiende ferozmente el alto mando del país. Existe una red de células que dan soporte a las neuronas. Una de ellas son los astrocitos, que tienen un papel de mantenimiento, y la otra es la microglía, la primera línea de defensa del sistema inmune que reside dentro del cerebro.

Las microglías son células inmunológicas que protegen el sistema nervioso; son «los guardianes» del «comandante en jefe» que es el cerebro. Si bien pueden permanecer en estado quiescente durante largos periodos de tiempo, son capaces de modificar su comportamiento en respuesta a diversas señales provenientes del entorno celular; y si están activadas de manera crónica, generan un daño irreparable en el cerebro de manos de la inflamación. Las microglías representan la contraparte de los macrófagos en el cerebro. Son la primera línea de defensa dentro del sistema nervioso y se encargan de eliminar neuronas dañadas, limpiar desechos celulares y buscar patógenos que puedan generar daño a las neuronas.

Una desregulación de las microglías o de los astrocitos causa una inflamación crónica de bajo grado y el desarrollo de procesos patológicos neuronales relacionados con la edad. Ocurre la misma historia que con el resto del cuerpo: la población civil (neuronas) se ve en peligro, la policía llega al rescate, emite todo tipo de mensajes y comunicados (citoquinas) que reclutan al ejército (macrófagos y otras células inmunológicas), que acude con sus armas de destrucción masiva, dispara despiadadamente, matando o dañando neuronas, y dejando el terreno bastante tocado. Así se genera mucha contaminación medioambiental con especies reactivas de oxígeno y de nitrógeno y el cerebro en llamas. Cuando, de mano del ejército, esta contaminación medioambiental ataca a las fábricas y a la población civil, se da una alteración y disfunción profunda de la mitocondria. El cerebro es un órgano que necesita mucha glucosa: de hecho, succiona el 25 % de los requerimientos físicos de la misma. Esta alteración del metabolismo de la glucosa por parte de las neuronas desencadena un daño en las funciones cognitivas,[18] tomando la autopista de peaje hacia las enfermedades mentales y neurodegenerativas.

Evidentemente, si todo el sistema económico y empresarial del cerebro no recibe o no puede producir energía, se generará un daño irreparable. Esta restricción en la habilidad de las neuronas para utilizar glucosa en sus funciones o para equilibrar el exceso de estrés oxidativo o radicales libres está considerada la columna vertebral del daño neuronal y de la neuroinflamación.[19] Hoy sabemos que existe una relación directa entre las enfermedades metabólicas y las neurológicas; de hecho, el doctor Christopher Palmer, psiquiatra de la Universidad de Harvard, demuestra en su ya mencionado libro *Brain Energy* que las enfermedades psiquiátricas y neurodegenerativas son, sin duda alguna, enfermedades metabólicas. Por eso en la literatura científica procesos neuroinflamatorios se asocian con alteraciones del metabolismo, obesidad y diabetes tipo 2.[20, 21]

◆ Las fuerzas armadas y el envejecimiento

Al igual que las neuronas, las microglías también envejecen, por lo que se las somete a alteraciones relacionadas con la edad. Durante el proceso de envejecimiento, las diferentes rutas que modulan su poder inflamatorio pierden fuerza, produciendo células que están constantemente generando sustancias inflamatorias que contribuyen al proceso de *inflammaging*. Estas alteraciones se activan por el medioambiente y por el envejecimiento, por lo que no sabemos si esta activación patológica de las células inmunes se genera por una u otra causa. Probablemente es una mezcla de las dos. Pero, al igual que sus hermanos los macrófagos, las células gliales se replantean su filosofía y se cambian al bando del crimen organizado. Sé que todo esto suena muy técnico, pero cuando leía la revisión sistemática de *Nature Reviews Inmunology* de 2024,[22] intentando entender el tan complejo campo de batalla cerebral, lo que me vino a la mente es la escena de la batalla por la Tierra Media en *El señor de los anillos*. El campo de batalla es Mordor, oscuro, con todos los bandos peleando, y fuego por cada lado. Todas las células de tu sistema inmune están en una constante batalla. Los diferentes sectores del ejército intentan con toda su fuerza y perseverancia eliminar la placa amiloide, destruir neuronas dañadas por la proteína Tau, proteger a las sanas y eliminar los desechos tóxicos. Pero con la poca energía disponible no reciben munición y alimento, la economía comienza a apagarse, y todo esto sucede en un campo de guerra lleno de fuego y armas de destrucción masiva.

La verdad es que nuestro sistema inmune tiene mucho mérito, y al final, a menos que utilices esa caja de herramientas de la que te he hablado y generes oposición al proceso de envejecimiento, la batalla estará perdida. El sistema inmune será derrotado y caerás víctima de la muerte neuronal, la acumulación de placas amiloides que interrumpen la comunicación entre neuronas y la muerte mitocondrial. Esto es el alzhéimer. Si esto no te anima a tomar cartas en el asunto, no sé qué lo hará. Si la batalla contra Mordor no te convence, te recomiendo que te leas la revisión que cito arriba. Más aterrador que Sauron.

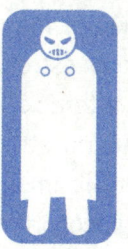

Supervillano: estrés crónico

Cada vez tenemos más evidencia de que los estresores en la vida diaria pueden predisponer a las personas al desarrollo de enfermedades psiquiátricas y neurodegenerativas.[23] Tanto los estresores agudos (como un accidente, un examen, etc.) como los crónicos (muerte de un familiar, trabajo estresante, un divorcio, etc.) están asociados con niveles elevados de biomarcadores inflamatorios. Y aunque está comprobado que el cortisol tiene un efecto en el sistema inmune, la realidad es

→

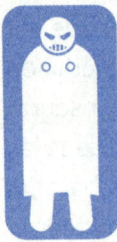

que todos reaccionamos de forma diferente. Algunos, en respuesta a un estresor, tienen una movilización grande y con mucho fuego del sistema inmune, y otros, una respuesta casi invisible. Hay una variabilidad enorme en la respuesta inmune al estrés. ¿De qué depende? El jurado sigue deliberando, pero lo que sí sabemos es que las experiencias estresantes en los primeros años de vida, la niñez y hasta en el embarazo tienen un efecto epigenético en el desarrollo y la agresividad del sistema inmune en la edad adulta.[24] Por eso yo, cuando nació mi hijo, que se pasó año y medio con dificultades para dormir, me negué rotundamente a aplicar el método «duérmete niño» que significa dejar al bebé tirado llorando. Ya sabía lo que decía la ciencia.

Estudios epidemiológicos han asociado la activación de las rutas del estrés —ya sea por infecciones, situaciones estresantes, malnutrición, violencia infantil, etc.— en época neonatal y prenatal con esquizofrenia y autismo.[25]

Seguro que estarás pensando: «Pero a ver, Bea, si mi sistema inmune da respuestas masivas y explosivas, eso significa que voy a pelear mejor las batallas, ¿no?». Y así es: las personas que responden activa y explosivamente a estresores diarios, incrementando los marcadores inflamatorios, son menos propensas a enfermedades infecciosas, pero están más predispuestas a la inflamación crónica sistémica y a acelerar el proceso de *inflammaging*.[26] Es el caso de los doble ApoE4. Además, el estrés crónico, posiblemente a través de los glucocorticoides, cambia el fenotipo de la familia de los macrófagos, poniéndoles la capa de superhéroes, con sus armas generando inflamación de manera constante.[27] Y, para rematar, se sabe que después de un estrés crónico o agudo, las mujeres somos más susceptibles a alteraciones neurológicas y psiquiátricas que los hombres, ya que nuestra respuesta inmune es más acentuada y escandalosa. Movilizamos más células inmunes y se genera una resistencia a los glucocorticoides,[28] o sea, nos volvemos más resistentes a las armas antiinflamatorias del cuerpo.

Todos los caminos llevan a Roma, y toda la salud lleva a aprender a gestionar o evitar el estrés crónico.

◆ Cómo apagar la inflamación cerebral

Te voy a ser totalmente honesta. Hasta hoy, principios de 2025, la ciencia tiene un consenso claro y absoluto de que la neuroinflamación es la fuerza detrás de las enfermedades neurodegenerativas y del neurodesarrollo. Y de que todos, sin excepción, pasaremos el umbral de la inflamación con el proceso de envejecimiento, cayendo víctimas de alguno de los jinetes del apocalipsis, liderados por la disfunción del sistema inmune. Eso está claro. Ahora, el problema es el siguiente: cuando lees las investigaciones científicas te das cuenta de que realmente no tenemos estrategias claras y efectivas. No encontramos un apartado denominado «Estrategias para reducir la inflamación del cerebro». En mi opinión, esto es así porque el enfoque es equivocado: no podemos concentrarnos solo en apagar las llamas de la casa. Ese es el final del camino.

Te lo voy a explicar mejor yéndonos a México durante la presidencia de Felipe Calderón, cuando, con sus mejores intenciones, decidió declararle la guerra al narco. El ejército tomó las calles y México entró en una guerra abierta. Yo entiendo que las intenciones eran buenas, pero la estrategia fue la equivocada: no vas a acabar con el narco si no atiendes las causas de base. El problema de México va mucho más allá de encarcelar al Chapo Guzmán. Tendríamos que reestructurar y cambiar todo el tejido social, económico y político del país. El narco es una consecuencia de la corrupción, los bajos sueldos de la policía, la cultura del mexicano, los niveles de pobreza, la falta de educación y la creciente demanda de droga desde Europa y Estados Unidos. No, no se trata de apagar el fuego de la batalla del ejército contra el cartel de turno. Esa es la consecuencia. No se trata de apagar el fuego que genera el sistema inmune al pelear contra el estresor que hay en el cerebro. Se trata de eliminar lo que está generando esta guerra.

Por eso no hay estrategias, e intentaré ser yo la primera en ver la neuroinflamación como un problema sistémico, integral. Si pensamos en tu casa, primero vamos a restablecer la oferta de energía, rediseñar el cableado eléctrico para que todas las habitaciones tengan una fuente de energía, vamos a cambiar y mejorar la mano de obra, eliminar lo que genera oxidación, rehacer toda la casa, construir con materiales de calidad, contratar un buen equipo de limpieza que entre todos los días y deje tu casa reluciente. Vamos a tirar y reconstruir. Solo así apagaremos el fuego.

Superhéroe: la curcumina

Ahora me gustaría referirme a la curcumina, ya que la evidencia de que tiene un impacto positivo en la inflamación sistémica y neurológica es abrumadora, y ha sido resumida en la investigación «New Promising Therapeutic Avenues of Curcumin in Brain Diseases»,[29] en la que se argumenta que esta especie dorada tiene un efecto preventivo y protector para enfermedades neurodegenerativas.

Pero te voy a ser totalmente honesta. Imagina que hay un sueco, ganador del Premio Nobel de la Paz por contener la violencia en las calles escandinavas, al que el Gobierno mexicano, en plena guerra contra el narco, invita para ver si puede solucionar el problema. Nuestro amigo sueco, con todo su conocimiento y buenas intenciones, aterriza en Ciudad Juárez, México, asoma la nariz, analiza la situación y, dos días después, dice: «me piro». Y toma su vuelo de regreso a Suecia. La cúrcuma, con todas sus bondades, en un cerebro con alzhéimer, con un colapso metabólico, una guerra despiadada del sistema inmune contra todo tipo de bandas armadas y criminales, con caída en la oxigenación, falta de nutrientes, extinción absoluta de soporte trófico y un toque de colapso de la mitocondria... Sin duda, si pudiera hablar, también diría «me piro».

◆ Manos a la obra

Bueno, pues tu casa la construiste hace décadas; no sabías que había que darle mantenimiento, y ahora te encuentras con una vivienda en llamas, antigua, sin electricidad, oscura y oxidada. Primer paso: hay que tirar, tirar todo lo que piensas que sabes sobre el cerebro, borrón y cuenta nueva. Ahora vamos a reconstruir: una vez que hayamos hecho esa reconstrucción tu cerebro no se encenderá en llamas, y aprenderás a darle soporte y mantenimiento. Queremos que tu mansión blanca y reluciente te acompañe hasta el último día de tu vida. Pero claro, como sabemos todos los que somos dueños de un bien inmueble, cuidar de tu casa no es fácil, requiere constancia, dedicación y pequeñas pero permanentes inversiones económicas. Pero vale la pena. Aquí van los planos para reconstruir y mantener tu mansión.

◆ Plan de reconstrucción cerebral

- **Metabolismo energético** (necesitamos energía).
- **Mitocondria** (mano de obra).
- **Activar el sistema de limpieza y antioxidante.**
- **Eliminar toxicidad y oxidación.**
- **Reconstruir el sistema de drenaje.**
- **Reconstruir con material de calidad** (neuronutrición, metilación y microbiota neurológica).
- **Modular el ambiente de luz.**
- **Dar soporte y mantenimiento.**

Así que ¡manos a la obra! Vamos a abrir las ventanas de esa casa embrujada, oscura, oxidada y con pequeños fuegos.

◆ ¿Qué es el exposoma?

Es bien sabido que las características de los individuos son el resultado de la combinación de sus genes y otros factores no genéticos, y que tan solo un pequeño porcentaje de enfermedades se debe exclusivamente a causas genéticas. Con el objetivo de identificar y estudiar los elementos que componen el entorno, surgió el concepto del exposoma, definido como todos aquellos factores no genéticos a los que un individuo está expuesto a lo largo de toda su vida, desde la concepción hasta la muerte, y que condicionan el estado de salud o enfermedad.

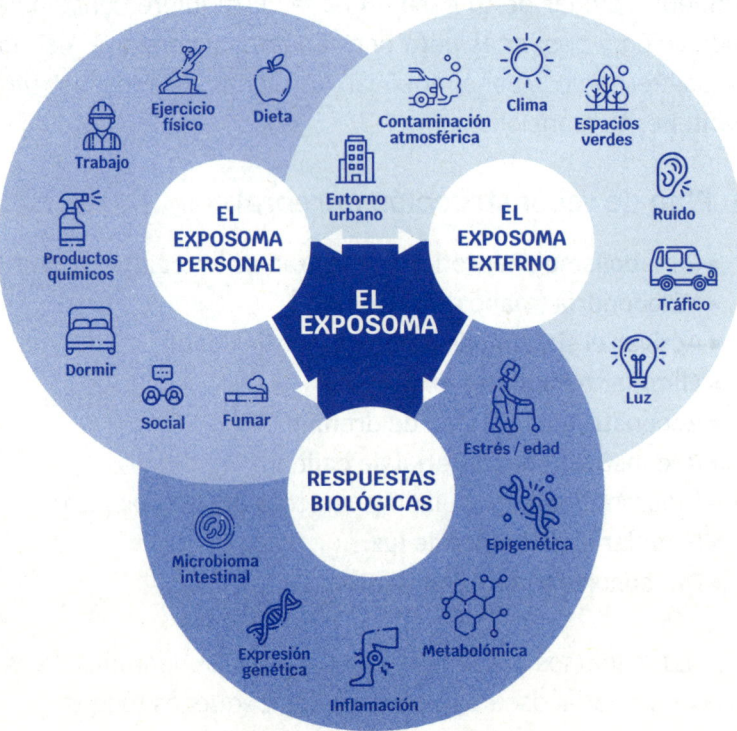

El concepto exposoma implica un cambio de perspectiva en la investigación de cómo los riesgos ambientales afectan a la salud humana. *Fuente: ISG.*

Sabemos que la genética, la epigenética y el exposoma están bailando un tango constantemente. Por el momento tenemos claro lo siguiente: tu exposoma, o sea, tu estilo de vida y tus decisiones diarias, modulan la epigenética o la expresión de los genes. Para bien o para mal. Si hablamos exclusivamente de alzhéimer y otras enfermedades neurológicas, tenemos suficiente conocimiento científico para afirmar que los siguientes factores son los que determinan lo que se conoce como exposoma:

- **Metilación, concepción y primeros años de vida.**
- **Sufrir de declinación hormonal.**
- **Fumar tabaco o marihuana.**
- **Sufrir aislamiento.**
- **Padecer de resistencia a la insulina e hipoglucemia crónica.**
- **Trastornos del sueño.**
- **Beber alcohol a diario.**
- **Nivel de educación y aprendizaje** (el principal factor de riesgo modificable para el alzhéimer es el nivel educativo).
- **Traumatismos cefálicos.**
- **Padecer malnutrición cerebral:** una alimentación no adecuada y deficiente en nutrientes inmunoesenciales, moduladores de la respuesta inflamatoria y antioxidante.
- **Infecciones virales y bacterianas crónicas.**
- **Estrés crónico.**
- **Contaminación y toxicidad medioambiental.**
- **Nivel de actividad física.**

Este libro trata sobre el exposoma y cómo diseñar un programa y un estilo de vida adecuados para mantener el cerebro en forma.

I. ENERGÍA

CÓMO ALIMENTAR BIEN TU CEREBRO

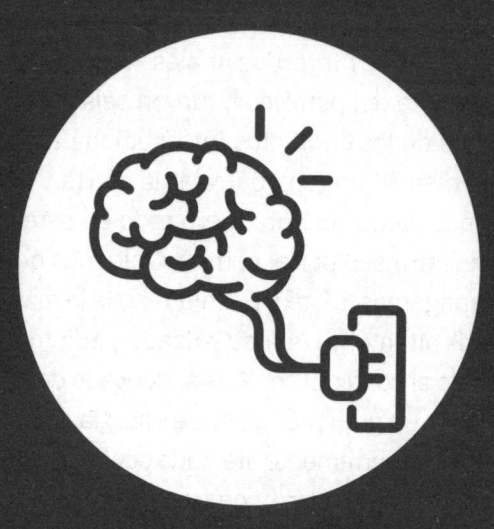

Ciudad de Nueva York, 29 de octubre de 2012. Mi ahora exmarido y yo vivíamos en el Soho, cuando nos avisaron de que el huracán Sandy golpearía con fuerza Manhattan y las consecuencias serían catastróficas. Y así fue: cuando nos despertamos el 30 de octubre, estábamos inundados, sin electricidad, calefacción ni wifi. El primer día aguantamos, pero 24 horas después, estábamos congelados, aburridos y preocupados. La mitad de Manhattan se había quedado sin electricidad. Cuando pasamos Midtown, la zona de la ciudad con probablemente mayor requerimiento energético del mundo, parecía un pueblo fantasma. Oscuridad y silencio absolutos. Fue realmente impactante ver cómo una ciudad así podía apagarse de un día para otro. El centro financiero mundial, Wall Street, se había quedado sin energía. Claro, esta fue una catástrofe a nivel nacional y mundial, ya que Nueva York es la capital del mundo. Te podrás imaginar lo que fue para los que vivíamos ahí: sin calefacción, electricidad ni nevera, fue una situación muy difícil. Y todos los hoteles Uptown estaban ocupados. Así que no pudimos sino aguantar varios días hasta que se reestableció todo.

Esta experiencia me hizo darme cuenta de la importancia de la energía. Mientras sucedía todo este drama, yo estaba estudiando mi máster en Relaciones Internacionales. Tenía una asignatura llamada «Geopolítica del petróleo»; fueron seis meses analizando cómo muchos de los conflictos internacionales ocurridos en el siglo XX tenían en su origen controlar la oferta y demanda del oro negro. No nos damos cuenta, pero todo en este mundo gira alrededor de nuestra sed por el combustible: nos quedamos sin energía y nos apagamos. Díselo, por ejemplo, a la mayor potencia europea, un país altamente industrializado y adicto a la energía: Alemania. Debido al conflicto con Rusia, derivado de la invasión de Ucrania, y al no ser un gran productor de energía, la economía alemana se está viendo fuertemente afectada por la caída de la oferta y la subida de la demanda. Y, claro, como consecuencia, su economía va cuesta abajo. Si algo nos queda claro a todos es que necesitamos energía para vivir, para nuestra casa, nuestro trabajo, la economía de nuestro país y el conjunto del planeta.

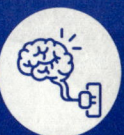
«La energía de la mente es la esencia de la vida».

ARISTÓTELES

Ya han venido los bomberos cuarenta veces a apagar el fuego de la neuroinflamación, pero eres consciente de que si no tiras tu casa entera y la reconstruyes, las llamas seguirán apareciendo. Cuando llega el constructor con el electricista, descubren que la red y la instalación eléctrica son extremadamente antiguas, funcionan mal, no han pasado mantenimiento, están oxidadas y conectadas a una central que da un servicio muy deficiente. Cada dos por tres te quedas sin luz, por lo que no puedes pasar la aspiradora, poner el lavavajillas ni trabajar. El cableado es tan antiguo que constantemente saltan chispas que hacen brotar las llamas en tu casa.

El electricista te dice que hay que cortar por lo sano: tirar todo y reconstruirlo con un sistema eléctrico de última generación. Por otra parte, cambiarás de contrato a un proveedor que funcione bien y asegure un flujo de energía de la mejor calidad. También instalarás paneles solares para contaminar menos, tu casa será híbrida y contará con un generador de energía individual como respaldo. Este nuevo diseño es tan espectacular, que dispondrás de tres fuentes de energía; si falla una, te quedan otras dos. Así, el sistema eléctrico de tu casa estará asegurado. Tendrás energía de sobra para limpiar, trabajar, calentarte y todo lo que necesites. De ahí pasaremos a contratar mano de obra, limpiar, reconstruir y dar mantenimiento. Bienvenido a tu nueva mansión.

◆ Tu metabolismo

Cuando hablamos de metabolismo, seguramente estarás pensado en cuántas calorías quema tu cuerpo para mantenerte delgado. Tienes un buen metabolismo, eres delgado, metabolismo lento, sobrepeso... Fin de la historia. Pero eso es solo la cima del Everest. Vamos al principio.

En pocas palabras, el metabolismo es el medio a través del cual tu cuerpo convierte los alimentos en energía para crecer y mantener los procesos celulares y, al mismo tiempo, para efectuar la limpieza y la expulsión de desechos tóxicos. O sea, define cuán eficiente es tu cuerpo en utilizar lo que comes para crecer, sostenerse y limpiarse. Es como funciona cada una de tus células: recibe comida, la trasforma en energía, produce desechos tóxicos y los elimina..., si todo va bien. Esto es si tu sistema energético es la casa último modelo o si está recién construida, como cuando eres niño. Cuando hay problemas, debemos entenderlo como un fallo en toda la red que produce, transporta o absorbe la energía de tu casa. Lo que genera un apagón. Y ya sabemos lo que pasa cuando algo se apaga: te apagas tú.

◆ El metabolismo del cerebro

Ha sido mi Everest, el cableado energético del cerebro. Pensé que iba a ser algo más sencillo, ¡pero qué ilusa! El cerebro es el ordenador más potente y complejo que existe. Así que, obviamente, la red que le transporta energía es de todo menos sencilla. Ya lo verás.

El cerebro humano es el órgano más complejo que existe en el planeta. Tiene 100.000 millones de neuronas. Además, cada neurona tiene un sistema de soporte, de 10 a 15 células gliales. Las neuronas son las células del cerebro, y las otras, las gliales, se dedican a darles soporte y manutención y a protegerlas. Combinadas, tenemos de uno a cinco trillones de células en el cerebro. Deja a Manhattan en pañales. Eso sí que es una supermetrópolis.

El cerebro humano constituye el 2 % del peso corporal. Sin embargo, utiliza el 20-25 % de la energía en reposo. Es el órgano con mayor demanda energética. Claro, es el capitán del barco; te pueden reponer, recablear o reestablecer casi cualquier órgano, pero, si se apaga tu cerebro, te esfumas. No hay manera de trasplantarte un cerebro o de regenerarlo. Solo tienes uno, así que más vale que lo cuides. Dada su alta demanda energética, tu gran ciudad cerebral es extremadamente sensible a disrupciones en el flujo de energía. Si hay alguna avería en el sistema, el cerebro se entera. Y ya que es el centro de mando, de él depende en su totalidad nuestra percepción de la realidad.

Cuando hay un problema metabólico en otra parte del cuerpo, lo vas a percibir como dolor o cansancio. Esa es una de las habitaciones de la casa que se está apagando. Cuando el cerebro comienza a quedarse sin energía o hay una pequeña disrupción, los síntomas se pueden manifestar de decenas de maneras: confusión, dolores de cabeza, alucinaciones o, ya en todo su esplendor, una pérdida de consciencia. Otras veces es más sutil, con cansancio, falta de concentración, depresión, problemas del neurodesarrollo, o una disrupción en el flujo de combustible de manera crónica y sostenible, que se manifiesta con enfermedades neurodegenerativas como alzhéimer o párkinson.

A veces, los problemas cerebrales metabólicos son agudos, como un derrame cerebral y la muerte. Un infarto, por ejemplo, se debe a una obstrucción de la arteria coronaria, que aporta sangre al corazón. Las células del corazón dejan de recibir combustible y oxígeno, lo que hace que no puedan producir energía. El corazón entra en crisis metabólica y muere. Un ictus o evento cerebrovascular es una crisis metabólica aguda del cerebro. Sin embargo, lo que queremos tratar aquí es la disfunción metabólica, que es lenta y sostenida. Esa alteración en el cableado energético de tu casa que se da a lo largo de los años. Tu casa algún día estuvo nueva, reluciente, pero el paso del tiempo, la falta de mantenimiento y el descuidarla te llevaron a esa situación.

◆ Las carreteras y el riego sanguíneo

Mantener una oxigenación cerebral adecuada es fundamental para garantizar el correcto funcionamiento del cerebro y mantener la salud neuronal. El cerebro utiliza el 20 % del oxígeno disponible en reposo y un 30 % en actividades físicas o mentales demandantes.[1] Tiene una red única de abastecimiento para dar soporte a la alta demanda metabólica de millones de neuronas que procesan información. Por ello, es particularmente sensible a alteraciones en el flujo constante de nutrientes, oxígeno y combustible. Situaciones como cambios a una altitud elevada, apnea del sueño o enfermedades pulmonares pueden producir efectos perjudiciales en el cerebro. En el caso de las enfermedades neurodegenerativas sabemos que existen problemas de microcirculación y embolias cerebrovasculares: las carreteras están obstruidas y no permiten el flujo de oxígeno y combustible. Un ejemplo es el caso del deterioro cognitivo leve (DCL), la ruta hacia el alzhéimer, que se acompaña con una reducción del 40 % en el flujo sanguíneo cerebral.[2] O el ictus inducido por tumores cerebrales, debido a una compresión de los vasos sanguíneos.

La oxigenación cerebral dependerá de factores como la hipoxia, la temperatura, el estrés, la presión arterial, el metabolismo cerebral, el sistema nervioso central, el flujo sanguíneo y el uso de anestésicos. Cuidar las carreteras y el flujo de combustible y nutrientes es un aspecto crucial, dado que los problemas en el riego sanguíneo cerebral son muy graves y, en un gran número de casos, fatales. Es el caso del consabido ictus o accidente cerebrovascular isquémico, anteriormente conocido como infarto cerebral, ocasionado por una disminución u obstrucción de este flujo sanguíneo en el cerebro y que constituye una de las principales causas de mortalidad y de discapacidad en todo el mundo.

◆ ¿Qué mejora el riego sanguíneo?

El deporte
Al incrementar la frecuencia cardiaca para cumplir con el requerimiento de oxígeno, se incrementa el flujo de oxígeno al cerebro, lo que mejora la oxigenación y la nutrición cerebral.[3]

La sauna
Un estudio realizado en Finlandia[4] demostró que aquellos que iban a la sauna de nueve a doce veces al mes reducían a la mitad su riesgo de demencia. Al parecer, la dosis óptima es tres veces por semana a una temperatura de 80 grados centígrados —subir a 100 grados incrementa el riesgo de demencia—. El calor incrementa la oxigenación y el riego sanguíneo, lo cual facilita la eliminación de beta-amiloide.[5] La exposición al calor mejora la salud vascular y la tensión arterial y ralentiza el endurecimiento de las arterias.[6]

El cacao
En un estudio clínico controlado, los investigadores administraron flavonoides de cacao a dieciocho adultos sanos en dos ensayos separados. En uno, las personas consumieron una bebida de cacao con aproximadamente 681 mg de flavonoides. En el otro, tomaron una bebida de cacao con aproximadamente 4 mg de flavonoides. Luego, los investigadores midieron la velocidad de oxigenación del cerebro y administraron una serie de tareas mentales para evaluar el rendimiento cognitivo. El resultado: las personas tuvieron una respuesta de oxigenación cerebral más rápida después de consumir grandes cantidades de flavonoides en comparación con cantidades más bajas. También obtuvieron puntuaciones más altas en las pruebas cognitivas y resolvieron correctamente los problemas un 11 % más rápidamente. Otros estudios citados en este artículo[7] demuestran que el consumo de cacao reduce la tensión arterial, inhibe la acumulación, activación y adhesión de placa ateroesclerótica, y mejora la función vascular.

Sugerencia
Hazte un *smoothie de cacao*

- 1 porción de proteína vegana o semillas de cáñamo
- 1-2 cucharaditas de cacao
- 1 dátil (depende de lo dulce que sea tu proteína; si la proteína ya está endulzada, omitir)
- 1 cucharita de crema de avellana
- 1 *expresso*
- Hielo

A la batidora.

El té verde

Aproximadamente la mitad de tu cerebro es sustancia blanca, una red de fibras nerviosas que permiten el intercambio de información y la comunicación dentro del cerebro. Los factores del envejecimiento y el estilo de vida pueden dañar la sustancia blanca, lo que aumenta el riesgo de accidente cerebrovascular, demencia y discapacidad. Sin embargo, un estudio reciente encontró que los cerebros de los bebedores habituales de té verde tienen menos lesiones en la materia blanca.

Un estudio japonés investigó la asociación entre el consumo de té verde o café con lesiones de la sustancia blanca cerebral y el hipocampo y los volúmenes cerebrales totales entre 8.766 participantes que vivían en la comunidad reclutados por la Colaboración de Estudios Prospectivos de Japón.[8] Se utilizó un cuestionario de frecuencia de consumo de alimentos para evaluar la ingesta de té verde y café, combinado con una resonancia magnética cerebral para evaluar las lesiones de la sustancia blanca cerebral, el volumen del hipocampo y el volumen cerebral total.

El análisis reveló correlaciones significativas entre menos lesiones de la sustancia blanca cerebral y un mayor consumo de té verde, mientras que no se encontraron diferencias significativas entre el consumo de té verde y el hipocampo o el volumen cerebral total. Respecto al consumo de café, no se observaron diferencias significativas en las lesiones de la sustancia blanca cerebral, en el hipocampo ni en los volúmenes cerebrales totales. Por lo tanto, un mayor consumo de té verde se asocia con menos lesiones de la sustancia blanca cerebral, lo que sugiere que puede ser útil para prevenir la demencia.

Superconsejo

A lo largo del libro hablaremos una y otra vez del té verde y el té matcha. Te recomiendo que te adelantes: confía en mí, compra té verde y bébelo. Lo ideal, un litro en la primera parte del día.

◆ ¿Existe un vínculo entre las enfermedades metabólicas y las mentales?

Para explorar esta relación, nos vamos a centrar en las tres enfermedades metabólicas por excelencia: obesidad, diabetes y enfermedades cardiovasculares. Estas tres enfermedades entran en un término paraguas llamado síndrome metabólico. Se diagnostica cuando una persona tiene tensión arterial alta, glucosa alta, exceso de grasa corporal, triglicéridos altos y HDL bajo.

Sabías que...

- Las personas con diabetes triplican su riesgo de depresión.[9]
- Las personas con depresión tienen un 60 % más de riesgo de padecer diabetes.

Existe una relación directa y bidireccional entre la diabetes y la depresión.[10] Una de cada cuatro personas con diabetes ha sido diagnosticada con depresión. Además, las personas que padecen enfermedades mentales presentan un riesgo de obesidad de dos a tres veces mayor. Y las personas obesas tienen entre un 30 y un 70 % más de riesgo de desarrollar una enfermedad mental.[11]

Está comprobado que las personas con problemas mentales muestran una mayor probabilidad de sufrir sobrepeso u obesidad. Los niños con autismo tienen un 40 % más de probabilidad de ser obesos. Un metaanálisis de 120 estudios encontró que las personas con enfermedades mentales graves tenían una probabilidad tres veces mayor de ser obesos, comparadas con individuos sin enfermedad mental. Otro estudio demostró que los obesos tienen un 60 % de probabilidad de sufrir una enfermedad mental.[12] Un artículo de 2023 publicado en *Nature Psychiatry* demuestra que hay una relación directa entre el síndrome metabólico, la obesidad y un popurrí de enfermedades psiquiátricas. La evidencia es abundante e innegable. La que presenta un mayor riesgo es la población adolescente.[13]

Un estudio encontró que subir de peso durante la pubertad multiplica por cuatro tu riesgo de depresión a los 24 años. Este estudio longitudinal encontró una relación entre una disrupción de la insulina en niños y el desarrollo de enfermedades psiquiátricas y cardiometabólicas.[14]

Obesidad, diabetes y enfermedad cardiovascular incrementan tu riesgo de padecer alzhéimer.[15] Tener depresión a lo largo de la vida duplica la probabilidad de desarrollar la dolencia.[16] Y si tienes esquizofrenia, multiplicas por 20 el riesgo de sufrir alzhéimer.

Podría no ser una coincidencia que las tasas de enfermedades metabólicas y mentales se hayan incrementado exponencialmente y en paralelo en el último siglo. Obesidad, diabetes, enfermedades cardiocerebrovasculares, psiquiátricas, del neurodesarrollo y neurodegenerativas... ¿Podría estar todo relacionado? El psiquiatra Christopher Palmer afirma que, en efecto, todos son problemas metabólicos. Y existen muchas evidencias científicas que lo confirman. En mi opinión, todas estas enfermedades son multifactoriales. Como leerás a lo largo del libro, para reconstruir la casa tenemos que atacar muchos frentes, pero, sin duda, debemos comenzar proporcionando recursos energéticos y manteniendo esa instalación eléctrica funcionando con eficiencia.

◆ Parámetros metabólicos para un cerebro sano

Hay un artículo muy interesante y práctico que estudia la asociación entre los parámetros metabólicos y la estructura y el funcionamiento del cerebro. Esto es importante porque, si identificamos cambios o banderas rojas en marcadores sanguíneos, podemos predecir y, por lo tanto, atacar los problemas neurodegenerativos. Se estudiaron aproximadamente 40 parámetros, y aquí tienes los que están asociados con la degeneración del cerebro:[17]

	ÓPTIMO	MEDIO	PELIGRO	TÚ
Masa corporal	Peso normal	Sobrepeso	Obesidad	
Tejido adiposo	Bajo	Medio	Alto	
Hemoglobina glicosilada	< 5,5 %	5,6 %-6,4 %	> 6,4 %	
Glucosa en ayunas	75-85 mg/dL	85-100 mg/dL	> 100 mg/dL	
Enzimas hepáticas	Que las tres juntas no sumen más de 70			
GGT alto	Marcador de estrés oxidativo			
Triglicéridos	< 70 mg/dL	70-100 mg/dL	> 100 mg/dL	
Niveles de vitamina D	60-70	40-50	< 40	
Niveles de HDL	> 50 mg/dL	50-40 mg/dL	< 40 mg/dL	
Proteína C reactiva ultrasensible	1,0 mg/dL	1,0-3,0 mg/dL	> 3,0 mg/dL	

Al parecer, los tres parámetros más importantes dan lugar a lo que se conoce como Índice glucosa/triglicéridos/grasa corporal (TyG–BMI index). Niveles altos de glucosa, de tejido adiposo y de triglicéridos están fuertemente asociados con acumulación de Aβ42, Tau, pérdida de función cognitiva, resistencia a la insulina y enfermedades neurodegenerativas.[18]

◆ Energía para el cerebro[19]

Estamos de acuerdo en que el cerebro necesita un flujo constante de combustible para llevar a cabo todas sus funciones. Se apropia del 20 % de la energía que consumes, como ya dijimos. Sus mayores competidores son el hígado, los riñones y el corazón. El sistema inmune también consume una gran cantidad de energía —mantener activo el ejército es costoso—. De lo que hablaremos en este capítulo es de la utilización y movilización de combustible hacia la mitocondria, o sea, las fábricas cerebrales. Y en el próximo capítulo veremos cómo optimizar la mitocondria para que produzca energía.

Es decir, ahora veremos los tipos de combustibles, cómo se transportan y cómo entran en las neuronas. Y más adelante estudiaremos qué hacen las neuronas con esta energía. Digamos que hablaremos de gasolina, gas natural y energías renovables, cómo conseguirlos y cómo transportarlos hacia tu casa. Y de ahí veremos cómo utilizarlo por parte de la mano de obra que va a reconstruir la vivienda.

◆ ¿Por dónde comenzamos?

Te encuentras ahí, frente a tu casa en llamas, sin energía y cayéndose a pedazos. Telefoneas al electricista y al constructor para que te digan por dónde comenzar. El electricista tiene que entender cómo funciona toda la red y el cableado energético para poder reestructurarlo, darle mantenimiento y volverlo eficiente. Yo seré tu electricista, y comprender esto fue lo que me costó más trabajo. Si vamos a tirar abajo la casa, hay que entender cómo volver a ponerla en pie.

◆ El combustible que utiliza tu cerebro

En el artículo «Metabolismo energético del cerebro: mapa para investigaciones futuras» se hace un resumen detallado del cableado energético de nuestro cerebro. Los autores afirman que hasta el día de hoy no entendemos al 100 % como funciona, ya que se trata de un sistema extremadamente complejo donde se utilizan varios combustibles como el lactato, la glucosa, la fructosa, el glutamato y diferentes cetonas. Voy a intentar hacerlo los más práctico y sencillo posible, pero si eres médico o profesional de la salud y quieres entrar en detalle, te invito a leer la investigación.[20] Hablaremos de tres fuentes de energía, que son las favoritas y las más utilizadas por el cerebro: glucosa, lactato y cetonas.

LA GLUCOSA, EL COMBUSTIBLE PRINCIPAL

El cerebro humano tiene que realizar multitud de actividades mentales complejas, y para ello se sostiene gracias al aporte energético. Recuerda que el cerebro humano, aunque supone solo un 2 % de nuestro peso, utiliza el 20 % del oxígeno y el 25 % de la glucosa. Es una cantidad muy importante en comparación con los cerebros de otros vertebrados, que solo utilizan entre el 2 y el 8 % de la energía total. En condiciones normales, la principal fuente de energía para el cerebro es la glucosa.

El metabolismo de la glucosa proporciona el combustible necesario para cubrir las funciones fisiológicas del cerebro mediante la generación del trifosfato de adenosina (ATP), molécula considerada «la moneda energética universal».

Tu cerebro tiene un cableado eléctrico extraordinario, donde hay una gran red que da soporte eléctrico a las neuronas. El cerebro es total y absolutamente dependiente de la glucosa, por lo que la prioridad número uno es asegurar que las neuronas tengan su dosis constante. Esta red está formada por una unidad neurovascular, células endoteliales, astrocitos, oligodendrocitos y el sistema inmune, la microglía. Todos ellos trabajan en equipo para mantener las neuronas alimentadas y sanas. La captación de la glucosa se determina, no por la cantidad que haya en sangre, sino por el requerimiento de las neuronas. Con la edad se da una disfunción en la captación de glucosa, y cualquier anomalía en la distribución y captación de glucosa en el cerebro genera un daño.[21] Los mecanismos relacionados con el daño por el metabolismo de la glucosa están asociados a la caída de glutatión,[22] neuroinflamación, glicación de proteínas y en importantes neurotransmisores como glutamato y el ácido gamma-aminobutírico (GABA).[23] La glucosa también es responsable de regular la autofagia, el proceso de *pac-man*, de «autocomerse» para mantenerse sano.[24]

En este preciso momento, al estar leyéndome y realizando un esfuerzo por entender esta información, se ha encendido una sección de tu cerebro. Tus neuronas necesitan combustible, de modo que están enviando señales para captar y recibir glucosa. Al estar rompiéndote la cabeza tratando de entender este cableado eléctrico, hay una actividad coordinada de transportadores de glucosa en el endotelio capilar (GLUT1), es decir, en las células que dan soporte energético a las neuronas, los astrocitos, activándose con los transportadores de glucosa GLUT1, GLUT2 y GLUT7; los siguen los oligodendrocitos (GLUT1) y las neuronas de la corteza, el hipocampo y el cerebelo (GLUT3 y GLUT4). Son como cochecitos que transportan la energía a la mitocondria de la neurona, que intenta entender lo que te estoy explicando. Solo el GLUT4 se moviliza cuando hay una actividad sináptica sostenida. ¿Y esto por qué nos importa? Bueno, son los coches que movilizan el 95 % de la energía; si esos vehículos no circulan o no llegan al destino, no tendrás energía.

Pero sigamos, que aquí viene lo importante: las neuronas del hipocampo, el centro de la memoria, están reguladas por GLUT4 y este transportador depende de la insulina. Estos cochecitos aseguran que tus neuronas tengan una gran cantidad de glucosa para poder hacerte más inteligente.

? Si te estás preguntando si pensar mucho te hará bajar de peso, te tengo que decir que no: una demanda de combustible por parte del cerebro, porque, por ejemplo, estás repasando el libro de álgebra, solamente incrementa en un 5 % tu tasa metabólica basal.

La insulina

Es un péptido-hormona que se sintetiza en las células beta del páncreas y desempeña un rol crítico en la regulación de la glucosa en sangre, facilitando la captación de la glucosa por el tejido adiposo y el músculo y manteniendo los niveles de glucosa estables en sangre. La insulina es la llave que permite la entrada de combustible a tus células. Además de su rol fundamental en el crecimiento, la insulina también tiene un papel principal en el cerebro. Está relacionada con el crecimiento neuronal, con la plasticidad sináptica, con la regulación de los neurotransmisores y con los procesos cognitivos.[25] Es especialmente importante en las regiones relacionadas con la memoria, el aprendizaje y la toma de decisiones. La disrupción en la señalización de la insulina está asociada con muchas enfermedades mentales y neurodegenerativas, ya que contribuye a la patología mediante la desregulación de la glucosa, el estrés oxidativo y la alteración en el metabolismo. La insulina también juega un rol vital en la eliminación de placas amiloides y de la proteína Tau, ya que regula la enzima que se encarga de su eliminación.[26]

Hoy sabemos que las disfunciones en la insulina están asociadas con la obesidad, la diabetes y el síndrome metabólico. La antesala a la diabetes es la resistencia a la insulina. Con el envejecimiento, una mala alimentación y todo lo que veremos en adelante, se produce una resistencia a la insulina en el músculo y otros órganos del cuerpo y, sin duda, en el cerebro. Digamos que la célula estuvo expuesta a demasiadas llaves, por lo que en algún momento decide no aceptar ninguna. Las grandes regiones del cerebro pierden la capacidad de captar glucosa, ya que han perdido la función de escuchar y utilizar la insulina.[27] Como consecuencia, el hipocampo, el cerebelo y la corteza se apagarán lentamente. Este mecanismo paralelo a la diabetes tipo 2, ha dado pie a que en ciertos círculos, el alzhéimer sea conocido como diabetes tipo 3.

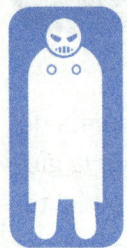

Supervillanos: zumos y refrescos

Como señala un artículo sobre el efecto de la fructosa en el cerebro,[28] al parecer las fuentes concentradas de fructosa encienden rutas metabólicas que aceleran y contribuyen fuertemente a la resistencia a la insulina y la obesidad. Y dañan fuertemente el cableado energético de tu cerebro. Esto no se refiere a la fruta, ya que contiene poca cantidad, y tiene fibra, nutrientes y mucha agua. Los principales agresores son los zumos de fruta, el jarabe de fructosa y el sirope de agave. Elimina los zumos y los refrescos.

Según otro artículo de *Nature Metabolism* publicado en 2025,[29] los alimentos ultraprocesados suponen el 60 % de la dieta. Solo consumir estos alimentos durante cinco días daña la masa blanca del cerebro, una región crucial en la toma de decisiones. Estos alimentos están asociados con mortalidad por numerosas causas: cáncer, hipertensión y obesidad. Kevin Hall y su equipo han demostrado que aquellos que consumen alimentos ultraprocesados tienden a comer 500 calorías más que los que no lo hacen. Solo cinco días en una dieta rica en calorías de ultraprocesados supusieron un incremento del 63 % en la grasa hepática, daños en la actividad de la insulina en el cerebro, alterando su metabolismo, y la reducción de la integridad de la materia blanca del cerebro. Lo interesante es que estos cambios son los mismos que se observan en personas con obesidad y el daño persistía una semana después de dejar de comer estos alimentos.

Así es como evoluciona el proceso hacia la diabetes tipo 2 o el alzhéimer, hoy también conocido como diabetes tipo 3:

Estrés, mala alimentación, fructosa pura, vida sedentaria, menopausia y andropausia → sobrepeso u obesidad → resistencia a la insulina → síndrome metabólico → diabetes, enfermedades cardiovasculares, enfermedades neurodegenerativas.

Resumen sobre la glucosa

- Se obtiene fundamentalmente de los hidratos de carbono. También la puede producir el hígado usando como materia prima glicerol, lactato o aminoácidos. O sea, tu grasa y tu músculo.
- Equivalente en tu casa a combustibles como petróleo, gas natural o carbón.
- Requerimiento cerebral: absolutamente necesaria.
- Su trabajo: aportar energía a las neuronas y sostener tu metrópolis cerebral.
- El problema: la alteración en el transporte y utilización de la glucosa es la base de enfermedades mentales, del neurodesarrollo y neurodegenerativas.
- Objetivo: mantener niveles de glucosa estables y sensibilidad a la insulina.

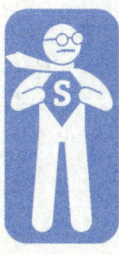

Superhéroe: las legumbres

Necesitamos eliminar los hidratos que generan picos exagerados de glucosa, que son realmente la antesala de la disfunción metabólica. Te recomiendo sustituir harinas por hidratos en su versión natural. Por ejemplo, frutas, tubérculos y, sobre todo, legumbres. Al contener proteína y mucha fibra, la respuesta glucémica es muy baja comparada con otros hidratos.

EL LACTATO, FUENTE DE ENERGÍA SECUNDARIA

Antes se pensaba que el lactato era un desecho tóxico del metabolismo que generaba el músculo a través del ejercicio intenso, lo que te producía dolor y cansancio. Pero ahora sabemos que estábamos equivocados:[30] el lactato es una sustancia maravillosa que tiene infinidad de efectos neuroprotectores, y el cerebro prefiere el lactato frente a la glucosa.[31] De hecho, tu cuerpo está produciendo lactato a través de la glucosa en todo momento, siendo una fuente alternativa de combustible para el cerebro. Lo que nos interesa aquí es que, al parecer, tiene muchos beneficios a nivel cerebral, incrementa factores de crecimiento y mejora la salud neurovascular. Hay pocas cosas más valoradas en la literatura científica que la dieta mediterránea y los beneficios del ejercicio para mejorar la salud cognitiva y prevenir el alzhéimer y el párkinson;[32] al parecer, estos beneficios están relacionados con la producción de lactato. Es algo que creo que todos los que hacemos ejercicio hemos notado: después de una sesión intensa de deporte, tu cerebro está ágil y sientes una gran claridad mental. Esto es así porque tu músculo envía camiones cargados de energía limpia a tu cerebro.

Beneficios del lactato

- Es antiinflamatorio y mejora la función del sistema inmune.[33]
- Incrementa los factores del crecimiento, lo que potencia la creación de nuevas neuronas.
- Mejora la salud vascular del cerebro y la angiogénesis[34] (se limpian las carreteras y se crean nuevas rutas de distribución de oxígeno y nutrientes).
- Mejora la memoria y la concentración.
- Produce un efecto antioxidante.
- Mejora la salud de la mitocondria.

Resumen sobre el lactato

- Se obtiene de una transformación de glucosa en un ambiente sin oxígeno. Tus músculos producen lactato al hacer deporte y será transportado al cerebro para ser utilizado por la red neuronal. Este es su combustible favorito. También células como los astrocitos producen lactato a través de la glucosa para dar soporte a las neuronas.
- Equivalente en tu casa: un generador de energía para emergencias.
- Requerimiento: soporte y creación de nuevas neuronas.

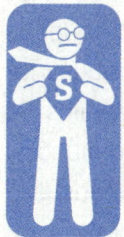

Superhéroe: tu nivel cardiorrespiratorio

Es la calificación que se te otorga dependiendo de tu capacidad aeróbica, o sea, de cuál es tu estado de forma. La capacidad aeróbica dependerá obviamente del ejercicio aérobico, o sea, el cardiovascular. Mide la capacidad que tiene tu cuerpo de transportar oxígeno mientras haces actividad física. Este estudio, recientemente publicado en el *British Journal of Sports Medicine*,[35] se realizó con 648 adultos. Se midió su capacidad aeróbica en una cinta de correr y se analizó una batería de marcadores relacionados con funciones cognitivas, como velocidad de procesamiento, función ejecutiva, memoria y atención. Se demostró que aquellos participantes que tenían una mayor salud cardiorrespiratoria tenían mejores resultados en TODOS los marcadores. Incluso aquellos individuos con el doble gen ApoE4.

Estar en forma previene el declive cognitivo. Acelera el paso, sube las escaleras, haz deporte con tus hijos, corre por el parque, sube tu frecuencia cardiaca. Tu cerebro depende de ello.

LAS CETONAS, LA OTRA FUENTE DE ENERGÍA SECUNDARIA

La cetosis es un proceso metabólico que tiene lugar cuando el cuerpo no dispone de suficientes carbohidratos para obtener energía, y se vale para ello de la grasa almacenada. Cuando los niveles de glucosa e insulina bajan de manera considerable, el cuerpo utiliza tu grasa para producir energía. El combustible para el cerebro se conoce como «cuerpos cetónicos» (acetoacetato, β-hidroxibutirato, acetona). Este proceso fisiológico se pone en marcha en momentos de emergencia, cuando el cuerpo está en modo «me muero de hambre». Esto fue lo que nos permitió sobrevivir a lo largo de los años en periodos de escasez. Sabemos que estos cuerpos cetogénicos no pueden producir el 100 % de la energía que necesita el cerebro, pero se estima que pueden contribuir en hasta un 60 %,[36] y que el cuerpo prefiere utilizarlos ya que la glucosa puede utilizarse para otras funciones vitales. En un periodo de hambruna, el cerebro sigue necesitando glucosa, por lo que el hígado puede producir, en un proceso llamado gluconeogénesis, cantidades pequeñas de glucosa que apoyen a los cuerpos cetogénicos. Se ha calculado que un cerebro adulto puede sobrevivir durante dos o tres semanas de la producción hepática de glucosa, pero si a ellos se añade la producción de cuerpos cetogénicos, el cuerpo puede sobrevivir hasta dos meses. Y, claro, a más depósitos de grasa, más tiempo podrás vivir. Después de dos semanas de ayuno, dos terceras partes de la energía del cerebro se producen a través de los cuerpos cetogénicos BoHB y acetoacetato.[37]

Cuerpos cetónicos: de enemigos a ángeles de la guarda[38]

Antes que nada, hay que dejar claro que la cetosis se enciende como un sistema de emergencia cuando hay niveles bajos de glucosa, lo que seguramente sucedía a lo largo de nuestra historia en periodos de hambruna. Y al ser un estado de emergencia, produce un incremento de radicales libres en la mitocondria. Esto contradice la teoría keto, que dice que los cuerpos cetogénicos son una energía más limpia. No lo son, tienen un efecto hormético —respuesta que experimenta nuestro cuerpo frente a pequeños desafíos o estrés— en el cuerpo, parecido al ayuno, al deporte, al frío o al calor y a las plantas con polifenoles. Es un estrés que genera inflamación y oxidación, por lo que el propio cuerpo enciende la maquinaria antioxidante y antiinflamatoria. Al estar en contacto con los cuerpos cetogénicos, el organismo activa los procesos de Nrf2, AMPK y SIRT1, potentes rutas y genes antienvejecimiento que están asociados a la regulación de cientos de procesos regenerativos, reparadores, de autofagia y de producción de energía. Además, los cuerpos cetónicos incrementan neurotransmisores y factores de crecimiento y mejoran en general el cableado y la utilización de energía en el cerebro.

Lo interesante aquí es que sabemos que, si se reduce la captación de glucosa, la ruta de la cetosis se mantiene intacta. Es por ello por lo que ha sido un tratamiento estrella para enfermedades mentales y neurodegenerativas. Tiene sentido: si falla la conexión con la planta de combustible porque hay una caída en la función de la glucosa y eres un individuo sedentario, olvídate del lactato, lo único que te queda es la cetosis. Y por lo general, por nuestro estilo de vida, donde se consume un exceso de calorías, comemos a todas horas y somos sedentarios, claro, el interruptor de emergencia no se activa jamás. Y con el paso del tiempo hay una crisis metabólica. ¿Por qué es tan eficiente el tratamiento en enfermedades neurodegenerativas? Porque, claro, estás encendiendo la función de emergencia y permitiendo que el cerebro reciba energía de otras fuentes. Falla la planta de combustible, pero enciendes la central de energía renovable.

Cómo producir cuerpos cetónicos

La base se encuentra en la reducción de calorías, realizar deporte, ayuno, deporte en ayunas o dieta cetogénica. La dieta cetogénica o dieta keto y sus muchas variantes se refieren a un tipo de alimentación rica en grasas, equilibrada en proteínas y baja en carbohidratos (5-10 % hidratos, 15-20 % proteínas y 70-80 % grasas). En el apartado dedicado a la neuronutrición hablaremos más sobre esto. No existe nada mejor para optimizar la función energética del cerebro que el deporte. Hacer deporte, ayunar y hacer deporte en ayunas son herramientas tremendamente eficaces para forzar al cuerpo a utilizar lactato y cetonas.

¿Debemos vivir en cetosis? Contestar a esta pregunta fue lo que más tardé en investigar. Leí todo lo que se ha publicado hasta 2025 [39, 40, 41] sobre la dieta keto y sus beneficios. La conclusión a la que llegan las investigaciones más actualizadas es que, las personas sanas probablemente no debamos vivir en cetosis. Aunque es cierto que la producción de cetonas va mucho más allá de ser una fuente de energía, ya que estas encienden potentes rutas protectoras y antiinflamatorias, la realidad es que a día de hoy no sabemos si es correcto vivir en cetosis. La conclusión de todos los estudios es que, por el momento, no debe hacerse, ya que puede tener efectos secundarios. Debería utilizarse de manera temporal en enfermedades psiquiátricas o neurodegenerativas. La conclusión a la que llegan tiene lógica, ya que la cetosis es como el ayuno, el deporte o el frío. Está bien exponernos a pequeñas dosis de «estrés», ya que nos hace más fuertes y resistentes. El cuerpo dice: «nos encontramos con problemas, más vale que reestructuremos todo y hagamos limpieza, porque no sabemos cuánto vamos a estar así». Pero tampoco quieres vivir inmerso en agua helada, o sin comer, o haciendo cuatro horas de deporte al día. La hormesis es un equilibrio entre el ayuno y el comer, la glucosa y los cuerpos cetogénicos, los cambios de temperatura y el confort.

¿Cómo encontrar el equilibrio?

?

Teniendo una dieta keto flexible, o sea, con hidratos de carga glucémica baja, ayunando 12-16 horas, haciendo deporte y también deporte en ayunas. Tenemos que forzar al cuerpo a ser metabólicamente flexible. Tu casa tiene que poder utilizar los tres combustibles.

Resumen sobre las cetonas

- Fuente: el hígado produce cetonas a través de los depósitos de grasa cuando los niveles de glucosa en sangre son bajos. Estas cetonas viajan al cerebro y son utilizadas como materia prima para generar ATP.

- Equivalente en tu casa: energía renovable, panel solar.

- Requerimiento: emergencia y soporte.

- Cómo producirlo: ejercicio, restricción calórica, ayuno, dieta cetogénica, MCT, cetonas externas.

Dependiendo de tu alimentación y estilo de vida, el combustible disponible será diferente. Lo ideal es que tu cerebro sea metabólicamente eficiente, igual que tu casa debe ser eficaz energéticamente. Tu vivienda debe estar conectada a la central eléctrica para conseguir combustible de la mejor calidad, mantener al mismo tiempo en funcionamiento la planta privada, y cubrir parte de la demanda con energía renovable.

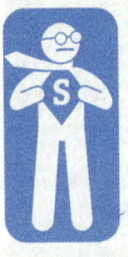

Superhéroe: la creatinina monohidratada

Este suplemento se ha estudiado de manera extensa para aumentar la energía y la masa muscular en deportistas. También tenemos revisiones que demuestran sus beneficios en la mejora del rendimiento cognitivo,[42, 43] por ejemplo, como estrategia para revertir el daño generado por el insomnio,[44] las lesiones cerebrales traumáticas y las enfermedades neurodegenerativas.[45, 46]

Es una molécula presente de forma natural en el cuerpo humano y desempeña un papel fundamental en el metabolismo energético de las células, especialmente en tejidos de alta demanda energética como el músculo y el cerebro. Se sintetiza en el hígado, los riñones y el páncreas a partir de los aminoácidos arginina, glicina y metionina.

A la creatina se le atribuyen beneficios por su capacidad para restablecer la energía cerebral. Se encarga de reponer el ATP sin depender del oxígeno y, además, desempeña un papel importante en las redes metabólicas del cerebro y del sistema nervioso central. Y una revisión de 2024 publicada en *Frontiers of Nutrition* analizó dieciséis estudios y encontró mejoras significativas en la memoria, la atención y la capacidad de procesamiento de información en adultos que tomaban creatina.

Por lo general, la dosis recomendada son 5 gramos al día. Sin embargo, cuando hablamos de salud cerebral, las dosis parece que deben ser más altas. Un estudio en *Scientific Reports* señaló que de 15 a 20 gramos diarios pueden mitigar los efectos de una noche de sueño insuficiente, aumentando la eficacia de las mitocondrias cerebrales.

Mi consejo es que comiences con 5 gramos al día.

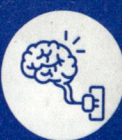

◆ Creando supercerebros en la infancia[1]

Durante la gestación y la infancia, el crecimiento del cerebro está en modo turbo. Se ha estimado que durante la niñez el cerebro llega a su pico de demanda energética, en torno a los 3 años, durante el cual succiona y utiliza el 60 % de la energía, para bajar a un 50 % a los 10 años y al 20-25 % en la mitad de la segunda década. Y aunque la principal fuente de energía sigue siendo la glucosa, al parecer la demanda es tan alta que no es suficiente para sostener las amplias necesidades metabólicas. Ahora sabemos que el cuerpo logra desarrollar el cerebro gracias a la mezcla de combustibles. Hay un incremento exponencial en la producción de lactato, que es un tercio del combustible en la niñez, hasta que a los 25, cuando se termina de desarrollar la corteza prefrontal, baja a los valores de los adultos, 8-10 %. En el frente de la energía renovable, la utilización de cetonas es de cuatro a cinco veces más eficiente en la población infantil. Los bebés recién nacidos están en constante cetosis y, durante la lactancia, la mayor parte del tiempo permanecen en ese estado, aunque haya glucosa disponible. La demanda es tan grande que necesitan una piscina de todos estos elementos. Digamos que, en la casa de los niños, la red eléctrica funciona, pero además se enciende la energía renovable y la planta privada. Todo al mismo tiempo.

Lo interesante de todo esto es que esta gran demanda energética no se produce para generar neuronas; tú ya naces con
tu carga neuronal. La demanda es para la creación de sinapsis,
las conexiones neuronales, y para la expansión, diferenciación,
maduración y especialización de las neuronas. El cerebro humano es el órgano con el tiempo de desarrollo y maduración más
extenso, que va desde la tercera semana de gestación hasta la
tercera década. De ahí que una correcta alimentación en la niñez sea de vital importancia. ¡Ahora entiendo por qué mi hijo
Berni siempre tiene hambre!

Superalimento: las antocianinas de los arándanos

Consumir arándanos mejora la capacidad de recordar
palabras, el rendimiento cognitivo y la función ejecutiva
—la capacidad de procesar y organizar información— en
niños.[2, 3] Estos estudios son particularmente interesantes, ya que en la niñez se experimenta una explosión en
el crecimiento de la corteza frontal, lo que coincide con la mejora en las
funciones ejecutivas y el desarrollo de las habilidades cognitivas. Comer
arándanos es, sin duda, una gran idea en esta fase de desarrollo cognitivo. Otro estudio clínico más reciente se basó en dos grupos de
niños de 7-10 años. El grupo 1 tomó bebida azucarada, mientras que
el grupo 2 consumió bebida con polvo de arándano, equivalente a una
taza y media de arándanos frescos, que contiene 253 mg de antocianinas. Tras efectuar los test de rendimiento cognitivo, lectura y memoria, se comprobó que los que tomaron la bebida con arándanos tenían
mejores resultados en memoria y atención.[4] ¡Se recomienda sustituir
el bollo de la merienda por arándanos!

> **Sugerencia**
> **Hazte un *smoothie* de arándanos**
>
> - 1 dátil
> - 1 taza de arándanos frescos o congelados
> - 1 cucharadita de crema de almendra
> - 1 cucharadita de sésamo negro
> - Leche vegetal
> - Hielo
>
> A la batidora.

◆ Cuando el cerebro comienza a fallar

La alteración en el metabolismo de la glucosa compromete todos los sistemas cerebrales.[5] Se interrumpen la comunicación entre neuronas, el transporte de combustible y el reciclaje y, en general, la eficacia del cerebro. Se genera mucho estrés oxidativo y se inhiben la autofagia y el reciclaje de nutrientes.[6] La ciudad comienza a venirse abajo. El sistema inmunológico se activa y se genera neuroinflamación, pero, claro, recuerda que el ejército es costoso, y aumenta aún más la demanda energética del cerebro.[7]

◆ Diabetes tipo 3[8]

En los últimos años, el alzhéimer es conocido también como diabetes tipo 3, ya que la diabetes tipo 2 y el alzhéimer comparten varias rutas. El alzhéimer se caracteriza por una menor captación de glucosa, alteración en la producción de lactato, caída en la eficacia de la mitocondria para producir ATP y pérdida de soporte de las células gliales, entre ellas los astrocitos, a las neuronas. Todo el ciclo de la glucosa comienza a fallar. Tu casa no recibirá ningún tipo de combustible. Y los astrocitos no son capaces de transferir lactato. Tu casa se apaga rápidamente. Por si fuera poco, el cerebro con alzhéimer es un cerebro inflamado, y el sistema inmune se pone en pie de guerra y consume la poca energía disponible. Estamos en crisis metabólica.

Aun antes del diagnóstico de alzhéimer, ciertas regiones del cerebro comienzan a tener disrupciones del metabolismo de la glucosa, lo que está asociado a neuropatologías y a la reducción del flujo de sangre al cerebro.[9] ¿Sabías qué puede predecir el alzhéimer? Tus niveles de insulina.[10] Una vez que está en la antesala del alzhéimer, tu cerebro ya tiene un déficit de glucosa de por lo menos un 10-12 %, carencia que empeora considerablemente conforme avanza y se diagnostica la enfermedad, cuando la disfunción es ya de un 20-40 %.

Las buenas noticias son que el cerebro con mala salud metabólica de la glucosa sigue teniendo oxígeno y el metabolismo del lactato y de las cetonas se mantiene casi intacto.[11, 12] El plan B y el plan C siguen funcionando. El problema aparece si no sabes cómo activarlos, que es lo que ocurre en la mayoría de los casos.

Este artículo de la revista *Nature*[13] nos proporciona todas las evidencias de la relación que existe entre la alteración del circuito de la glucosa y otras enfermedades como párkinson, enfermedad de Huntington y ELA.

El avance en el colapso energético del cerebro contribuye a la pérdida de sinapsis, la muerte neuronal y la acumulación de proteínas neurotóxicas.[14] Se acumulan la proteína Tau y la amiloide-B.[15] Esta proliferación de sustancias tóxicas daña aún más la mitocondria y la red eléctrica, acumulando aún más radicales libres. Estas proteínas neurotóxicas inhiben GLUT4, bloqueando aún más la captación de glucosa y la síntesis de ATP.[16] Estamos perdidos: Manhattan se ha apagado y tu casa está sin energía.

¿Qué nos ha llevado hasta aquí? Vamos a verlo.

1. La edad

El efecto que tiene el paso del tiempo sobre el cerebro es brutal. Hay ciertas cosas, como la caída en la producción de lactato, la alteración en la red neurovascular y la pérdida de mielinización con un toque de neuroinflamación, que son prácticamente inevitables. Sin embargo, hay una diferencia importante entre los cambios cognitivos, estructurales y neurometabólicos asociados a la edad, y los que ocurren en las enfermedades neurodegenerativas.[17, 18] Si envejeces de manera saludable, ciertos procesos como la memoria o la velocidad de procesamiento demuestran una caída modesta, y otros, como la memoria semántica, casi no cambian.[19] En el envejecimiento saludable, el metabolismo de la glucosa también se ve afectado, pero en menor manera y en diferentes regiones del cerebro.

Superhéroe: los mecanismos biológicos del deporte contra el alzhéimer[20]

Te repito: no hay manera de que tu cerebro envejezca bien y de tener un rendimiento cognitivo óptimo sin deporte. No existe hasta el momento mejor estrategia para optimizar la energía del cerebro.

Qué efectos tiene la actividad física en tu cerebro

- Optimiza la función de los transportadores de glucosa.

- Incrementa factores de crecimiento como el factor neurotrófico derivado del cerebro (BDNF) —ver último capítulo—, que fomenta la creación de nuevas neuronas, la plasticidad y la formación sináptica, y mejora todos los procesos cognitivos.

- Fuerza al cerebro a ser metabólicamente eficiente utilizando lactato y cetonas.

- El ejercicio aeróbico reduce la glicación y la acumulación de proteínas amiloides.

- El deporte inhibe la absorción de hierro por parte de las neuronas, un factor de riesgo para el alzhéimer.

- Oxigena el cerebro.

- Activa circuitos neuronales y la señalización.

- Activa la AMPK, ruta que regula el metabolismo.

- Genera sensibilidad a la insulina.

- La masa muscular funciona como una aspiradora de glucosa, reduciendo niveles de glucosa en sangre y protegiéndote del desarrollo de diabetes tipo 2.

- Produce irisina, que cruza la barrera encefálica, activa el factor de crecimiento, ofrece neuroprotección y mejora la memoria.

Un estudio demostró que las neuronas que estaban expuestas a las citoquinas inflamatorias que produce el músculo al hacer deporte crecían cuatro veces más rápido, y otro reveló que los atletas tenían una ventaja leve pero constante en la memoria de trabajo en comparación con los no atletas, con una mejora general del 30 %. Cuando se comparó a los atletas con personas sedentarias, el rendimiento de su memoria de trabajo fue un 63 % mejor. Sin embargo, la ventaja se redujo a solo el 15 % cuando se excluyó a los participantes sedentarios, lo que sugiere una desventaja notable para las personas con estilos de vida inactivos.

? Un cerebro con alzhéimer es un cerebro inflamado, oxidado y metabólicamente comprometido. El deporte es la única estrategia que tenemos hasta el momento para atacar todos estos hitos de la neurodegeneración. Si hubiera un medicamento que hiciera esto, ya estaríamos todos consumiéndolo, pero, claro, el deporte no se puede patentar. ¿Cuánto duran los beneficios? Un estudio reciente nos dice que después de una sesión de ejercicio los beneficios cognitivos se mantienen 24 horas. El mismo estudio afirma que el principal factor para el declive cognitivo es estar sentado todo el día. Otro estudio expone que pasar diariamente más de 10 horas sentado incrementa el riesgo de todo el abanico de enfermedades degenerativas.

El superconsejo: acelera el paso

Intenta mantenerte activo durante el día, utiliza las escaleras en vez del ascensor, corre detrás de tus hijos, haz paradas de ejercicio, todo lo que puedas para estar activo en tu día a día. Un estudio demostró que, a mayor velocidad al caminar, menos riesgo de declive cognitivo. ¡Camina más rápido! Un estudio en la revista *JAMA* nos cuenta que la velocidad a la que caminas a los 45 años indica la velocidad de tu envejecimiento físico y neurológico.

2. Síndrome metabólico

Las enfermedades neurodegenerativas están sin duda asociadas al síndrome metabólico, la resistencia a la insulina, la obesidad y la diabetes tipo 2.[21] Existen muchas similitudes entre la acumulación de proteínas tóxicas en el cerebro con alzhéimer y la diabetes tipo 2 y con anormalidades vasculares.[22] De hecho, en mujeres jóvenes con síndrome de ovario poliquístico que tienen una leve resistencia a la insulina, se aprecia una alteración en el metabolismo de la glucosa cerebral similar al que se observa en personas mayores.[23] Y la cosa empeora mucho cuando entendemos que, si hay resistencia a la insulina, la central de energía de tu casa tampoco funcionará, ya que la producción de cetonas dependerá de que haya niveles bajos de glucosa e insulina en sangre. Y, por desgracia, la resistencia a la insulina y la diabetes tienen como resultado niveles altos de glucosa de manera crónica. Es una tragedia, todo funciona mal. Por un lado, hay una alta ingesta de glucosa y grasa, llevando a depósitos de grasa, pero el cerebro no los puede utilizar debido a que no se puede captar la glucosa, ya que la insulina no funciona. La célula se muere de hambre mientras los niveles de glucosa suben y suben. El plan B no funciona, por lo que no puedes producir cetonas. Colapso metabólico. De ahí la relación entre resistencia a la insulina, obesidad y enfermedades neurodegenerativas y mentales.

Imagina que el síndrome metabólico es un exceso de energía en todo el cuerpo. Las calles de tu ciudad están inundadas de petróleo, las fábricas colapsadas por el exceso de energía, por lo que empiezan a cerrarse puertas. Tu mitocondria no puede recibir y procesar más combustible, por lo que clausura sus accesos y pierde sensibilidad a la insulina. Es la manera que tiene de decir «NO MÁS». Tu páncreas y tu cerebro piensan que hay un exceso de glucosa en sangre, por lo que producen más insulina. Los niveles de insulina suben, pero la célula no recibe el combustible, por lo que te sientes cansado y hambriento. Aquí empiezas a detectar en la analítica glucosa alta e insulina un poco alta. Pasa el tiempo, sigues igual, hasta que los niveles de glucosa suben aún más, el cerebro no se puede regular correctamente y el páncreas se pone en huelga. Deja de producir insulina. Tienes diabetes. Tu cerebro no recibe la señalización correcta, GLUT4 transporta, pero la glucosa no entra en tus neuronas. Esas regiones del cerebro comienzan a apagarse y comienzas a desarrollar una enfermedad neurodegenerativa.

¿Dónde comenzó todo? Con una dieta rica en calorías, harinas y azúcares. Una vida sedentaria y el estrés mal gestionado. La vida occidental.

Por si fuera poco, el síndrome metabólico, por lo general, viene acompañado de resistencia a la insulina y alteraciones en la leptina, que hacen que se acelere la toxicidad por placas amiloides, ya que la insulina y la leptina tienen un rol esencial en la eliminación de estos desechos tóxicos.[24] Existe un estudio muy interesante que se hizo en ratas, a las que se indujo resistencia a la insulina. Se midió glucosa, sustrato 2 de receptor de insulina, acumulación de amiloide B y Tau en el cerebro. El estudio demostró que una dosis de STZ, que induce resistencia a la insulina de manera momentánea, se acompaña con pérdida de memoria, acumulación de amiloide B y fosforilación de Tau. Y, lo más interesante, una caída en dopamina y acetilcolina, el neurotransmisor de la memoria. ¿Te imaginas lo que hace en los humanos la resistencia a la insulina de manera crónica?

Como te habrás dado cuenta, la insulina es una hormona importantísima, y tiene un rol fundamental en el control del metabolismo energético cerebral y corporal. Tiene un papel esencial en el crecimiento celular, su supervivencia y la actividad de las neuronas. Se necesita tenerla en rangos óptimos. No la queremos ni baja ni alta.

¿Ya mediste tus niveles de insulina basal?

+ Habla con tu médico

Tenemos suficientes evidencias científicas para afirmar que la metformina, la berberina y los agonistas del péptido similar al glucagón tipo 1 pueden ser aliados para revertir la resistencia a la insulina. Como todo medicamento, puede tener efectos secundarios, por lo que habla con tu médico para medir el riesgo versus el beneficio.

3. La genética

El doble gen ApoE4 contribuye a las malas noticias. El gen hace que haya una reducción en la utilización de la glucosa y acelera el hipometabolismo de la glucosa, lo que incrementa la probabilidad de alzhéimer y la acumulación de proteínas tóxicas.[25, 26] Es casi seguro que a quienes tienen el doble gen ApoE4 una dieta rica en grasas y azúcares les altere la señalización de insulina, el funcionamiento de los transportadores de glucosa y la función mitocondrial.[27]

4. La caída del estradiol y la testosterona

En la menopausia y la andropausia, cuando caen los niveles de hormonas sexuales, sobre todo el estradiol y la testosterona, hay un deterioro del metabolismo de la glucosa a nivel sistémico, subida de peso, ligera resistencia a la insulina y eficacia de la mitocondria.[28] Las hormonas sexuales tienen un efecto protector a nivel cerebral, metabólico y energético. De ahí que sea raro ver a una mujer de 30 años con un derrame cerebral o un alzhéimer. El estradiol también fomenta la eliminación de placa amiloide y proteína Tau. Así que la entrada a la menopausia es, sin duda, un factor de riesgo para el desarrollo de demencia o alzhéimer.[29]

5. La obesidad: acumulación de tejido adiposo visceral

Según *Nature Metabolism,*[30] es un hecho la relación entre la obesidad y la neuroinflamación; la periferia está vinculada al cerebro. La obesidad es echar gasolina a las llamas del envejecimiento y la inflamación. Punto. Esta nueva moda de afirmar que la salud está en todos los pesos me parece poética y, sin duda, sería lo ideal. Pero la realidad es otra: la obesidad genera inflamación de bajo grado a niveles sistémicos. En mi libro *Apaga tu cuerpo en llamas en 30 días* dedico un capítulo a la metainflamación, sobre cómo el tejido adiposo, los adipocitos, toman las ametralladoras y disparan de manera sostenida citoquinas inflamatorias. Esta inflamación sostenida genera una disrupción en la comunicación entre el cuerpo y el cerebro, altera el funcionamiento del cerebro, y se observan paralelismos entre el alzhéimer y la obesidad.[31] La obesidad puede generar resistencia a la insulina y alteraciones en la leptina, lo que lleva a una acumulación de proteínas tóxicas en el cerebro y te predispone al alzhéimer.[32]

Infinidad de estudios han demostrado la asociación entre la incapacidad de sostener un peso saludable o mantenerse delgado cuando llegamos a la mitad de nuestras vidas y la probabilidad de desarrollar alzhéimer y demencia.[33] De hecho, está comprobado que son peores las fluctuaciones de peso que un poco de sobrepeso de manera sostenida.[34] Ponerte a dieta y dejarla cuarenta veces hace que seas más propenso a demencia. La ciencia nos demuestra que analizar la trayectoria de peso a lo largo de la vida predice la demencia.[35] Esta es una llamada para que, de una vez por todas, tomes tu salud en tus manos y te olvides del mundo de las dietas milagro. No te pongas a dieta, cambia tu dieta. Baja de peso de manera sostenible y, sobre todo, mantén ese peso.

Una de las causas principales detrás de la pandemia de obesidad y sobrepeso es la dieta hipercalórica: consumir más calorías de las que quemas a lo largo del día. Todos los beneficios de cualquier dieta milagro tienen que ver con la reducción calórica, la pérdida de grasa y los beneficios metabólicos que vienen como consecuencia de perder grasa. El objetivo de todo es la pérdida de grasa. No hay una mejor que otra, todas las dietas conocidas se han puesto a competir y, al final, si se controlan proteínas y calorías, la pérdida de peso y los beneficios metabólicos son similares. Lo mismo pasa con el ayuno: su mayor beneficio es usarlo como estrategia para reducir calorías y bajar de peso, y esa pérdida de grasa es lo que genera efectos positivos. La buena noticia de todo esto es que puedes usar la estrategia que se acomode a ti para bajar de peso o simplemente mantener un buen peso. Aquí siguen algunas sugerencias:

- Muévete más.
- Construye masa muscular.

- Elimina los alimentos ultraprocesados, son una bomba de calorías. Consume alimentos naturales.
- Reduce el consumo de aceites; el aceite de oliva puede ser fantástico, sin duda, pero es un procesado con una alta concentración de calorías.
- Elimina los fritos y, para aderezar, utiliza una cucharadita de aceite y limón, especias y vinagre.
- Elimina las meriendas y estar picoteando a lo largo del día. Las calorías se acumulan.

Superhéroe: la alimentación restringida en el tiempo o ayuno intermitente

La ciencia es abrumadora si hablamos del ayuno intermitente. Los beneficios son claros y contundentes. No es que el ayuno sea milagroso, lo milagroso es que es una estrategia para reducir calorías fácil de implementar y de sostener en el tiempo.

Un estudio recién publicado, controlado por la Universidad de Granada, con un seguimiento de doce semanas, puso el ayuno a prueba.[36] Fueron cuatro grupos: uno de control, con la dieta mediterránea; otro con ayuno intermitente por la tarde, o sea, se comía de 10 a 17; otro con ayuno por la mañana, comiendo de 14 a 22, y otro con ayuno a las horas que se quisiera. Todos, menos el del control, tenían una ventana de alimentación de 7-8 horas. Los resultados fueron muy interesantes: todos los grupos que ayunaron perdieron más peso que el control —2,9 kg en el ayuno por la tarde, 2,4 kg en el de por la mañana, y 3,1 kg en el último—. Los beneficios metabólicos fueron similares en los tres grupos, la única diferencia fue una menor glucosa en ayunas en el grupo que ayunaba por la tarde. Los parámetros metabólicos y cardiovasculares fueron iguales en todos los grupos. Esto es muy buena noticia, porque significa que puedes ayunar cuando te venga mejor. Dependerá de tu país, cultura, trabajo... Es verdad que es un poco mejor comer durante la primera parte del día, pero en lo referido a la pérdida de peso el resultado es similar. Ayuna cuando puedas y como puedas. Aproximadamente 14 horas las mujeres y 16 los hombres.

6. Una dieta rica en grasas, calorías y azúcares

¿Qué causa el síndrome metabólico y la obesidad? La alimentación; sobre todo, el exceso de calorías. Así que lo primero que tengo que hacer es darte consejos para que reduzcas las calorías. La prioridad número uno si quieres mantener tu cerebro joven es eliminar la grasa visceral. Esto se logra con una restricción calórica. Y la ciencia nos proporciona varias herramientas, siendo el ayuno intermitente la que mejor funciona.

7. Niveles de glucosa altos de manera constante

Si tu ciudad está inundada de petróleo, pocas cosas van a funcionar bien. Hay consenso científico: la inundación glucémica predice la demencia y el alzhéimer.[37] Al parecer, los niveles altos de glucosa contribuyen al desarrollo de las enfermedades neurodegenerativas, generando resistencia a la insulina, dañando el tejido vascular, produciendo glicación de proteínas, acumulación de placa amiloide y daño en el metabolismo cerebral.[38] Recuerda el estudio de arriba: cenar temprano y concentrar la mayor parte de tus alimentos en las primeras horas del día reduce la glucosa basal.

Algunos consejos

- Elimina los ultraprocesados.
- Limita el consumo de harinas refinadas.
- Si vas a consumir cereales, que sea en su versión integral.
- Reduce las bebidas azucaradas, los refrescos, los zumos de fruta, las infusiones azucaradas... Prácticamente todo lo que te venden para beber lleva azúcar. Puedes beber café, infusiones, batidos y bebidas vegetales con coco, anacardo, avellana y almendra.
- Intenta acompañar los hidratos con proteína y grasa.
- Come mucha verdura siempre, la fibra te dejará satisfecho y reducirá el pico glucémico.

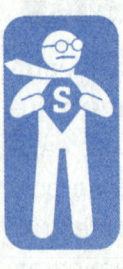

Superhéroe: la alulosa

¿La has probado? Es una de estas cosas que parece un milagro. Tiene el 70 % del dulzor del azúcar, sin ningún efecto negativo. Un metaanálisis demostró que reduce la glucosa después de comer y genera mayor sensibilidad a la insulina, por lo que es una alternativa espectacular para tratar diabetes tipo 2, obesidad o síndrome metabólico.[39]

Ya hemos visto todo sobre la energía que necesita tu cerebro. ¿Siguiente parada? La mano de obra.

MITOCONDRIA CEREBRAL: LA MANO DE OBRA

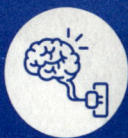

Hemos conseguido transportar energía de manera eficiente y sostenible desde la central eléctrica. Al mismo tiempo, hemos puesto una planta de emergencia en tu casa e instalado paneles solares. Muy bien, la energía ya llega a tus células del cerebro. Ahora necesitamos asegurarnos de que se va a utilizar de manera eficiente. Las células del cerebro equivalen a los obreros, y ahora que está solucionado el problema de la energía, el constructor contratará mano de obra para tirar y luego reconstruir la casa. Volviendo al ejemplo del principio, sobre el apagón de Manhattan, ¿para qué es importante el suministro de energía? Para que los neoyorquinos y las empresas, restaurantes, teatros y demás, tengan energía para trabajar y producir dólares. La base de la economía de Nueva York depende de los que viven ahí y de lo eficientes que sean a la hora de llevar a cabo su trabajo, para mejorar la economía de toda la ciudad. La megametrópolis brilla gracias a las personas que trabajan allí todos los días.

En tu cerebro ocurre lo mismo: tienes miles de millones de empleados que trabajan en fábricas, cuyo trabajo es producir no dólares, sino ATP, la moneda energética de tu cuerpo. Cuanto más eficiente es tu mano de obra, más energía produce tu cerebro para sostenerse ágil, activo y con lucidez. De ella depende si tienes mucha energía o si estás cansado, y si tus órganos funcionan correctamente. Dentro de cada célula puedes encontrar miles de estos pequeños organelos, llamados mitocondrias. De hecho, se estima que cada una de tus células contiene entre 1.000 y 2.500 mitocondrias.[1] La mayor concentración se encuentra en las grandes metrópolis, las que requieren gran cantidad de

energía, que son los músculos, el cerebro, el corazón y el hígado. Por muy pequeñas que sean tus mitocondrias, hacen un
esfuerzo hercúleo para convertir la materia prima, o sea, glucosa, ácidos grasos o cetonas, en la moneda que rige la economía
de tu cuerpo, el ATP.

Una persona, por término, medio produce 70 kilos de energía
todos los días.[2] Sí, has leído bien, 70 kilos. Y si comemos aproximadamente 1,5 kilos de alimentos, genera realmente un gran
retorno de inversión. Esto sí que es una maquinaria económica
eficiente. Seguro que estarás pensando: «Pero si no peso 70 kilos, ¿a dónde se va toda esa energía?». La respuesta es que tu
cuerpo la usa, y el que más demanda es el cerebro, que, como
ya sabes, utiliza el 20-25 %; las neuronas, aunque representan
solamente el 10 % de las células del cerebro, consumen el 70 %
de la energía. Neuronas hambrientas y costosas. Ser la especie
más inteligente no es barato para la economía de tu cuerpo.

◆ ¿Qué son las mitocondrias?

Las mitocondrias son la fábrica que recibe toda la materia prima, la base de tu metabolismo. Ellas deciden si producir energía,
guardarla como grasa o gastarla como calor. Son el centro de la
salud metabólica. Ellas determinan si te levantas de la cama de
un salto o te arrastras hacia la ducha, si sabes dónde dejaste las
llaves, o el nombre de la vecina y si puedes pensar con agilidad.
Son organelos muy dinámicos, que pueden sufrir cambios rápidamente: se pueden replicar, fusionar, poner en huelga o suicidar.[3]
Y lo que nos interesa ahora es que la disfunción de tu mitocondria
está asociada con todo tipo de procesos inflamatorios[4] y, sobre
todo, con multitud de enfermedades cerebrales, ahora llamadas
«enfermedades mitocondriales», como la diabetes, párkinson, alzhéimer o enfermedades coronarias.[5, 6]

El envejecimiento es particularmente despiadado con las mitocondrias cerebrales. Ese mal metabolismo de la glucosa reduce
el combustible y, por lo tanto, el trabajo de las mitocondrias se

asocia con la lenta aparición del alzhéimer.[7] Estudios recientes han demostrado una relación muy cercana entre la mitocondria y las neuronas: dadas la estructura polarizada, la alta demanda metabólica, la mayor producción de especies reactivas de oxígeno (ROS) —conjunto de radicales libres capaces de producir daños oxidativos— y la menor movilización de antioxidantes endógenos y exógenos, las neuronas son particularmente sensibles a la disfunción mitocondrial, la muerte temprana y la neurodegeneración.[8] Esto lo entenderás en los siguientes capítulos. Este cúmulo de problemas con tu mano de obra hace que algunos investigadores propongan la hipótesis de que, para los 130 años, no hay humano que pueda escapar de la demencia.[9] El alzhéimer es único de la especie *Homo sapiens*[10] y se debe a que nuestro cerebro y sus programas fueron instalados para sobrevivir y optimizarse hasta la caída de la edad reproductiva. De hecho, sabemos que en la época del Paleolítico la edad promedio de muerte rondaba los 30 años. Todos nuestros antepasados ApoE4 estaban diseñados para sobrevivir de una manera óptima hasta esa edad, construyendo su mejor neurodesarrollo, plasticidad y rendimiento cerebral en la niñez.[11] La lenta aparición de la demencia es un precio que pagamos por la longevidad. Lo que nos hizo evolucionar y nos mantuvo vivos a lo largo de la historia evolutiva de nuestra especie es lo que ahora nos pasa la cuenta después de los 70.

◆ Las mitocondrias encienden las llamas en tu cerebro

En las últimas décadas se ha estudiado mucho el papel que tiene la mitocondria en el envejecimiento, la enfermedad y la inflamación. Varias veces se ha sugerido que un mal funcionamiento de la mitocondria genera una explosión de citoquinas inflamatorias[12] y la activación de los macrófagos, contribuyendo a todo el abanico de enfermedades neurodegenerativas y metabólicas.

La mitocondria puede generar inflamación, y ahora te preguntarás: «¿Cómo pueden nuestras fábricas estar contribuyendo a que nuestro país arda en llamas?». Bueno, hay varias rutas.

Te voy a poner de ejemplo una fábrica que produzca galletas. ¿Qué necesita para ello? Materia prima, o sea, huevos, harina, azúcar y mantequilla, trabajadores, carreteras y vehículos que transporten la materia prima, electricidad, un buen equipo administrativo y un excelente equipo de limpieza. Dentro de esta fábrica hace muchísimo calor, hay hornos encendidos y mucha gente trabajando. Dentro de tu mitocondria hay un gran caos organizado: electrones rondando por todos lados buscando aparearse con una molécula de oxígeno y dar chispa a la vida para producir ATP. Dentro de nuestra fábrica, los cocineros toman la materia prima, intentan juntarla en una mezcla perfecta, meterla al horno y crear galletas. Claro, al usar tanta energía en los hornos, existen muchos contaminantes generados por la combustión. Producir tanta energía dentro de tu mitocondria cerebral genera el tipo de radicales libres más tóxicos para tu cuerpo: las especies reactivas de oxígeno (ROS). Por lo general, tu cuerpo tiene antioxidantes endógenos que las destruyen. El problema viene cuando la fábrica trabaja de más, es antigua, los trabajadores están sobreexplotados y el equipo de limpieza no puede hacer su trabajo, ya que la jornada laboral es muy larga. Los contaminantes empiezan a crecer y la calidad del aire a empeorar. Y el cerebro es particularmente sensible, ya que contiene muchas más mitocondrias, menos defensa antioxidante y, al caer el metabolismo de la glucosa, perdemos la materia prima para producir glutatión. Imagínatelo exactamente igual que la ciudad de Nueva York, que sin duda es muy pequeña para el producto interior bruto que genera. Es porque hay una gran concentración de personas, altamente productivas, en espacios pequeños. Tantos coches producen mucha contaminación. Manhattan es fantástica, la capital del mundo, pero viviendo ahí tienes que pagar impuestos altos para lograr sostenerla. Tu cerebro, con sus hambrientas neuronas, es exactamente lo mismo.

Regresemos al ejemplo de la fábrica. La cosa se complica cuando las carreteras que traen la materia prima se colapsan por exceso de tráfico, y llegan demasiados camiones con materia prima a la fábrica, los trabajadores se ven invadidos por grandes cantidades de sacos de harina y azúcar. También tienen barras de mantequilla por todos lados. Piensa en toda la plantilla bañada en mantequilla, harina y azúcar. Con el tiempo, la fábrica colapsa por el exceso de estrés oxidativo. Obviamente, si los trabajadores se están ahogando y su fábrica está colapsada, una de dos: o se suicidan o llaman al ejército para que los ayude. Sea como sea, esto genera muchísima inflamación, bien por la activación de citoquinas inflamatorias como llamada de auxilio, o bien porque estas bacterias ancestrales explotan en mitad de tu cuerpo; sí, como lo oyes, explotan. El siempre vigilante sistema inmune reconoce un ADN bacteriano —gram negativo, igual que los temibles lipopolisacáridos—, saca las armas de destrucción masiva, las ametralladoras, y a disparar se ha dicho. En llamas.

Así, poco a poco, tus fábricas van cayendo por un exceso de materia prima. Todo empezó porque los productores de mantequilla, azúcar y harina enviaron demasiados productos, lo que provocó un colapso en las carreteras, y al causar una sobreproducción de las fábricas, se produjo un exceso de metabolitos tóxicos como resultado de la quema de energía.

Este eres tú, querida lectora o querido lector. Piensa en tu torrente sanguíneo como esas carreteras que llevan glucosa o grasa hacia tu mitocondria. Imagina un día en la vida de tus pequeñas fábricas: te despiertas y, tan pronto abres los ojos, corres a por un zumo de naranja y un bollito lleno de harina, mantequilla y grasa. Las carreteras rápidamente llevan esta materia prima a las puertas de la mitocondria, ellas abren y comienzan a trabajar para producir ATP, un proceso que les lleva un par de horas. A las dos o tres horas te cruzas con una máquina expendedora y compras unas galletas, y otra vez salen los camiones a distribuir esa materia prima. Dos horas después, cuando la mitocondria sigue procesando ese exceso de nutrientes, llega la comida y, bum, cae algo de carne, pan, patatas y postre. Empieza a haber tráfico en las carreteras, los camiones están esperando para poder entrar en las fábricas y luego, ups, una fruta y unas almendras a las cuatro horas, y tres horas después seguimos con la cena. ¿Y por qué no un chocolate antes de dormir?

Imagina esta situación: es como si te teletransportaras a una gran ciudad un martes a las 7 de la tarde, totalmente colapsada por un gran atasco, con esa larga línea de materia prima esperando a ser procesada por tu fábrica. Tu mitocondria intenta procesar todo lo que puede, produciendo gran cantidad de radicales libres, sin dar un respiro a los trabajadores, inhibiendo los procesos de limpieza que funcionan cuando la fábrica está descansando. En esa eterna jornada de trabajo, la fábrica comienza a estar extremadamente sucia y contaminada. El equipo de limpieza no puede mantener a raya los contaminantes.

El control de calidad del interior de la mitocondria busca alternativas para sobrevivir. Si no puede procesar la materia prima, abre una puerta trasera que la lleva al almacén, y saca por ahí el exceso de mantequilla, guardándola para más tarde. Cuando termine con lo que tiene ahí, intentará procesar lo que queda en el almacén. Ese almacén, en tu caso, son los depósitos de grasa: cuando la mitocondria no puede utilizarlos como energía o gastarlos como calor, da instrucciones de almacenarlos como grasa. Y, claro, como al día siguiente vuelves a comer tanto y tan seguido, nunca le das la posibilidad de utilizarlos.

Con el tiempo, el control de calidad dice «basta», esta fábrica está colapsada: enciende la luz de emergencia, toca el botón de «suicidio» y la mitocondria explota. En situaciones normales, las mitocondrias defectuosas o sus cadáveres bacterianos son eliminados en un proceso llamado mitofagia. Sin embargo, cuando el daño mitocondrial es elevado, su ADN bacteriano no puede ser eliminado efectivamente, lo que activa diferentes rutas inflamatorias[13] (inflamasoma NLRP3). El exceso de radicales libres, como óxido nítrico o especies reactivas de oxígeno, contribuye a la inflamación y a la explosión de las mitocondrias, que mientras explotan liberan ADN bacteriano, y el sistema inmune ataca y elimina. Descansa en paz, mitocondria querida. Por una razón u otra, tus mitocondrias empiezan a colapsar y te sientes sin energía y con acumulación de grasa. Hay exceso de nutrientes en las carreteras, pero no pueden acceder a las células. Con exceso de calorías, pero agotada. Y, mientras tu cuerpo se apaga, Manhattan se queda sin mano de obra, tus órganos sufren daños irreparables que dan vida a enfermedades mentales o cardiovasculares. ¡Las teorías de la neuroinflamación, el metabolismo del cerebro y la función de la mitocondria se unifican!

◆ Equipo administrativo y control de calidad

Lo primero que hay que hacer para recuperarse es contratar un mejor equipo administrativo. El anterior estaba enviando demasiada mantequilla, harina y azúcar. Tantos camiones colapsaron las carreteras, nos teletransportaron al infierno de la gran ciudad a las 7 de la tarde, sobreexplotaron las fábricas y generaron mucha contaminación. Ese equipo administrativo somos nosotros. Tenemos que regular de una manera más eficiente la cantidad de glucosa y derivados de la grasa que llega a nuestras células.

Esto se logra comiendo cuando tienes hambre, evitando picotear a todas horas y, sobre todo y lo más importante, siendo un buen director general, estando en contacto con tus sentimientos de hambre y saciedad. Comer por hambre, esa es la señal de tus fábricas; ellas te llaman y te dicen «necesito más materia prima», y tú les envías lo que necesitan. Ni más, ni menos. ¿Cuánto comer? No lo sé, dependerá de ti, de tu actividad física, de tu estilo de vida, de tu hambre. Pero aquí está lo importante: tienes que aprender a distinguir entre el hambre y las ganas de comer. Lo he mencionado ya en mis tres libros anteriores y no me cansaré de repetirlo, como un disco rayado: «Si el problema no es el hambre, la solución no es la comida». Si estás estresado, eso no es hambre, estar aburrido tampoco, y ansioso menos. Da igual si sin hambre te comes una almendra o una galleta, es materia prima que tu cuerpo no necesita. Punto. Si tuviera que darte una regla general, no creo que la gran mayoría de nosotros necesitemos hacer más de tres comidas al día. Y de lo que estoy segura es de que no necesitamos comer cinco veces, y menos estar picoteando por ansiedad a todas horas. Ahí estás siendo un mal director general. Tiene que haber una buena oferta y demanda de comida, y el único que puede funcionar como director de tu empresa eres tú.

Una vez que regules la cantidad de camiones que llegan a la fábrica, ahora vamos a ir hacia la calidad de la materia prima. No es lo mismo un camión cargado de palmeras de chocolate con millones de kilos de harina, azúcar y mantequilla, que uno cargado de ensalada de quinoa con aguacate y verduras. La ensalada se va a procesar rápido y de manera eficiente, y la palmera sin duda agotará a tus fábricas. Eso en México lo llamamos «el mal del puerco»: cuando comes muy pesado y después no te puedes ni mover del cansancio. Ahí tu mitocondria está siendo sobreexplotada.

Superaliado: el deporte

Hacer ejercicio de intensidad moderada durante doce semanas mejora la función y la producción de energía dentro de la mitocondria neuronal. Se reduce la acumulación de β-amiloide, ROS y peroxidasas. O sea, limpia el cerebro y reduce la oxidación. Haz deporte, insisto..

◆ Mientas tanto, en tu casa...

Regresando a tu casa, ya tienes contratada la mano de obra: el constructor ha acertado y ha seleccionado la cantidad de obreros correcta. Ni más ni menos. Tú comes por hambre, ni más ni menos. Ahora, necesitamos que esos obreros sean eficaces en la construcción, que adopten la mentalidad alemana y que sean eficientes con su tiempo.

A tus trabajadores les gusta que los estreses un poco, y a los neoyorquinos, más. Tienes que mantenerlos en forma con mano dura. Sostener tu Manhattan no es fácil, por lo que un poco de estrés agudo de grado bajo los hace más fuertes, resistentes y resilientes. Este fenómeno se conoce como mitohormesis: lo que no mata tus mitocondrias las hace más fuertes. Estos estresores de bajo grado activan rutas antiinflamatorias y antioxidantes que fortalecen a tus pequeñas mitocondrias para llevar a cabo su hercúlea misión.

¿Qué produce mitohormesis?[14]

- Deporte
- Ayuno
- Deporte en ayunas
- Cetonas
- Flexibilidad metabólica
- Precursores de NAD+, como NMN y NR

◆ Los beneficios de las cetonas

Entonces, no, las cetonas no son ese magnífico combustible, son un mecanismo de supervivencia en hambruna. Sin embargo, que no sean el mejor combustible del mundo no implica que no tengan beneficios.

Existe un término llamado desacoplamiento de la mitocondria. En pocas palabras, significa que tus mitocondrias gastan energía. ¿Has visto a personas que comen y comen y no engordan? Eso es que están gastando mucha energía; lo mismo hace tu cuerpo para producir calor: sale la energía por la puerta trasera y sube tu temperatura corporal, en un proceso que se llama termogénesis, y se calcula que la mitocondria gasta un 30 % de la energía total. Digamos que en la fábrica hay otra puerta escondida después de un túnel oscuro, una salida de emergencia. Esta puerta, cuando la fábrica está colapsada de materia prima, radicales libres o trabajadores, permite que por ahí pueda salir energía que podría convertirse en ATP. O sea, gastas calorías en vez de utilizarlas. Las cetonas envían señales a la mitocondria para abrir la puerta trasera y gastar calorías.

Seguro que estarás pensando: «¿Y por qué mi fábrica gastaría energía sin ninguna razón?». La realidad es que lo hacen para sobrevivir.[15] Lo único que sí o sí tenemos que salvar cuando estamos luchando por sobrevivir en un largo invierno o una hambruna es la mitocondria. Tu cuerpo puede sufrir todo tipo de pérdidas en el frente celular, pero, si las mitocondrias se mueren, todo tu cuerpo se apaga. No hay energía y las grandes metrópolis pierden vida. Así que cuanto más tiempo estés en cetosis, más trabajarán tus mitocondrias para sobrevivir. Olvídate de los hambrientos músculos, las mitocondrias son más importantes. Se sacrifican muchos tejidos y órganos para que toda la energía disponible se use para que las mitocondrias hagan más fábricas y produzcan más energía limpia de radicales libres.

Piénsalo de esta forma: imagínate a un pobre obrero que está construyendo tu casa, exhausto y malhumorado. A ese obrero le suben la carga de trabajo, ya que hay que traer más ladrillos y cemento, y, en vez de forzarse a sí mismo, llama a sus amigos obreros para que lo ayuden a construir. Eso hace tu cuerpo cuando recibe señales de emergencia (por ayuno, cetosis o ejercicio): en vez de sobrecargarse y arriesgar tu supervivencia, mejor se replican y gastan energía para evitar la oxidación. Claro, esto solo se puede sostener por un tiempo: si la cetosis se mantiene por un periodo prolongado, será a costa de otros tejidos como la masa muscular, así que, con el tiempo, pierdes todo tu músculo. Por tanto, volvemos a necesitar un equilibrio.

Ya está claro, las cetonas no son un combustible mágico, pero sí son señales a tu cuerpo de que vienen tiempos difíciles, deben volverse más eficientes y replicarse. Simple y llanamente, las cetonas le dicen a tu mitocondria qué hacer. Esto es muy importante, ya que, cuando las mitocondrias están estresadas por mucho trabajo, producen muchas especies reactivas de oxígeno (ROS), lo que pone en riesgo su supervivencia. Por ello, al enviar estas señales para que la mitocondria use la salida de emergencia y gaste energía para producir más, puede evitar o reparar el daño y fabricar más mitocondrias para repartir el trabajo.

¿Qué tienen en común los siguientes elementos?

- Cetonas
- Ayuno de más de 12 horas
- Aceite de MCT
- Vino tinto
- Alimentos fermentados
- Café o té
- Queso de cabra
- Fibras vegetales
- Vinagre
- Cúrcuma
- Sauna
- Inmersión en frío
- Vitamina D
- Luz infrarroja

Respuesta: todos mandan señales a la mitocondria para que se vuelva más eficiente y funcional.

◆ La luz infrarroja: una potente neuroprotectora

La luz infrarroja participa en la producción de energía en la mitocondria a través de donar fotones que son absorbidos por la enzima citocromo c oxidasa, en un proceso bioenergético llamado fotoneuromodulación del tejido nervioso.[16] Los fotones son paquetes luminosos de energía comprimida que vienen de las ondas electromagnéticas del sol. En pocas palabras, los rayos visibles e invisibles del sol envían globos de energía condensada a tu mitocondria. Los globos luminosos rojos-infrarrojos van de los 620 a los 1.150 nanómetros y penetran en el cerebro generando infinidad de procesos bioquímicos, que sanan y optimizan la salud de tu mitocondria. Entre ellos, la absorción de energía luminosa, lo que incrementa las actividades enzimáticas y el consumo de oxígeno. A más oxígeno, más producción de ATP y mejor metabolismo energético. Además, la luz infrarroja tiene un efecto mitohormético y genera un pequeño estrés oxidativo que trae como resultado la joya de la corona: la producción de melatonina. Esta cantidad acumulada de este potente antioxidante explica por qué el tratamiento con luz infrarroja mejora la calidad del sueño. Esta producción de melatonina es independiente a la circadiana que produce la glándula pineal por las noches.

Al ayudar a producir más energía y bañarte en el antioxidante más potente, la luz infrarroja se coloca como una potente estrategia para mejorar la salud y la producción de energía en la mitocondria, reducir el estrés oxidativo y la inflamación,[17] y por lo tanto, ser una potente estrategia neuroprotectora. De hecho, es eficaz para mantener la salud del cerebro, como herramienta para recuperar después de una herida traumática y como tratamiento para enfermedades neurológicas agudas y crónicas, como el párkinson, la enfermedad de Huntington y el alzhéimer.[18]

¿Te cuento un secreto?

Todos los estudios se han hecho con aparatos de luz infrarroja. Quizá te plantees comprar un dispositivo, pero te voy a contar algo de lo que, por alguna razón, nadie habla, si bien no es un secreto. La fuente gratuita y constante de todo el espectro rojo e infrarrojo es el sol. La luz del sol siempre contiene todo el espectro electromagnético, desde ultravioletas, azul y verde, hasta rojo, infrarrojo e infrarrojo cercano. Si bien el verde, azul, violeta y UV van apareciendo y desapareciendo a lo largo del día, los fotones del infrarrojo cercano están siempre presentes, independientemente de la hora del día. De hecho, en el atardecer y el amanecer, el 70 % entra dentro de esta categoría. Y, durante el día, aproximadamente un 40 %. Otra buena noticia es que los días nublados son un baño gratuito y aislado de luz infrarroja.

Expón tu piel y ojos a la luz roja e infrarroja del atardecer y el amanecer.

◆ Los *pac-man* dentro de tu mitocondria: la mitofagia

La mitofagia es la eliminación de trabajadores cansados, enfermos y poco productivos. Se trata del proceso de decidir cuándo es hora de jubilar a los trabajadores y contratar una nueva plantilla. Sabemos que las neuronas tienen más riesgo de disfunción de la mitocondria, lo que reduce la producción de energía y permite la acumulación de Aβ y patologías Tau. Existen diferentes rutas de eliminación de estos organelos que se encuentran dañados, las cuales se activan reclutando toda la maquinaria de destrucción, orquestada por los macrófagos, tu ejército cerebral.[19] Esto es algo positivo, porque el mismo funcionamiento de tu mitocondria, de la mano del proceso de envejecimiento,[20] perjudica a tu mano de obra, y los macrófagos están ahí para hacer el control de calidad. El problema viene si tienes un exceso de daño mitocondrial por estrés oxidativo, contaminación, demasiado ejercicio, mala alimentación o falta de nutrientes o antioxidantes, lo que provoca una muerte masiva de trabajadores que, claro, llamarán al ejército con citoquinas y darán comienzo a una batalla inflamatoria. De hecho, la mitofagia es esencial para contener la respuesta del sistema inmune, regular la inflamación[21] y proteger tu cerebro de la disfunción mitocondrial.[22] Hay una asociación entre la alteración en la función de la mitofagia y la aparición y el desarrollo de alzhéimer.[23] Esto me recuerda mi estancia en Nueva York, cuando hubo una huelga de los servicios de limpieza y de recogida de basura de la ciudad. De entrada, allí, a diferencia de en Madrid, dejan las bolsas de basura en la calle toda la noche, lo que hace que sea una ciudad sucia, y si encima coincide con una huelga, ya es de terror. No hay nada más valioso que todos aquellos que se dedican a mantener limpias las ciudades.

Una maquinaria perfecta de autofagia es esencial para la longevidad, y su lenta caída es uno de los sellos distintivos del envejecimiento, algo que incrementa la inflamación, y se asocia con todo tipo de enfermedades degenerativas y neurológicas.[24] ¿Qué inhibe la mitofagia? Sabemos que una alimentación rica en grasas, el mismo proceso de envejecimiento, el estrés, la inflamación, niveles altos de insulina e IGF-1 y un exceso de calorías.[25]

Cómo aumentar la mitofagia

- Activación de la ruta AMPK a través del ayuno y el deporte.
- Activación de las sirtuinas.
- Inhibir la proteína mTOR.
- Restricción calórica.
- Ayuno.
- Deporte.
- Dieta saludable.
- Fisetina, el flavonoide de las fresas.[26]
- Precursores de NAD+, como NMN y NR.[27]

Aunque sabemos que el proceso de autofagia declina con la edad, también está demostrado que puede estimularse con la restricción calórica y el ejercicio.[28]

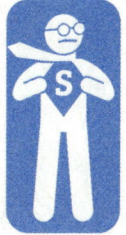

La superestrella: la espermidina

La espermidina es una sustancia natural, considerada químicamente una de las poliaminas. Detectada por primera vez en la década de 1970, debe su nombre al lugar donde se halló: el semen. Sin embargo, no hay que dejarse engañar ni disuadir por este dato: se sabe que esta valiosa sustancia vital no se limita a los hombres, sino que está presente en todos los seres vivos y células del cuerpo. En los últimos años hemos tenido una explosión en la ciencia dedicada al estudio de los superpoderes de la espermidina y el metabolito en humanos. La espermidina ha demostrado efectos protectores para el cerebro y el corazón y beneficios para la longevidad.[29, 30] Tiene infinidad de ventajas, pero las más destacadas giran alrededor de la salud de la mitocondria y la auto o mitofagia, atenuando los efectos de la edad. La espermidina también mejora la producción de energía en la mitocondria, reduce la oxidación y elimina mitocondrias dañadas. Es una parte importante de la autofagia sistémica.[31] En pocas palabras, si tienes tu equipo de limpieza y contratas una cuadrilla de profesionales que den apoyo a tu plantilla, impulsarán a los tuyos a ser mejores a la hora de construir la casa, los harán más eficientes y además contribuirán. Todos ganan. La espermidina es el equipo de limpieza profesional que permite que tu casa se mantenga joven, limpia y llena de energía.

Algunos estudios han demostrado que personas con lesiones traumáticas cerebrales o en fases terminales de enfermedades neurodegenerativas tienen niveles altos de poliaminas. Después de hacer una investigación profunda entendí que esto sucede como un mecanismo compensatorio por parte del cerebro.

¿Dónde está la espermidina?

- Germen de trigo: 24,3 mg por 100 g

- Soja: 24,3 mg/100 g

- Queso cheddar y otros quesos maduros: 20 mg/100 g

- Setas: 8,8 mg/100 g

- Guisantes: 6,5 mg/100 g

- Carne: 3,7 mg/100 g

- Mango: 3 mg/100 g

- Crucíferas: 2–5 mg/100 g

Sugerencia
Come tofu con esta receta

El tofu, también conocido como «queso de soja», es una buena fuente de espermidina, isoflavonas, y proteína. Cocínalo y añádelo a tus ensaladas o a cualquier otro plato.

Ingredientes:

- 1 paquete de tofu firme
- ¼ taza de agua
- 1 cucharada de aceite de oliva virgen extra
- 2 cucharadas de salsa de soja o tamari
- 1 cucharada de vinagre de manzana
- 1 cucharada de sirope de arce o de alulosa
- 1 cucharadita de ajo en polvo
- ⅛ cucharadita de cayena en polvo
- 1 cucharadita de maicena

Preparación:

- Trocea el tofu en dados, elimina el agua con anterioridad.
- Añade los ingredientes del marinado en un recipiente (agua, tamari o salsa de soja, vinagre, sirope, ajo en polvo y cayena), remueve y añade el tofu. Cubre y deja macerar durante al menos 15 minutos en la nevera. Cuanto más tiempo lo dejes, más sabor tendrá.
- Cuela el tofu, pero guarda el líquido.
- Echa el aceite en una sartén y saltea el tofu marinado hasta que se dore.
- En un bol, echa el líquido del macerado con la maicena y mezcla hasta que esté bien integrado.
- Echa la salsa en la sartén en la que tienes el tofu y cocina a fuego medio-alto hasta que la salsa espese.

Puedes guardar el tofu marinado en un recipiente en la nevera durante unos cuatro o cinco días. A mí me gusta comerlo con un salteado de verduras y arroz.

◆ La microbiota y los polifenoles

Si leíste mi libro anterior, *Apaga tu cuerpo en llamas en 30 días*, conocerás mis purpurinas, que son pigmentos de todos los colores que vienen del reino vegetal. Hasta hoy, se han clasificado 800 polifenoles, y sus poderes mágicos son inigualables: previenen la oxidación de las células, reducen la tensión arterial y la inflamación. Los polifenoles también reducen los niveles de glucosa y modulan la secreción de insulina,[32] por lo que mejoran tu salud metabólica. Yo siempre pienso que, cuando como alimentos de todos los colores y sabores, mi cuerpo explota en purpurinas multicolores y apaga la inflamación y la oxidación.

A nivel cerebral, el festín es parecido. Sabemos que estas purpurinas pueden cruzar la barrera hematoencefálica (BHE), reducir especies reactivas de oxígeno, optimizar tu mitocondria y eliminar iones de metales. Otra cosa extraordinaria, que veremos en la última parte del libro, es que tienen la capacidad de encender factores neurotróficos, lo que mejora tu memoria y tu rendimiento cognitivo.

Pero ¿sabes que solamente puedes absorber el 10 % de los polifenoles que consumes? ¿Y qué pasa con el 90 % restante? Tu microbiota intestinal lo utiliza como un prebiótico, lo que alimenta a los microbios. Como recompensa, tus bichitos, después del festín de purpurina, los convierten en metabolitos llamados posbióticos, esas señales moleculares que hablan directamente con tu mitocondria,[33] enviándose mensajes de texto.

Las nuevas investigaciones sobre polifenoles nos dirigen hacia su efecto en la mitocondria, ya que mandan señales a tus fábricas para que se vuelvan más eficientes y gasten energía.[34] Recuerda que la mitocondria y la microbiota son de la misma fraternidad bacteriana y tienen su propio ADN y su cadena de comunicación. Estas bacterias y sus hermanas ancestrales se comunican a través de compuestos denominados posbióticos.

Cuando tu microbiota está contenta con la fiesta de purpurina, genera posbióticos que viajan directamente hasta las mitocondrias comunicándoles que la cosa va bien, que es hora de trabajar a tope, gastar energía, construir más fábricas, incrementar el tejido adiposo marrón y aumentar el gasto de energía. Vamos, que vuelven tu economía más eficiente. Maravilloso.

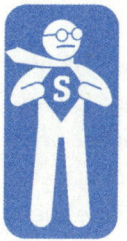

Superhéroe: las urolitinas[35]

Dentro de los metabolitos producidos por tu microbiota, la estrella del firmamento son las urolitinas. Las urolitinas son generadas por la microbiota a través del consumo de elagitaninos y ácido elágico. Los beneficios son múltiples. Estos compuestos retrasan prácticamente toda enfermedad asociada al envejecimiento, como el cáncer, enfermedades cardiovasculares y metabólicas. También hay evidencia reciente sobre su rol protector para el cerebro, retrasando su envejecimiento y, potencialmente, como estrategia terapéutica para enfermedades neurodegenerativas. Este artículo de *Nature* nos dice que, desgraciadamente, después de beber un zumo de granada solamente un 40 % de las personas pueden convertir la purpurina de la granada en urolitina, sugiriendo que los suplementos son más eficaces.[36] Para aquellos afortunados, estos son los beneficios:

- Reducen la oxidación.
- Reducen la inflamación.
- Promueven la mitofagia.
- Mejoran la salud mitocondrial.
- Inhiben el amiloide B y Tau.
- Regulan el triptófano del metabolismo.
- Incrementan la actividad de enzimas como catalasa, superóxido dismutasa, glutatión reductasa y glutatión peroxidasa (una banda de superhéroes que veremos en otro capítulo).
- Activan SIRT1.
- Mejoran la salud metabólica, la hiperglucemia y la diabetes, factores de riesgo para la degeneración y elementos críticos en la amiloidogénesis.
- Tienen una acción directa en los receptores de estrógeno en el cerebro, modulando el estrógeno.

Principales fuentes de urolitinas:

- La granada.
- Las nueces.
- Los arándanos.

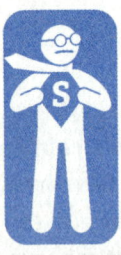

Superheroína: la granada

Un estudio de 2023 afirma que la granada es una gran arma protectora contra el alzhéimer, ya que tiene poderes antioxidantes y antiinflamatorios, y reduce la aparición de AB y Tau. Protege las neuronas y fomenta la neurogénesis, o sea, el germinar de nuevas neuronas. ¿Qué más se puede pedir en la vida?

El zumo de granada es la base de mi *smoothie* favorito, que además cuenta con cacao, proteína de chocolate, semillas de lino y de sésamo negro, hielo y agua. ¡Delicioso y saludable!

◆ Contratar más mano de obra

¿Sabías que, bajo ciertas circunstancias, la mitocondria tiene la capacidad de replicarse, literalmente? Cuando se le acumula el trabajo, lo que hace el arquitecto de tu casa es contratar a más obreros. Recuerda que tus mitocondrias tienen su propio ADN, así que pueden hacer lo que quieran: están más limpias, son más eficientes y, además, tú y tus órganos tenéis más energía vital. Eso es prácticamente lo mejor que le puede pasar a una economía: un crecimiento de manera ordenada y eficiente. Los expertos están de acuerdo en que, por el momento, tenemos dos maneras de hacer que tu mitocondria se replique: ayuno y ejercicio. Cuando estamos haciendo ejercicio de manera sostenida, existe una mayor demanda de energía y una mayor producción de radicales libres, así que tu mitocondria da la señal de que es momento de crear más fábricas para disponer de más energía. ¿De dónde sacan la inversión para establecer nuevas fábricas? ¿Piden un préstamo al banco? No, toman esa energía de tus depósitos de grasa.

Superhéroes: Batman y Robin unen sus fuerzas

Sabemos que las catequinas del té verde ayudan a reparar los microvasos sanguíneos del cerebro, mejorando la salud cardiovascular, pero también tienen potentes efectos antiinflamatorios y antioxidantes. Potencialmente, tienen propiedades anti-beta-amiloide y anti-fosforilado Tau, con efectos neuroprotectores sobre el alzhéimer, párkinson y enfermedad de Huntington.[37] La principal y más potente catequina del té verde es la EGCG.

En un estudio realizado en ratones con alzhéimer tardío humano, se establecieron tres grupos: el de control, sin ningún tratamiento; el segundo grupo, tratado con urolitina A, y el tercer grupo, con una mezcla de urolitina A más EGCG. El estudio duró cuatro meses. Se midieron todos los parámetros mitocondriales e inflamatorios y la acumulación de AB.

El resultado arrojó que el grupo que recibió urolitina mejoró, pero el tratado con urolitina y té verde, nuestros Batman y Robin, tuvo una mejoría aún más pronunciada. Por primera vez, un estudio con ratones con alzhéimer de aparición tardía demostró:

- Mejoras en los deterioros del comportamiento.
- Actividad mitocondrial y sináptica mejorada, mitofagia/autofagia mejorada y aumento de formaciones mitofagosómicas.
- Actividades dendríticas.

Estas consecuencias positivas se produjeron debido a múltiples factores, incluidos los efectos antiamiloide, antiinflamatorio, antioxidante, antienvejecimiento, aumento del brote sináptico y propiedades mejoradas de mitofagia y autofagia de la urolitina A y EGCG. En general, las observaciones del estudio sugieren firmemente que el tratamiento combinado de urolitina A + EGCG es un enfoque prometedor para tratar a sujetos con deterioro cognitivo leve y a pacientes con alzhéimer temprano.

Consejo: puedes comprar urolitina A y añadirla a tu té matcha o verde.

En resumen, ¿cómo manejar las necesidades energéticas?

- **Lo más importante:** hacer deporte, tener un estilo de vida activo, subir frecuencia cardiaca y hacer ejercicios de fuerza. Como seguramente ya te quedó claro, no hay posibilidad de tener un cerebro sano sin actividad física.

- **Te sugiero:** que lleves un patrón de alimentación restringida en el tiempo. Recomiendo una ventana diaria de ayuno de 12-16 horas. Aunque puedes adaptarlo a lo que mejor se ajuste a tu cultura y estilo de vida. Hemos visto que comer preferentemente en la primera parte del día reduce los niveles de glucosa en ayunas, lo que es, junto con los triglicéridos, el marcador más importante para predecir la demencia. Si puedes, intenta comer durante el día y ayunar por la noche. No se deben hacer más de tres comidas al día, hay que eliminar meriendas y comer alimentos naturales con una carga glicémica baja.

- **Los superhéroes:** té verde, cacao, arándanos, sauna y luz infrarroja (atardecer y amanecer).

- **Suplemento:** de 5 a 10 gramos de creatina monohidratada.

II. EQUIPO DE LIMPIEZA

ELIMINACIÓN DE TOXICIDAD Y SISTEMA DE DRENAJE

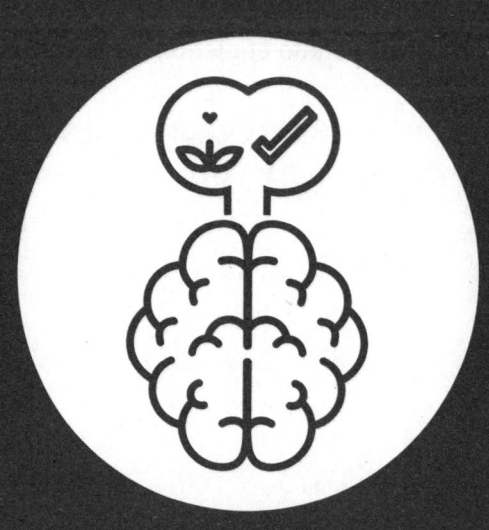

El sistema de electricidad ya está funcionado a tope, hemos contratado mano de obra ágil y eficaz. Ahora estamos frente a la vivienda: una casa oscura, sin luz, oxidada, con materiales antiguos y llena de hongos. El sistema de drenaje dejó de funcionar hace años, por lo que el olor y la humedad han hecho de la casa un lugar inhabitable. El arquitecto y tú os armáis de valentía para entrar, abrir las ventanas y dejar correr el aire. El arquitecto diseña un plan. Primero, contratar un equipo de limpieza, que entrará con máquinas que ya se pueden enchufar a la red eléctrica para eliminar los restos oxidados y tirar todo lo viejo para, después, poder reconstruir con material de excelente calidad —eso será en el próximo capítulo—. Una vez que hayamos eliminado e identificado los materiales tóxicos y viejos, vamos a procurar dar mantenimiento para que no se vuelva a acumular. Y el paso número 3 será reconstruir el sistema de drenaje, para que el flujo de agua limpia sea constante y los desechos tóxicos se puedan eliminar de manera eficiente. ¡Manos a la obra!

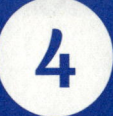
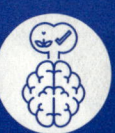
Todos los tejidos vivos respiran. El oxígeno es utilizado en el organismo para oxidar los nutrientes y así obtener energía. Estas reacciones oxidativas, como ya sabes, tienen lugar en la mitocondria, las plantas productoras de energía. Cada célula tiene varios centenares. Cuando las mitocondrias funcionan correctamente, hay un flujo de electrones desde los nutrientes hasta el oxígeno para formar agua y ATP, la moneda energética de tu cuerpo.

En el transcurso de la combustión se generan desechos tóxicos. Imagina que la mitocondria está llena de fábricas y el proceso de combustión produce contaminantes medioambientales, como una ciudad industrial con chimeneas que exhalan humo. Esos contaminantes medioambientales que se producen por la quema de combustible se llaman radicales libres. Estos radicales libres deben ser neutralizados rápidamente, ya que permitir que ronden plácidamente afectaría a los lípidos, las proteínas y los ácidos nucleicos, lo que generaría daño sistémico e inflamación. Son como bolas calientes que pasan de un lugar a otro, hasta que un antioxidante o un conjunto de enzimas antioxidantes los neutralizan. Ya sea por un exceso de estos radicales libres, un fallo en los sistemas antioxidantes endógenos —los que produce tu cuerpo—, una falta de antioxidantes que incorporas con los alimentos o el paso del tiempo, la eficacia de esta neutralización de los radicales libres cae en declive exponencialmente y se produce la disfunción e, incluso, la muerte celular.

Esta teoría del estrés oxidativo se ha descrito como una parte importante del deterioro estructural y funcional de nuestro cerebro y, por lo tanto, del declive cognitivo que se produce con la edad. Hay que tener en cuenta que, en la medida en que los seres humanos aumentamos nuestra expectativa de vida, los trastornos degenerativos van en paralelo. La triste realidad es que todo lo que necesitamos para llegar a estar seniles es vivir lo suficiente. El paso del tiempo es despiadado con el cerebro, por lo que tenemos que plantear un buen frente de batalla con gran cantidad de antioxidantes cerebrales.

◆ Los radicales libres

Durante más de dos décadas y media, numerosos estudios han dado luz a la relación que existe entre la enfermedad, el envejecimiento y los radicales libes. Estos radicales, ya sean especies reactivas de oxígeno o de nitrógeno, se caracterizan por ser altamente reactivos por la falta de un electrón. Se generan dentro y fuera del cuerpo.[1] De manera endógena, se producen a través de procesos metabólicos y funciones inmunológicas. Cada vez que se utiliza combustible en tu fábrica, se genera contaminación medioambiental. Y de manera exógena, se producen por la radiación o debido a contaminantes medioambientales.[2]

Se piensa que estas pequeñas bolas de fuego son como malhechores que atacan tu cuerpo, pero la realidad es que tienen una naturaleza dual. Por una parte, son absolutamente necesarios para ciertas funciones de la célula, por ejemplo, en el caso del óxido nítrico, una especie reactiva de nitrógeno. Es una molécula que señaliza la vasodilatación y neurotransmisión, similar a la producción de especies reactivas de oxígeno por parte del sistema inmune, y esencial para la destrucción de patógenos.[3] Así que malos, lo que se dice malos, no son. El problema viene cuando hay un desequilibrio entre los radicales libres y los sistemas antioxidantes endógenos y exógenos. Los endógenos son producidos dentro de tu cuerpo y los exógenos provienen de los alimentos. Cuando la producción de radicales libres sobrepasa tus defensas, esto lleva a un proceso llamado estrés oxidativo. Esta situación te ocasiona muchos problemas, afectando la integridad de tus membranas celulares, generando disfunción en la mitocondria, dañando tu ADN y desestabilizándolo prácticamente todo en tu cuerpo. Dicho de una manera sencilla: si hay un poco de suciedad, no lo notas, pero si dejas de limpiar un mes, te enteras.

Un artículo publicado en enero de 2025[4] aborda el estudiado papel de los radicales libres en todas las enfermedades degenerativas, desde diabetes hasta cáncer, problemas cardiovasculares y, lo que ahora nos compete, enfermedades neurodegenerativas. El rol que desempeñan en el alzhéimer, la esclerosis lateral amiotrófica y el párkinson está claramente definido.[5] En los cerebros neurodegenerados, la producción excesiva de especies reactivas de oxígeno y de nitrógeno daña las neuronas y resulta en neuroinflamación. Por otro lado, se entra en un círculo vicioso, ya que la misma neuroinflamación, o sea, la activación de tu sistema inmunológico como resultado de esta contaminación medioambiental, genera radicales libres (las batallas son sucias...).

Se ha demostrado que cuando se activan los astrocitos, que son las células que dan soporte a tus neuronas, sintetizan y disparan glutatión —un potente antioxidante— para proteger a las neuronas. De hecho, los astrocitos son los grandes productores de glutatión, y se han observado bajos niveles de glutatión neuronal alrededor de placas amiloides, lo que acelera aún más el declive del cerebro.[6] En pocas palabras: una amplia contaminación medioambiental activa tu sistema inmune, este dispara, se inicia la batalla, se genera aún más contaminación medioambiental..., y tu cerebro arde en llamas.

Diferentes estudios han demostrado que la reducción del glutatión está fuertemente ligada al envejecimiento y al avance degenerativo del cerebro.

LA CONTAMINACIÓN Y SUS CONSECUENCIAS

FUENTES EXÓGENAS

- Respiración mitocondrial
- Reacciones enzimáticas
- Activación de la inmunidad celular

FUENTES ENDÓGENAS

- Radiación ultravioleta
- Radiación ionizante
- Humo del tabaco
- Polución
- Productos químicos

RADICALES LIBRES

Tipos de oxígeno reactivo

- Radical superóxido
- Radical hidroxilo
- Radical superóxido

Tipos de nitrógeno reactivo

- Óxido nítrico
- Dióxido de nitrógeno

MECANISMO DE DAÑO CELULAR

- Daño del ADN
- Oxidación de proteínas
- Peroxidación de lípidos

◆ Los antioxidantes

El cuerpo ha desarrollado complejos mecanismos de defensa antioxidantes para mitigar el daño causado por los radicales libres. En un frente tenemos el equipo enzimático de antioxidantes, con la superóxido dismutasa (SOD), la catalasa y la glutatión peroxidasa, que desempeñan un papel fundamental en la neutralización de ROS. La SOD cataliza la dismutación del superóxido en oxígeno y peróxido de hidrógeno, que luego se descompone en agua y oxígeno por la catalasa y la glutatión peroxidasa. Son muchas palabras complicadas, pero tú quédate con que son un equipo de superhéroes donde primero la SOD recibe la bola caliente para después pasársela a la catalasa y la glutatión peroxidasa, que ya terminan de neutralizarla y convertirla en agua. Estos sistemas neutralizan y eliminan los radicales libres antes de que se formen.

En el otro frente tenemos los antioxidantes no enzimáticos, incluidos las vitaminas C y E, glutatión y flavonoides, que eliminan los radicales libres donando electrones. La vitamina E, un antioxidante liposoluble, protege las membranas celulares de los lípidos, mientras que la vitamina C, un antioxidante soluble en agua, puede regenerar la vitamina E a partir de su forma oxidada y eliminar varios ROS.

◆ El caso trágico de tu cerebro

Como ya he dicho varias veces, el cerebro utiliza entre el 20-25 % de tu energía, y está formado por más de 86.000 millones de neuronas y entre 250.000 y 300.000 millones de células gliales, que consumen más del 20 % del oxígeno basal total. Ya sabemos que es el Manhattan de Estados Unidos, la gran metrópolis, lleno de neuronas y de miles y millones de reacciones eléctricas, invadido de mitocondrias hambrientas. Por desgracia, el cerebro es, sin duda, el gran perdedor en la batalla contra los radicales libres. De hecho, Cobley y otros investigadores[7] destacan trece razones por las que el cerebro es más susceptible al daño de los radicales libres. Seguidamente te relaciono las más importantes.

Primero, a más mitocondrias, más radicales libes, por lo que podríamos decir que el cerebro es el órgano con mayor estrés oxidativo. Punto malo para el cerebro. Además, por alguna razón que aún no se entiende, el cerebro tiene una capacidad antioxidante mucho menor que el resto del cuerpo.[8] Se encuentra bastante desprotegido. Otro punto menos. Además, tiene una baja capacidad de reparación, una naturaleza no replicativa de las neuronas y, por si fuera poco, sabemos que el 60 % del cerebro es grasa, y estas grasas insaturadas son altamente sensibles a la oxidación. La peroxidación lipídica es una reacción donde, con tan solo un radical libre, se inicia una cascada oxidativa que genera destrucción masiva.[9] Otro punto menos. Claramente, tu cerebro, comparado con otros órganos, tiene perdida la batalla, por lo que la relación entre el estrés oxidativo, el daño neuronal y el declive cognitivo es claro y evidente.

Si deseas profundizar, aquí te dejo algunos artículos interesantes de la relación entre los radicales libres y la enfermedad de Alzheimer (EA), la enfermedad de Parkinson (EP), la esclerosis lateral amiotrófica (ELA), los trastornos cerebrovasculares, los trastornos psiquiátricos y otras enfermedades neurodegenerativas.[10, 11, 12] También sabemos que el estrés oxidativo genera disfunción mitocondrial y aumenta la producción de beta-amiloide y proteína Tau. Si no intervienes, sin duda el paso del tiempo hará que la batalla esté perdida. Por eso mismo voy a presentarte a tu equipo de limpieza y a darte consejos para mantenerlo en forma. Mantener una casa limpia no es fácil, lo sé, pero vale la pena.

> El sistema de limpieza pelea en dos frentes: las enzimas, como superóxido dismutasa, catalasa, y glutatión peroxidasa; y los antioxidantes donantes de electrones, como glutatión, vitamina C, vitamina E y polifenoles. ¿Sabías que el cerebro tiene 50 veces menos catalasa que las células del hígado y un 50 % menos glutatión comparado con todas las células del cuerpo?

Primera línea de defensa: superóxido dismutasa (SOD)

La enzima superóxido dismutasa (SOD) es la primera defensa antioxidante de tu cuerpo y tus células, la primera en tomar la bola caliente y sacrificarse para pasarla a los dos siguientes. Es uno de los antioxidantes más eficaces que ha creado la naturaleza; está presente en todas las plantas para defenderse de sus adversarios. Muchos estudios han demostrado su poder contra el cáncer, enfermedades de la piel, el envejecimiento, fibrosis, diabetes, isquemia, patologías antiinflamatorias, artritis reumatoide y, claro, enfermedades neurodegenerativas. Aquí el resumen.[13]

¿Qué se necesita para la producción de SOD?
Cobre, zinc y manganeso.

¿Dónde se encuentran los elementos para producir SOD?

- Zinc: carne y mariscos.
- Cobre: mariscos y legumbres.
- Manganeso: piñones y mejillones (en rima, para que no se te olvide).

¿Se obtiene SOD directamente de los alimentos?
Sí, aunque su biodisponibilidad es baja. Lo encuentras en las crucíferas, sobre todo en coles, coles de Bruselas y brócoli.

¿Puedes suplementarla?
Sí. Después de estudiarlo mucho, parece ser que la fórmula con mayor disponibilidad y mayor evidencia científica es TetraSOD®, un ingrediente marino (microalga marina *Tetraselmis chuii*) que se cultiva con tecnología protegida por patente. Acumula treinta veces más actividad SOD que cualquier otra cepa de fitoplancton marino en el mercado actual (30.000 UI/g). TetraSOD® es la fuente de SOD más concentrada en el mercado, con eficacia científicamente demostrada en la activación de la vía de respuesta antioxidante en células humanas.[14]

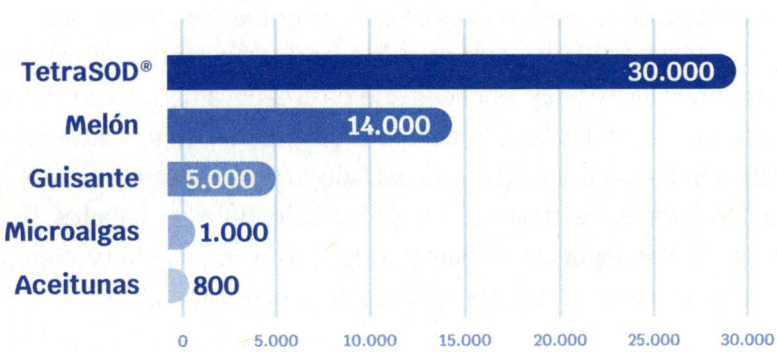

Actividad SOD (microgramos en seco)

TetraSOD®	30.000
Melón	14.000
Guisante	5.000
Microalgas	1.000
Aceitunas	800

0 — 5.000 — 10.000 — 15.000 — 20.000 — 25.000 — 30.000

Segunda línea de defensa: catalasa y glutatión peroxidasa

Una vez que la SOD lo transforma en peróxido de hidrógeno (H_2O_2), la catalasa y la glutatión peroxidasa toman la bola caliente y lo destruyen. Estas enzimas protegen a las células del daño generado por el hidrógeno y los peróxidos lipídicos. La catalasa es el antioxidante más abundante en el hígado.

¿Qué se necesita para su producción?

Hierro en la catalasa; y selenio en la glutatión peroxidasa.

¿Dónde se encuentran los elementos para producir catalasa y glutatión peroxidasa?

- Hierro: carne, mariscos y legumbres (acompañar con la vitamina C de verduras crudas).
- Selenio: nueces de Brasil.

¿Se puede suplementar?

Si hablamos de la catalasa, su principal desventaja es que tiene una estabilidad muy baja cuando se administra (vida media de 6-10 min), por lo que no sirve de mucho. Y la glutatión peroxidasa dependerá en gran parte de tus niveles y tu producción de glutatión. Lo veremos más adelante.

Otros antioxidantes endógenos:

- Ácido úrico
- NADPH y NADH
- Bilirrubina
- Coenzima Q10

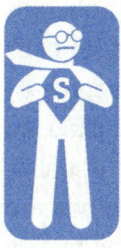

Superhéroe: la coenzima Q10

La coenzima Q10 es una coenzima y un antioxidante que produce tu cuerpo. Tiene un papel importante en la producción de energía dentro de la mitocondria. Es un potente antioxidante mitocondrial; los niveles más altos se encuentran en el hígado, los riñones, el corazón y el páncreas. Protege a las células del estrés oxidativo.

¿Qué reduce la producción de la coenzima Q10?

- Defectos genéticos
- La edad
- Disfunción mitocondrial
- Estrés oxidativo
- Consumo de estatinas

Varios estudios han demostrado que niveles bajos de este antioxidante en la sangre están asociados con:[15]

- Incremento de neurotoxicidad y acumulación de proteínas tóxicas en el cerebro.
- Problemas neurodegenerativos.
- Pérdida de función cognitiva.
- Fatiga crónica.
- Fibromialgia.

Una investigación muy interesante de la Universidad de Oxford demostró que aquellas personas que tenían niveles más altos de coenzima Q10 en sangre ofrecían los resultados más altos en todos los parámetros físicos, nutricionales y cognitivos.[16] Estudios previos en animales ya habían demostrado que a más coenzima Q10, menos estrés oxidativo y menos problemas neurodegenerativos. Otro estudio de Kure y otros investigadores en adultos mayores con problemas cardiovasculares percibió un peor rendimiento cognitivo y funciones ejecutivas en aquellas personas con niveles bajos de coenzima Q10. Y un estudio en Japón encontró una asociación inversa entre este antioxidante y la demencia: a niveles más bajos, más demencia.

Atención: las estatinas inhiben la producción y el funcionamiento de la coenzima Q10; si estás tomando estos medicamentos, tienes que suplementar.

¿Qué podemos hacer?

La mejor estrategia a día de hoy es el deporte.[17] Al parecer, la sinergia del estrés oxidativo del deporte más este antioxidante tiene potentes efectos neuroprotectores. Niveles altos están asociados con mejor rendimiento físico y cognitivo.[18] Aquellas personas que hacían deporte tenían niveles más altos de coenzima Q10.

Y hay que seguir una dieta saludable. Ciertos alimentos contienen cantidades mínimas de este antioxidante; sin embargo, la biodisponibilidad es baja. Se recomienda tener niveles suficientes de nutrientes como complejo vitamínico B, vitamina C y aminoácidos. En un estudio sobre diferentes tipos de dietas, uno de los competidores era la dieta mediterránea más coenzima Q10. Al terminar el estudio, esta dupla fue la más efectiva para reducir el estrés oxidativo y prevenir enfermedades neurodegenerativas.[19]

¿Conviene suplementar?

Creo que es una buena idea. Aunque los estudios demuestran que la biodisponibilidad dentro del cerebro es muy baja, es muy probable que la manera en que funcione sea a través de una ruta alternativa que aún no se ha descubierto. No sabemos cómo, pero sí que protege el endotelio neurovascular,[20] reduce el estrés oxidativo[21] y protege contra el declive mental. La conclusión del estudio de Oxford es que, probablemente, la coenzima Q10 logra esto manteniendo la salud de la barrera hematoencefálica. ¿Qué dosis está indicada? La revisión sistemática más actualizada nos recomienda 300-400 mg al día. Puedes probar durante tres meses.[22]

Tercera línea de defensa: el sistema del glutatión

El antioxidante no enzimático más importante del cuerpo es el glutatión. Es, sin duda, el equipo de limpieza de élite. Un tripéptido formado por tres aminoácidos: cisteína, glutamato y glicina. Es el antioxidante más abundante en el cerebro y forma parte del gran sistema antioxidante del glutatión. Este antioxidante protege las células contra el estrés oxidativo y la contaminación y también es un arma importante del sistema inmunológico. El 99 % se encuentra en su forma reducida, o sea, va por tu cuerpo donando electrones para tranquilizar a los radicales libres. Cuando pasas por un proceso vírico o bacteriano, el cuerpo utiliza gran cantidad de glutatión. En combinación con la glutatión peroxidasa, la vitamina C, la E y el selenio, forman el equipo antioxidante del cerebro.

Cómo producir glutatión

Para ello necesitas los aminoácidos base, los precursores de glutatión, como la cisteína y la glicina, que ayudan a producirlo. La soja y sus derivados son la mejor fuente de cisteína, y la glicina la encuentras en alimentos de origen animal.

Consume vitamina C de frutas y verduras. Sabemos que la vitamina C contribuye a la conversión de glutatión de su versión oxidada a su versión reducida: o sea, de la que ya donó electrones a la cargada otra vez con electrones.[23] Un estudio demostró que 500-100 mg de vitamina C durante trece semanas incrementaron en un 18 % el glutatión en los glóbulos blancos. En otro estudio, 500 mg lograron un incremento de un 47 % en glóbulos rojos. Y por último, 500 mg al día en fumadores incrementaron en un 50 % el glutatión en los glóbulos rojos.

Otro elemento productor es el selenio, presente en las nueces de Brasil. Un puñado cuatro veces por semana basta. O, si no, suplementar. El selenio es un cofactor necesario para producir glutatión: como mínimo, necesitas 55 mcg todos los días. Un estudio reflejó que con 200 mcg al día durante tres meses, los niveles de glutatión peroxidasa se incrementan significativamente.[24] El cardo mariano, por su compuesto silimarina, la proteína de whey suero de leche y la cúrcuma son otros elementos que deben considerarse, así como consumir alimentos altos en azufre como ajo, cebolla y crucíferas. También existe la opción de activar el Nrf2 (explico más abajo lo que es).

Por otro lado, está la taurina: estudios recientes han demostrado que este aminoácido protege contra el estrés oxidativo, incrementando los niveles de glutatión[25] y de SOD.[26] La explicación podría ser que la cisteína es precursora de las dos sustancias, el glutatión y la taurina, con lo que, si damos taurina, la cisteína puede desviarse hacia el glutatión. La dosis que se utiliza en la mayoría de los estudios es 1,5 g. Entre los alimentos altos en taurina destacan la carne roja, el pavo, el pollo, el salmón y las vieiras. En el pavo y el pollo, la carne oscura es la que contiene la taurina; la pechuga tiene concentraciones muy bajas, por ello es mejor el muslo. A más oscuro, más taurina. Estos alimentos también son altos en cisteína.

Hacer deporte, al ser oxidativo, hará que el cuerpo produzca más glutatión. Una mezcla de cardio y pesas parece ser lo más efectivo para incrementar el glutatión.[27] Por el contrario, el insomnio baja los niveles.

¿Dónde estás tú?

Una enzima hepática de especial importancia es la GGT ya que está involucrada en el ciclo del glutatión.[28] Tiene un papel importante en la detoxificación del alcohol, los medicamentos, los pesticidas, los metales pesados y las dioxinas. El incremento en los niveles de GGT se observa en condiciones inflamatorias, en la progresión de diversos tumores[29] y en procesos de estrés oxidativo y detoxificación que requieren la producción de glutatión. De hecho, en enfermos con párkinson hay un incremento en la GGT en las células dopaminérgicas como consecuencia del agotamiento del glutatión[30].

Se ha comprobado un incremento de la GGT en la población cuando aumenta la toxicidad medioambiental.[31] El rango «normal» es de 5 a 40 U/L, sin embargo, numerosos estudios han demostrado que niveles por encima de 17 U/L están asociados con hipertensión, estrés oxidativo, inflamación y problemas metabólicos. El estudio MESA confirmó que aquellos con un GGT de menos de 24,5 U/L —el valor de corte más bajo utilizado— tenían menor riesgo de enfermedad metabólica con niveles significativamente más bajos de glucosa en ayunas (85 mg/dL), insulina en ayunas (3,8 U/L), colesterol LDL (114,1 mg/dL) y triglicéridos (94 mg/dL), y el colesterol HDL más alto (56,7 mg/dL).[32]

Una revisión del Estudio de Descendencia de Framingham reveló que la morbilidad y la mortalidad eran dos veces mayores en aquellos pacientes con niveles basales de GGT superiores a 16 U/L para los hombres y 9 U/L para las mujeres.

Se observan elevaciones de GGT asociadas con enfermedades crónicas, el consumo excesivo de alcohol, el de carne y la falta de alimentos de origen vegetal.

Al analizar la asociación entre la GGT y factores dietéticos, el estudio CARDIA (Desarrollo del Riesgo de Arteria Coronaria en Adultos Jóvenes) observó:

- Una relación entre la GGT y la carne, el hierro hemo —presente sobre todo en la sangre y en tejidos animales— y el alcohol.
- Menos presencia de GGT en la dieta con alimentos de origen vegetal (fruta, cereales integrales, frutos secos), y también, aunque en menor medida, con aves, pescado, café y sacarosa.
- Menos niveles con nutrientes consumidos en forma de alimentos (betacaroteno, vitamina C, fibra, folato), pero más GGT cuando estos nutrientes se consumieron en forma de suplemento aislado.

Como ves, deberías conocer tus niveles de GGT.

¿Debo tomar suplementos?

Es difícil contestar esta pregunta. Creo que, a día de hoy, no contamos con suficientes evidencias científicas para afirmar con rotundidad qué es lo más efectivo. El debate es intenso. Al parecer funciona el NAC (N-acetilcisteína), un aminoácido precursor del glutatión. La glicina o el glutatión reducido en versión liposomal podrían, repito, podrían, ser una opción. Yo primero haría deporte, dormiría bien, tomaría los aminoácidos, suplementaría con vitamina C e intentaría activar el Nrf2. Para situaciones puntuales como exceso de consumo de alcohol, procesos víricos y bacterianos, suplementaría con 500 mg de NAC, 250-500 mg de glutatión reducido liposomal y 1 g de glicina.

◆ **Potentes neuroantioxidantes dietéticos**[33]

- **Vitamina C.** ¿Sabías que la mayor concentración de vitamina C se encuentra en el cerebro? Va amablemente donando electrones, protegiendo a otros antioxidantes y devolviéndoles su poder antioxidante. Tu casa, sin vitamina C, se oxidará rápidamente. Entre los alimentos ricos en vitamina C están los pimientos, los cítricos, la papaya, el mango, la acerola, el camu camu… Todos contienen esa vitamina. ¿Cómo saber cuándo un alimento es alto en vitamina C? Pues dependiendo de lo que dure en tu cocina sin oxidarse. Un plátano sin piel se oxida rápidamente, por lo que su contenido en vitamina C es muy pobre, mientras que la piel de una manzana dura bastante, ya que su contenido en vitamina C es alto. Quítale la piel y esa manzana en 10 minutos está oxidada. Ahí no hay vitamina C.
- **Vitamina E.** Tanto la vitamina C como la vitamina E están asociadas con un menor declive cognitivo, menos oxidación y bajo riesgo de progresión de alzhéimer. Entre los alimentos ricos en vitamina E están las semillas de girasol, las almendras, las nueces y los piñones.
- **Lignanos.** Estos metabolitos secundarios con una gran actividad antioxidante se encuentran en las semillas de lino y de sésamo, el brócoli, los anacardos y las coles de Bruselas.
- **Luteína.** Este pigmento carotenoide está presente en las espinacas, el kale (col rizada), el perejil y los pistachos, entre otros.
- **Quercetina.** Este otro pigmento se halla en la manzana, las alcaparras, la cebolla, el eneldo, el orégano y el chile.
- **Resveratrol.** Uvas y frutos rojos son alimentos ricos en este potente antioxidante.
- **Betacaroteno.** Este pigmento se localiza, entre otros, en el boniato, la zanahoria, la calabaza, la espinaca y el tomate.

Superhéroe: la astaxantina

Otro suplemento con un alto grado de aprobación y evidencia científica es la astaxantina. A lo mejor compite con la creatinina y la dieta mediterránea. Si hablamos exclusivamente de neurodegeneración, este potente antioxidante de la familia de los carotenos parece ser más potente incluso que la vitamina E. Y dentro de la familia de los carotenos, es el que cruza de manera más eficiente la barrera hematoencefálica. De manera natural lo encontramos en el color rosa o naranja del salmón salvaje, los langostinos, el kril y la langosta. De hecho, el salmón salvaje, al comer kril, absorbe su antioxidante y se tiñe de naranja. Sus beneficios en el frente de la lucha antidegenerativa son que ayuda a proteger las barreras del cerebro, protege contra radicales libres, previene la oxidación de las grasas, reduce el daño neuronal, y baja la neuroinflamación.

◆ ¿Qué demonios es el Nrf2?

El Nrf2 es el factor de transcripción que regula la expresión de casi 200 genes relacionados con funciones antioxidantes, antiinflamatorias y de detoxificación. Digamos que es el director de tu sistema de limpieza: cuando él levanta la mano, todos se ponen a trabajar. Es un jefe de sección extremadamente ordenado, con mano dura e intransigente. Si algún malhechor enciende la bola caliente (radicales libres), se desata la batalla inmunológica o tienes un exceso de compuestos o actividades que generan estrés hormético, el director saca su varita mágica y desencadena una cascada de procesos antioxidantes. Vamos, que pone a todos a trabajar sin descanso. El Nrf2 se encuentra de manera abundante en el cerebro humano, sobre todo en la microglía (sistema inmune) y en los astrocitos (soporte neuronal). Se han observado niveles de bajos de Nrf2 en cerebros con alzhéimer y en ratones de laboratorio: a mayor acumulación de proteína beta-amiloide, mayor reducción de Nrf2. Puede ser que, con el tiempo y el avance de la enfermedad, el sistema de limpieza, con su director a la cabeza, se den por vencidos y se retiren. Como ya sabes, el bizcocho de toda enfermedad psiquiátrica, neuro-degenerativa y del neurodesarrollo contiene una taza de infla-mación, dos de oxidación y, como verás en el siguiente capítulo, una de toxicidad. Por lo mismo, activar el Nrf2 ha sido propuesto como una estrategia clave para el tratamiento de enfermedades como alzhéimer, tumores cerebrales, disfunciones del sistema nervíoso central y párkinson.[34]

Para lo que nos compete en esta parte, el Nrf2 enciende toda la maquinaria antioxidante, desde las enzimas, el gluta-tión y muchas otras proteínas. Como sabes, el mismo proceso de envejecimiento enciende el combo inflamaoxidativo, y ya que nuestra estrategia es la prevención, el Nrf2 se presenta como la mejor opción.

¿Cómo despertar a ese director del servicio de limpieza? Por-que él se queda dormido si no sometes tu cuerpo a estresores moderados de manera aguda. Vamos, que le gusta que lo traten un poquito mal. La comodidad y estar calentito bajo una manta con abundante comida son sus peores enemigos: le gustan bas-tante el ejercicio y la disciplina militar.

◆ ¿Por dónde comenzamos?

Como ya apunté con anterioridad, el estrés agudo de bajo grado, o estrés hormético, estimula una respuesta favorable y adapta-tiva. Cuando te expones a un estrés agudo, se produce un aviso que activa diferentes rutas que mandan señales a tu mitocon-dria, tus genes, tus células y tu microbiota, advirtiendo que vie-nen tiempos difíciles y que tienen que volverse más resistentes, fuertes y ponerse en forma para poder sobrevivir. ¡La supervi-vencia del más fuerte!

Yo prefiero usar una definición más práctica de esta ley na-tural que acuñó Nietzsche y que luego utilizó la cantante Kelly Clarkson para dar título a una de sus canciones: «Lo que no te mata te hace más fuerte». Las plantas ilustran muy bien este principio. Aquellas que crecen expuestas a un estrés leve pero persistente no son las plantas débiles que tal vez te imaginas. De hecho, empiezan a producir una mayor cantidad de compuestos xenohorméticos, que son moléculas que las protegen contra el efecto destructivo del medioambiente y los predadores. Por ejemplo, el resveratrol presente en las uvas, la melatonina y cualquier otro antioxidante que te venga a la mente protegen a las plantas, y cuando los consumes te generan un pequeño estrés que activa rutas de longevidad en tu cuerpo, potenciando así tu salud. Te pregunto: ¿qué crees que es mejor para ti, una frambuesa salvaje o una de invernadero? Así es, la salvaje es más fuerte y también mejor para ti.

David Sinclair, profesor de genética en la Facultad de Medicina de Harvard, líder en las investigaciones en el mundo del *healthy aging*, del envejecimiento saludable, se refiere a la hormesis como «un estado de adversidad percibida», no suficientemente retador como para causar daño, pero adecuado para que tus células estén bajo la impresión de que vienen tiempos duros y de que tienen que ser más resilientes. Un poco de estrés activa los genes y circuitos de la longevidad, inhibe la proteína mTOR y las rutas del envejecimiento ligadas a la insulina, haciendo que las células entren en modo de supervivencia y comience la autofagia. En pocas palabras, tu director de limpieza se pone las pilas y manda a todos a trabajar de manera eficiente. Algunos consejos prácticos para experimentar estrés hormético son:

- Levantar peso.
- Tomar una sauna normal o de infrarrojos.
- Bañarte en agua helada (o una ducha fría de 30 segundos).
- Practicar deporte.
- Hacer ayuno o una alimentación restringida en el tiempo.
- Cambios de temperatura frío-calor.
- Cámara hiperbárica.
- Terapia de ozono.

Superhéroe: los fitoquímicos

¿Sabías que ciertos compuestos de las plantas tienen una función hormética en el cuerpo, por lo que son grandes activadores de Nrf2? Consumir plantas salvajes en vez de las variedades cultivadas es mejor. Piensa que, por ejemplo, una frambuesa salvaje, al estar expuesta a estresores como el sol, tormentas, bichos y demás adversidades, tiene que ser más resistente y genera más compuestos que la protegen, los famosísimos polifenoles. Existen infinidad de estudios que explican cómo ciertos compuestos que vienen del reino vegetal activan Nrf2, aumentan SOD, catalasa y glutatión, por lo que ayudan a prevenir la neurodegeneración,[35] reducen la neuroinflamación[36] y previenen patologías como el alzhéimer.[37]

Estos compuestos son las purpurinas a las que me refería en mi libro anterior, *Apaga tu cuerpo en llamas en 30 días*. Las denominé así porque imagino que cuando consumes alimentos del reino vegetal que brillan, los polifenoles entran en tu cuerpo como una cascada de purpurinas de todos colores que apagan las llamas de la inflamación y la contaminación de la oxidación. Estas purpurinas son los llamados polifenoles.

Aquí tienes un recuento de los equipos participantes en esta copa del mundo de los antioxidantes con sus jugadores. El ganador de la copa, el alimento con mayor capacidad antioxidante —por su alto contenido en flavonoides, y de ahí se derivan todos sus beneficios a nivel cognitivo— es el cacao.

- Sulforafano: crucíferas y, sobre todo, brócoli con sus germinados.
- Antiocianinas: alimentos morados.
- Quercetina: cebolla, manzana y alcaparras.
- Curcumina: cúrcuma.
- Epigalocatequina 3 galato: té verde y té matcha.

- Naringenina: cítricos.
- Mangiferina: mango y papaya.
- Resveratrol: uvas moradas.
- Ácido clorogénico: café.
- Fitoestrógenos: soja y legumbres.
- Carnosol y ácido carnósico: romero.
- Isotiocianatos: moringa.
- Hidroxitirosol: aceite de oliva.
- Hesperetina: cítricos.
- D3D: crucíferas.

Superhéroe: los frutos rojos

Este artículo recopila[38] los beneficios de los frutos rojos en las funciones cognitivas. Los frutos rojos son altos en potentes antioxidantes como antiocianina y flavanoles. Los efectos más potentes vienen del color morado, que distingue a las antiocianinas, de ahí que los arándanos sean los más poderosos. Las antiocianinas se asocian con menos estrés oxidativo y una menor probabilidad de desarrollar enfermedades neurodegenerativas. El consumo de frutos rojos frescos, congelados, en suplementos o en polvo fomenta la neuroplasticidad y la producción de neurotransmisores y protege a las neuronas de todo tipo de ataques. El artículo recoge once investigaciones que exponen los beneficios sobre el organismo: una demuestra que mejora la función cognitiva; dos, la función psicomotora: nueve, el aprendizaje y la memoria, y seis, la función ejecutiva. Suena bien. ¿Te parece que hagamos una *mousse* de chocolate con frutos rojos?

Mousse para activar el Nrf2

- 3 aguacates
- 3 cucharas de cacao (depende que cuán intenso te guste)
- 120 g de crema de coco
- 3 dátiles

A la batidora. Adornar con frutos rojos y espolvorear con matcha.

Lo que oxida tu casa y cómo combatirlo

Especies reactivas de oxígeno (ROS)	Antioxidante
Radical hidroxilo	Vitamina C, glutatión, flavonoides y ácido lipoico.
Radical superóxido	Vitamina C, glutatión, flavonoides y SOD.
Peróxido de hidrógeno	Vitamina C, glutatión, betacaroteno, vitamina E, flavonoides y ácido lipoico.
Peroxidación lipídica	Betacaroteno, vitamina E, coenzima Q10, flavonoides y glutatión peroxidasa.

◆ Resumen sobre tu equipo de limpieza

■ Antioxidantes endógenos

- SOD (zinc, manganeso y cobre)
- Catalasa (hierro)
- Glutatión peroxidasa (selenio)
- Ácido úrico
- Bilirrubina
- Coenzima Q10

■ Antioxidantes endógenos

- Vitamina C (frutas y verduras)
- Vitamina E (grasa saludable)
- Glutatión peroxidasa (selenio)
- Betacarotenos y otros carotenoides como el licopeno, la luteína y la astaxantina
- Polifenoles (activan el Nrf2)

Sugerencia
Hazte un *smoothie* de calabaza (*pumpkin spice*)

Ayuda a preservar tu cerebro con carotenoides, ya que estos pigmentos vegetales de color amarillo anaranjado aportan numerosos beneficios para la salud (y están relacionados con un menor riesgo de demencia).

Ingredientes para dos personas:

- 1 taza de puré de calabaza
- ½ plátano
- 1 zanahoria pelada y picada
- ½ taza de yogur griego o kéfir
- ¼ taza de pipas de girasol
- ½ cucharadita de extracto puro de vainilla
- 1 cucharadita de especias (*pumpkin spice*); se puede sustituir por canela
- 1 cucharadita de cúrcuma (opcional)
- Una pizca de pimienta negra recién molida
- 4 cubitos de hielo
- ½ taza de agua fría

Preparación:
Coloca la calabaza, el plátano, la zanahoria, el yogur o el kéfir natural, las pipas de girasol, el jengibre, la vainilla, las especias, la cúrcuma en polvo, si se utiliza, y la pimienta en una batidora junto con los cubitos de hielo y el agua fría, y mezcla todo hasta obtener una mezcla homogénea. Reparte uniformemente en dos vasos y sirve inmediatamente.

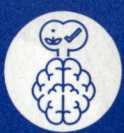
«Es mejor encender una vela que maldecir la oscuridad».
Proverbio chino

Imagina que viajamos juntos en una nave espacial, observando galaxias, y pasamos frente a un agujero negro. De repente, nos absorbe. Por supuesto, queremos escapar, pero desafortunadamente el agujero negro nos ha atrapado y, por más que intentemos salir, ya es demasiado tarde. En mis primeros tres libros logré esquivarlo hasta la siguiente galaxia. En el primero, era novata y pensaba que solo un zumo verde te iba a detoxificar. En el segundo, decidí pasar olímpicamente, y en el tercero, tras meditarlo durante meses, decidí no mencionarlo para no subirte el cortisol. En este cuarto, por desgracia, me resulta imposible no abordarlo, ya que, queramos o no, ya estamos dentro. El agujero negro es el elefante en la habitación del que nadie quiere hablar. Ese elefante, o sea, la toxicidad medioambiental, no es algo en lo que quiera insistir en exceso, ya que me produce un profundo sentimiento de tristeza y preocupación. No tanto por mí o por ti, sino por nuestros hijos. Pienso en mi hijo Berni, y me angustia el planeta que vamos a traspasar a las generaciones futuras, con los numerosos problemas a los que se habrán de enfrentar y, por desgracia, ya se enfrentan. No sé si viste la serie de Meryl Streep *Extrapolations*; presenta un futuro en el que los seres humanos seremos infértiles por la acumulación de plásticos y otros tóxicos.

Esa serie me marcó, ya que es muy real: la testosterona y la concentración y la calidad de los espermatozoides han caído a la mitad. En los últimos 50 años, los hombres han perdido el 51,6 % de los espermatozoides por eyaculación. Una tendencia que, a corto plazo, inquieta a las parejas que desean formar una familia. El debate se abrió cuando científicos de la Universidad Hebrea de Jerusalén publicaron un metaanálisis en la revista *Human Reproduction Update* comparando diversos registros espermáticos entre 1973 y 2018. Los participantes en esos estudios eran hombres sanos, procedentes de cincuenta y siete países y sin problemas previos de salud que pudieran condicionar su fertilidad. El equipo se centró en dos parámetros: la concentración espermática y el recuento total de espermatozoides.

Desde 1973, cuando comenzaron los primeros estudios, el número de espermatozoides ha pasado de 335,7 millones de espermatozoides por eyaculación a 126,6 millones en 2018. La concentración se ha desplomado: de 101 millones por cada mililitro en el primer año del que hay registros a 49 millones ya entrado este siglo. Lo más preocupante es que el ritmo de caída se acelera a medida que nos acercamos a la actualidad: si en los años 70 la concentración espermática disminuía a un ritmo anual del 1,1 6%, en el nuevo milenio la tendencia a la baja se acelera peligrosamente hasta el 2,6 4% en 2018.

Los autores del trabajo recalcan que ellos solo exponen la realidad numérica, no las causas de este declive. ¿Y dónde están esas causas? Nadie puede encontrar causalidad, pero sí correlación con los disruptores endocrinos —plásticos y químicos que los acompañan, como bisfenoles y ftalatos— y la obesidad.

¿Qué me hace albergar esperanzas? Que sí veo un cambio y un movimiento importante hacia un futuro diferente. Y que confío en ti, confío en que cuando leas todo esto tendrás la valentía de reflexionar y actuar. Lenta pero decisivamente. Esta parte no es para que entres en pánico, sino para inspirarte a entrar en acción. Actúa lo mejor que puedas y, de lo que no seas capaz, déjalo ir. Siempre es mejor hacer de lo que seamos capaces: quizá nunca habrá perfección, pero sí progreso.

◆ Toca entrar en la casa

Volvamos a la casa oscura y entremos con nuestros equipos de limpieza y la mano de obra. Debemos desmantelar lo viejo, eliminar los hongos, quitar lo oxidado y deteriorado para, en el siguiente capítulo, reconstruir el sistema de drenaje y para continuar reconstruyendo con neuronutrición. Este capítulo en el que nos encontramos no será fácil de leer; solo te pido que me des la oportunidad de exponer el caso y darte algunos consejos proactivos para mejorar la situación. A lo largo de mi carrera profesional me he dado cuenta de que existen dos tipos de personas: el grupo 1, cuando se le dice que algo está dañando su salud, se enfada, te dice «ahora toooooodo es malo» y se come una palmera de chocolate. Mientras que el grupo 2, que escucha con atención y al principio puede reaccionar bien o mal, acaba preguntando «¿qué puedo hacer?». Vamos a poner tu personalidad a prueba: ¿eres de las personas que huyen o de las que afrontan el problema?

◆ Dementógenos: nadando en el caldo del alzhéimer

Las tasas más altas de demencia se registran en Finlandia,[1] donde crecen exponencialmente. Esto ha llevado a analizar en profundidad qué está pasando en este país. En 2024 se publicó un informe que señalaba que, al parecer, los estudios anteriores eran conservadores y que la realidad es aún más aterradora. ¿Qué sucede en Finlandia? Al parecer confluye una mezcla de factores medioambientales que ha conformado la tormenta perfecta para la demencia. Las investigaciones sugieren que estos elementos hacen particularmente singular el caso de Finlandia:[2]

1. Un clima húmedo y frío que genera el hábitat perfecto para hongos y mohos dentro de las viviendas, que producen micotoxinas neurotóxicas.

2. El golfo de Finlandia, así como los lagos finlandeses, albergan cianobacterias que producen la neurotoxina beta-N-metilamino-L-alanina, conocida por causar demencia y trastornos relacionados.

3. Niveles altos de mercurio y metilmercurio en los lagos finlandeses.

4. El suelo en Finlandia es naturalmente bajo en selenio; la deficiencia de este elemento puede reducir la cantidad y la eficacia del glutatión para proteger contra las neurotoxinas.

Este no es un problema exclusivamente finlandés: la diferencia estriba en que allí se dieron las condiciones perfectas para hornear el mejor bizcocho del alzhéimer. Pero se trata de un fenómeno global: cada vez existe una mayor concentración y exposición a contaminantes medioambientales. Comemos peces bañados en mercurio, como el atún; comemos frutas y verduras rociadas con cientos de pesticidas; vivimos en casas antiguas que contienen todo tipo de moho; en ciudades contaminadas; quemamos velas de parafina que llenan nuestro aire de benceno y tolueno; nos echamos perfumes llenos de ftalatos; bebemos agua con millones de partículas de microplásticos y nos «marinamos» todos los días en cientos de químicos medioambientales. Bienvenidos al cóctel neurotóxico.

◆ ¿Qué son las neurotoxinas?

Son químicos que tienen un efecto negativo sobre el cerebro a lo largo de las diferentes etapas del desarrollo del sistema nervioso central. Estas sustancias van desde químicos industriales a pesticidas y medicamentos. El espectro es tan amplio y tan poco estudiado que es muy difícil establecer de manera concluyente el impacto que tiene cada uno de estos químicos en el cerebro. Pero, por ejemplo, entre 2006 y 2013 se descubrió una docena de químicos tóxicos para el cerebro, que se añadieron a la lista de aproximadamente 214 sustancias neurotóxicas.[3]

Es muy probable que desde 2014 esta lista se haya incrementado, ya que todos los días se introducen nuevos químicos a los que todos estamos expuestos. Una estimación reciente ha sugerido que hay alrededor de 30.000 sustancias químicas, de las que un 30 % tienen capacidad para dañar el cerebro.[4] Los científicos están constantemente monitoreando estos componentes y, en pruebas experimentales de laboratorio, alrededor de 1.000 han resultado ser neurotóxicos para animales, sugiriendo que potencialmente nosotros sufrimos el mismo efecto. Maffini y Neltner han identificado 300 químicos en nuestros alimentos que tienen un efecto negativo en el desarrollo del cerebro humano. Los pesticidas son el subgrupo más numeroso.[5]

Seguidamente voy a referirme a los que más me preocupan y sobre los que tenemos capacidad de control:

- Plásticos, ftalatos y PFAS, sustancias químicas eternas.
- Metales pesados.
- Contaminación medioambiental.

◆ El terrible mundo de los plásticos

Los microplásticos están en todas partes: en los alimentos que comemos, en el agua que bebemos e incluso en el aire que respiramos. Los seres humanos están expuestos a los microplásticos y nanoplásticos de diversas formas: por ingestión, inhalación y contacto con la piel. Las investigaciones muestran que estas partículas pueden acumularse en varios fluidos y tejidos corporales, incluidos la sangre, el endometrio, el corazón, el hígado, los pulmones, la placenta, el esputo y los testículos.[6] No fue hasta principios de 2025 cuando se publicó en *Nature Medicine*[7] la noticia de que la barrera hematoencefálica no nos protege contra los plásticos. El plástico ha alcanzado nuestro cerebro.

Los investigadores han descubierto que los cerebros de personas fallecidas en 2024 tenían un 50 % más de fragmentos de plástico que las muestras de cerebros de personas muertas en 2016.

Esto sugiere, según los autores, que las partículas de plástico se han ido acumulando crecientemente en el cerebro a medida que la producción de plástico se ha disparado en el mundo. También señalan que los cerebros de pacientes con demencia contenían muchos más microplásticos que los de personas sanas, y que las muestras cerebrales contenían concentraciones más altas que los riñones y el hígado. El plástico más encontrado fue el polipropileno, que se utiliza en bolsas de plástico, envases para alimentos y bebidas. En promedio, representó el 75 % del plástico total.

Hay voces que afirman que es demasiado pronto para sacar conclusiones. Claro, sigamos acumulando plásticos para ver si es cierto... Hoy, en nuestros cerebros, tenemos almacenada una cantidad equivalente a una cucharadita de plástico. O sea, un 5 % del peso de nuestro cerebro es plástico.[8] ¿Podemos decir con certeza absoluta que los plásticos están generando demencia? Hoy no, es imposible probar esa causalidad, ya que no podemos hacer estudios controlados, inyectar microplásticos en el cerebro de humanos y ver si generan demencia con el tiempo. Imposible. Pero sí se ha demostrado en peces, moluscos, crustáceos y roedores.[9] Los nanoplásticos tienen efectos neurotóxicos en los cerebros de los animales. Dejo en tus manos la decisión de si quieres continuar añadiendo plásticos en tu cerebro y el de tu familia. Casi te podría decir que tiene las mismas consecuencias en nuestro cerebro. Este estudio demuestra que, aunque no sepamos si el plástico tiene efectos neurotóxicos, sí contribuye a una agregación anormal de proteína amiloide ($A\beta40$ y $A\beta42$), lo que deriva en una evidente neurotoxicidad.[10] Existen estudios que muestran cómo los plásticos y sus residuos provocan estrés oxidativo, bajando los niveles de superóxido dismutasa,[11] generan neuroinflamación, tienen una influencia negativa en el comportamiento y el rendimiento cognitivos, reducen glutatión, podrían inhibir una variedad de neurotransmisores, dañan el eje intestino-cerebro y, por si fuera poco, funcionan como medio de transporte para otros metales tóxicos.[12]

◆ La proteína amiloide: ¿amiga o enemiga?

La demencia senil y el alzhéimer se han asociado con la formación intensiva de dos tipos de agregados proteicos: los ovillos neurofibrilares, que se localizan en el interior de la neurona, y las placas seniles, en el espacio extracelular. La acumulación de estas placas seniles parece ir de la mano de reacciones inflamatorias en las células de soporte de nuestros tejidos nerviosos (células gliales) que culminan en atrofia y muerte neuronal. Hasta hace poco se creyó que era el villano de la película y la causa del alzhéimer, pero en realidad parece tener un rol defensivo frente a varios elementos dañinos del cerebro. Al parecer, la acumulación de estas proteínas no es la causa sino la consecuencia de constantes asaltos a tu cerebro. Imagínate que caminas por la calle y ves una aglomeración de policías que impide el flujo de tráfico y el peatonal; están rodeando algo que no puedes ver, pero sí percibes que por ello se ha parado la circulación. Esto se extiende por toda la ciudad, y algún lumbreras piensa que la policía es la causante de la interrupción: los muy malvados han tomado las calles y no permiten el flujo de personas y vehículos. Pero antes de culpar a los policías, ¿no será mejor preguntarnos qué hacen ahí? ¿Alrededor de qué se han congregado? ¿Nos están protegiendo de algo? Sin duda. La placa amiloide podría ser la policía. ¿Y de qué nos protege? Nadie lo sabe con exactitud, pero, probablemente, de virus, bacterias, plásticos, metales, sustancias químicas, falta de irrigación, declinación de factores de crecimiento y una mala nutrición.

◆ ¿Qué son los microplásticos?

Se trata de diminutos trozos de plástico u otros materiales a base de polímeros, que van desde los 5 milímetros hasta los 100 nanómetros (nm), a menudo llamados nanoplásticos. Entre el 70 % y el 80 % de los microplásticos y los nanoplásticos proviene de la descomposición de piezas de plástico más grandes, ya sea por oxidación u otros procesos de degradación. ¿Por qué nos centramos en ellos? Porque los plásticos que no se absorben son demasiado grandes para filtrarse por los intestinos y otras barreras del cuerpo, pero los micro y los nanoplásticos pasan desapercibidos.

Los microplásticos se encuentran en muchos entornos ambientales y contribuyen a una exposición generalizada entre los organismos vivos. Aunque las tasas de exposición varían, un estudio estimó la exposición anual promedio de una persona a partículas de microplásticos procedentes de estas fuentes:[13]

- Alimentos (total): 488.000–577.000 partículas por año.
- Sal: 5.000–7.000.
- Pescado: 5.000–12.000.
- Verduras: 29.600–95.500.
- Frutas: 448.000–462.000.
- Agua potable: 220.000–1,2 millones.
- Aire (total): 210.000–2,51 millones.
- Aire exterior: 46.000–210.000.
- Aire interior: 160.000–2,3 millones.

◆ ¿Qué puedo hacer? El decálogo antiplástico

1. Cada de botella de plástico de un litro contiene 240.000 partículas de siete diferentes tipos de plásticos, el 90 % microplásticos. Otro estudio de la Universidad de Columbia analizó tres aguas embotelladas diferentes y encontró entre 110.000 y 370.000 partículas de plásticos.[14] En mi opinión, la mejor medida es beber agua del grifo. Para asegurar su pureza puedes utilizar un filtro de ósmosis inversa que remineralice tu agua. Adiós botellas de plástico. También puedes optar por agua mineral envasada en botellas de vidrio.

2. En cuestión de alimentación, la mayor contaminación proviene de los envases y, sobre todo, de los expuestos al calor. Intenta consumir alimentos naturales sin envasar. Esto es en parte misión imposible, hazlo lo mejor que puedas.

3. Evita la comida rápida, ya que viene envasada; tu *pizza* cuatro quesos está empaquetada en plástico: la grasa lo absorbe y tú te lo comes. Si puedes cocinar en casa, mucho mejor.

4. NUNCA calientes comidas en envases de plástico en el microondas.

5. Evita bebidas calientes en plástico.

6. Evitas infusiones en envases de plástico, busca opciones sin este material.

7. Cambia los utensilios de cocina de plástico, como espátulas y tablas de cortar, por unos de madera o acero inoxidable.

8. Reemplaza las fiambreras de plástico por unas de cristal.

9. Sustituye las botellas de plástico por las de acero inoxidable o cristal.

10. La mejor opción en sartenes es que sean de hierro fundido o acero inoxidable.

Lo siento, me angustia igual a mí que a ti. No dispares al mensajero.

◆ Y, además, no vienen solos

Por si fuera poco, para fabricar una botella que sea de un plástico maleable y fino o de uno grueso y fuerte se utiliza otro arsenal de químicos que, al parecer, son aún más dañinos. Hablamos de los bisfenoles, los ftalatos y los químicos eternos. Por resumir, los bisfenoles —el más conocido es el BPA que, en 2024, después de décadas de consumo, se ha prohibido en la Unión Europea para ser sustituido por sus primos hermanos— son conocidos disruptores endocrinos; eso quiere decir que alteran el equilibrio hormonal de tu cuerpo. Entre los plásticos también encontramos el segundo grupo en cuestión, las sustancias perfluoroalquiladas y polifluoroalquiladas (PFAS), un gran grupo de sustancias químicas sintéticas que se utilizan en infinidad de productos, incluidos los envases de alimentos, los artículos del hogar y las botellas de agua. El cuerpo elimina muchas sustancias sintéticas a través de los fluidos corporales como el sudor o la orina. Pero no sucede lo mismo con las PFAS: estos compuestos permanecen en el cuerpo indefinidamente, lo que les ha valido el apodo de «sustancias químicas eternas». La exposición a las PFAS puede aumentar el riesgo de cáncer, daño hepático y deterioro del sistema inmunológico. Los estudios han demostrado que, en los bebés y los niños, la exposición a las PFAS puede causar problemas de desarrollo, como bajo peso al nacer y pubertad precoz. En los adultos, está relacionada con enfermedades de la tiroides, colesterol alto e infertilidad.[15]

Y no creas que se trata de una teoría de la conspiración. El mismo Gobierno de España ha puesto a disposición de todo aquel que quiera consultarlo un documento advirtiendo de los daños de estos químicos, que, sorprendentemente, están permitidos en el país. Aquí tienes el enlace por si lo quieres leer.[16]

Y, por último, están los ftalatos. Se trata de un conjunto de más de ochenta compuestos químicos sintéticos utilizados como plastificadores en numerosas industrias, y cuya función principal es la de aportar mayor flexibilidad y elasticidad a los polímeros rígidos. En el área de la alimentación, están presentes en envases o utensilios de cocina con plástico y materiales antiadherentes, pero también, por ejemplo, en múltiples productos de cosmética, como perfumes, lacas o cremas para la piel, para hacerlos más persistentes. Los ftalatos son conocidos disruptores endocrinos y los sectores de la población con mayor riesgo de sufrir daños neurológicos y del desarrollo son los niños en los primeros años de vida, desde el embarazo hasta la infancia.[17] Existen varios estudios en adultos y en niños para establecer la relación entre productos de belleza y metabolitos de ftalatos en la orina. En niños, a mayor uso de protectores solares y cremas, mayor concentración de estas sustancias en la orina. En este caso ello no se debe a los productos en sí, sino a los envases.[18]

Mi consejo

Cuanto menos, mejor. Piensa si realmente necesitas usar setenta productos de belleza. Y, a ser posible, busca marcas que utilicen bioplásticos e ingredientes naturales. Yo, a mi hijo, lo lavo con jabón y champú tres veces por semana, y punto. Intenta que tus cosméticos estén libres de perfumes y sean lo más naturales posible.

◆ Tóxicos en el aire

Además de las sustancias químicas presentes en los alimentos, nos encontramos con las que están suspendidas en el aire, como consecuencia de la emisión de gases de combustibles. Las PM (partículas finas) son compuestos sólidos o líquidos emitidos por vehículos, plantas industriales, sistemas de calefacción, etc., que se dividen en diferentes categorías, por ejemplo, PM10 y PM2,5. La Organización Mundial de la Salud (OMS) afirma que 3,1 millones de personas murieron en 2010 a causa de estos contaminantes, y que las partículas PM2,5 nos quitan 8,6 meses de expectativa de vida.[19]

Las megametrópolis a nivel mundial, y aquellos que vivimos dentro de ellas, tienen un grave problema. Un artículo de noviembre de 2022 titulado *Neuroinflammation and Neurodegeneration of the Central Nervous System from Air Pollutants: A Scoping Review*,[20] hace referencia a metrópolis enormes, como algunas de la India y, sobre todo, a Ciudad de México. Allí, en mi localidad natal, viven 24 millones de personas, rodeadas de montañas que no dejan circular el aire y con millones de coches que recorren sus calles todos los días. Y ello tiene un coste enorme para la salud de los «chilangos», según afirma ese estudio, ya que los habitantes de Ciudad de México pueden sufrir problemas neurológicos como consecuencia de la contaminación ambiental.[21] Esta investigación, la verdad, me ha dejado helada, hasta el punto de que estoy dudando si debo compartir tanta información contigo, para que no entres en pánico. Así que seguidamente te recomendaré los primeros pasos que has de dar para mitigar los efectos de estos contaminantes medioambientales.

Los químicos medioambientales en las grandes ciudades a nivel mundial tienen un efecto profundo en el desarrollo neurológico, particularmente en niños, y existe una asociación clara entre las toxinas en el aire y el déficit de atención, el autismo y otras alteraciones neurológicas durante esta etapa del desarrollo.[22] Al otro lado de la línea de la edad, encontramos que las personas mayores también se ven afectadas a nivel neurológico, siendo más propensas a desarrollar demencia, alzhéimer y párkinson. Los análisis realizados en la mencionada investigación de 2022 demuestran que este declive neurológico en la edad adulta es una consecuencia directa de los daños al cerebro en los primeros años de vida, debido a las diferentes neurotoxinas procedentes del aire, que encienden la respuesta inflamatoria y aceleran el proceso de neurodegeneración.

Aquí viene lo impactante, lo que me dejó helada durante varios días. Prepárate.

Volvamos a Ciudad de México, donde la doctora Lilian Calderón Garcidueñas ha liderado las investigaciones sobre el impacto que tienen estas nanopartículas en el neurodesarrollo de los niños, y ha encontrado lo siguiente: los niños de Ciudad de México tienen más biomarcadores de inflamación sistémica y, al analizar sus cerebros, se descubrió que, antes de los 20 años, ya tenían una acumulación y una inmunorreactividad al beta-amiloide. A través del microscopio pudieron apreciar que ¡¡¡los niños pequeños ya estaban desarrollando patologías neurológicas!!! El 23 % de los niños ya mostraba signos compatibles con el desarrollo del alzhéimer y el párkinson, y el 18,7 % presentaba la proteína TDP-43, otro factor de riesgo para la demencia y el alzhéimer.[23] Y las personas que tienen el gen ApoE tienen una gran probabilidad de padecer alzhéimer.[24] Esto me produce escalofríos.

Se hallaron datos de neuroinflamación, alteración de las respuestas innatas inmunes y ruptura de la barrera hematoencefálica (BHE) en los residentes de Ciudad de México. Los investigadores han concluido que la exposición sostenida a ambientes urbanos con elevada contaminación es un factor de riesgo para dos enfermedades neurodegenerativas: el alzhéimer y el párkinson. Señalan que el contacto con estas nanopartículas en los primeros años de vida supone un alto riesgo para los cerebros en desarrollo, con resultados negativos para la cognición, el aprendizaje, las conductas y el desempeño de los niños, los adolescentes y los adultos jóvenes.

¿Qué podemos hacer? Lo ideal sería vivir con Heidi en los Alpes. Para los madrileños, la buena noticia es que Madrid cumple por segundo año consecutivo con Europa y cierra 2024 con los mejores registros de contaminación de su historia. Al menos eso es lo que nos cuenta el Ayuntamiento. No sé si será el mejor año de su historia reciente, pero yo compruebo la calidad del aire todos los días y en Madrid ha mejorado mucho. Si vives en ciudades contaminadas, podrías poner un filtro HEPA para purificar tu aire. Puedes ver la calidad del aire en aplicaciones como Air Matters.

Superhéroe: brócoli contra el cáncer

Existen pruebas clínicas sólidas que demuestran que el sulforafano, sustancia presente, entre otros alimentos, en el brócoli, mejora la actividad de las vías de desintoxicación endógenas para proteger contra la toxicidad de los contaminantes del aire. En un ensayo aleatorizado y controlado con placebo en el municipio de Qidong, China —una zona conocida por sus altos niveles de contaminación del aire— los participantes recibieron, diariamente y durante doce días, una bebida de brotes de brócoli que contenía 600 micromoles (263 miligramos) de glucorafanina y aproximadamente 40 micromoles (7 miligramos) de sulforafano o una bebida placebo. La excreción urinaria de benceno y acroleína, car-

→

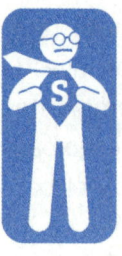

cinógenos conocidos presentes en la contaminación del aire, aumentó un 61 % y un 23 %, respectivamente, entre los participantes que tomaron la bebida de glucorafanina/sulforafano. Es decir, aumentó notablemente su capacidad de eliminar sustancias potencialmente cancerígenas. Los autores del estudio notaron este efecto desde el primer día de consumo de la bebida y durante todo el ensayo.[25]

Un estudio de seguimiento en la misma localidad de Qidong encontró que el sulforafano aumentó notablemente la producción de metabolitos del benceno y la acroleína. Estos efectos se manifestaron dentro de las 24 horas posteriores a la administración de sulforafano y se mantuvieron durante varios meses, lo que demuestra que el sulforafano no agotó la capacidad del cuerpo para protegerse de las amenazas ambientales. El estudio sugiere que el consumo regular de sulforafano en alimentos o suplementos dietéticos protege contra futuras exposiciones tóxicas.

Los germinados de brócoli son el alimento más alto en sulforafano, aunque también lo puedes encontrar en el kale, las coles de Bruselas, los berros, la lombarda, el repollo, la rúcula, y la coliflor.

◆ Metales pesados

Todos conocemos la historia de *Alicia en el país de las maravillas* y la adaptación al cine por Tim Burton, película protagonizada por Johnny Depp como el Sombrerero Loco.

El comportamiento errático y agitado del Sombrerero en la narración clásica hace referencia a un riesgo real en la Gran Bretaña industrial de Lewis Carroll de 1865. Los fabricantes de sombreros solían presentar dificultad para hablar, temblores, irritabilidad, timidez, depresión y otros síntomas neurológicos, de ahí la expresión «loco como un sombrerero». Los síntomas estaban asociados con su exposición ocupacional crónica al mercurio. Los sombrereros trabajaban en habitaciones mal ventiladas, utilizando soluciones calientes de nitrato de mercurio para dar forma a los sombreros de fieltro.

En una entrevista en *Los Angeles Times* del 24 de diciembre de 2009, Johnny Depp afirmó que era consciente del origen de la conducta del Sombrerero Loco: «Creo que [el Sombrerero Loco] fue envenenado, y mucho. [La sustancia tóxica] le afectó a la cabeza. Le salía por el pelo, por las uñas y por los ojos». Hoy, el mercurio no está en tu sombrero, está en tu pescado.

Los metales pesados se encuentran en la naturaleza, el suelo, las minas, el agua y la tierra. Se utilizan extensamente en productos como pesticidas, herbicidas, pinturas y combustibles. La principal exposición se debe a la contaminación producida por la actividad industrial: los metales contaminan el agua y el suelo, dando entrada al organismo humano a través del consumo de agua y alimentos. Los metales más comunes y más tóxicos son el mercurio, el cadmio, el plomo y el arsénico.

La ciencia se ha centrado en los efectos de esos metales sobre el neurodesarrollo, lanzándonos datos escalofriantes, con la población infantil como el eslabón más susceptible al daño. Recuerda que, desde el momento de la gestación hasta los 24 años, el cerebro se sigue formando, y los daños epigenéticos generados por estos metales pueden ser irreversibles. Se ha encontrado una correlación entre metales pesados y todo tipo de problemas en el neurodesarrollo. El periodo de mayor sensibilidad son los primeros 1.500 días de vida, los cuatro años iniciales, y la exposición prenatal a metales pesados se correlaciona con riesgos de alteraciones en el neurodesarrollo, sobre todo en el área del lenguaje.[26]

Lo que te referiré ahora está basado en un artículo de 2024 titulado «*Exposure to heavy metals and neurocognitive function in adults: a systematic review*»,[27] y en una investigación más actualizada de 2025, titulada «*Heavy metals exposure and alzhéimer's disease: Underlying mechanisms and advancing therapeutic approaches*».[28] En resumen, allí se revisa todo lo que se ha publicado hasta la fecha sobre la relación entre metales pesados y declive cognitivo.

- **Plomo.** Se puede encontrar en todas partes: en el aire, el suelo, el agua e incluso dentro de nuestras casas. Gran parte de nuestra exposición proviene de actividades humanas, como los combustibles fósiles, incluido el uso que anteriormente se le daba a la gasolina con plomo y algunos tipos de instalaciones industriales. El plomo y los compuestos de plomo se han utilizado en una amplia variedad de productos que se encuentran en nuestros hogares y sus alrededores, lo que incluye pintura, cerámica, tuberías y materiales de fontanería, soldaduras, baterías, municiones y cosméticos.

  - Neurotoxina asociada con problemas del sistema nervioso central.
  - Produce estrés oxidativo y neuroinflamación.
  - Daña la mitocondria.
  - Genera daños genéticos y epigenéticos.
  - Daña la función de los neurotransmisores.

- **Cadmio.** En 2023 se descubrió que, a mayor concentración de cadmio en sangre, mayor daño se produce a las neuronas y aumenta el riesgo de sufrir alzhéimer. Se libera como consecuencia de procesos naturales como las emisiones volcánicas o la erosión de rocas y minerales, pero también derivados de la actividad antropogénica, como las emisiones industriales y la contaminación urbana (incineración de residuos sólidos). Los crustáceos, sobre todo su cerebro, contienen grandes cantidades de cadmio.

  - Genera disfunción de la mitocondria.
  - Produce estrés oxidativo.
  - Baja los niveles de glutatión.
  - Incrementa la concentración de beta-amiloide y proteína Tau dentro y alrededor de las neuronas.
  - Daña la barrera hematoencefálica.
  - Altera la producción de neurotransmisores asociados con el aprendizaje y la memoria.

- **Arsénico.** Se acumula en el cerebro y tiene consecuencias negativas a nivel cognitivo. Produce estrés oxidativo en el cerebro y neuroinflamación. Daña la mitocondria. Las principales fuentes de arsénico son los mariscos, el arroz, el ave de corral y los hongos. También llega al agua potable.

- **Mercurio.** Es el metal más estudiado por sus efectos neurotóxicos y se relaciona con la formación de placas seniles. Parte de su toxicidad está asociada a su capacidad para adherirse al selenio. El selenio, como ya sabes, es extremadamente importante, ya que es la base de parte de la defensa antioxidante del cerebro. Investigaciones recientes han demostrado que el mercurio altera el transporte de la proteína beta-amiloide fuera del cerebro, lo que promueve su acumulación. El mercurio reduce la producción y la eficacia del glutatión.

  La relación del mercurio y el pescado no es tampoco una teoría conspiratoria. Aquí tienes las recomendaciones oficiales,[29] según las cuales las embarazadas y los niños no deben comer atún, y los demás sí pueden comer atún, intercalándolo con otras especies, y no más de 3-4 veces por semana. ¡Vamos, que cuidemos a los niños y embarazadas y a los demás que nos den una patada! Pues no, toma la salud en tus manos. Lo siento mucho, pero tienes que OLVIDARTE del atún, del tiburón y del pez espada. Aunque estas son las especies con una concentración fuera de control, la realidad es que todo el mar está contaminado con mercurio y microplásticos. Esto no es culpa de la naturaleza —el pescado es de los alimentos más saludables que existen, sobre todo para el cerebro— sino una consecuencia de las acciones del ser humano. Y sí, estamos pagando caras esas actividades. Hay que decir adiós al atún y, desgraciadamente, limitar el consumo de pescado. ¿A cuánto? No lo sé... Lo ideal sería hacerte un mineralograma y ver cómo te encuentras; en función de ello habría que decidir qué acciones tomar. Te contaré mi experiencia y la de mi familia un poco más adelante.

RECOMENDACIONES DE CONSUMO DE PESCADO POR PRESENCIA DE MERCURIO

Agencia Española de Seguridad Alimentaria y Nutrición (AESAN)

POBLACIÓN VULNERABLE

MUJERES EMBARAZADAS, planificando estarlo o en lactancia

NIÑOS 0-10 AÑOS

 ESPECIES CON ALTO CONTENIDO EN MERCURIO

3-4 raciones semanales — ESPECIES CON MEDIO Y BAJO CONTENIDO EN MERCURIO
Variando entre pescado azul y blanco.

NIÑOS 10-14 AÑOS

120 g al mes — ESPECIES CON ALTO CONTENIDO EN MERCURIO

3-4 raciones semanales — ESPECIES CON MEDIO Y BAJO CONTENIDO EN MERCURIO
Variando entre pescado azul y blanco.

POBLACIÓN GENERAL

A PARTIR DE 14 AÑOS

3-4 raciones semanales — TODAS LAS ESPECIES
Variando entre pescado azul y blanco.

ESPECIES CON ALTO CONTENIDO EN MERCURIO

Pez espada/emperador, atún rojo (Thunnus thynnus), tiburón (cazón, marrajo, mielgas, pintarroja y tintorera) y lucio.

ESPECIES CON BAJO CONTENIDO EN MERCURIO

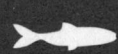

Abadejo, anchoa/boquerón, arenque, bacalao, bacaladilla, berberecho, caballa, calamar, camarón, cangrejo, cañadilla, carbonero/fogonero, carpa, chipirón, chirla/almeja, choco/sepia/jibia, cigala, coquina, dorada, espadín, gamba, jurel, langosta, langostino, lenguado europeo, limanda/lenguadina, lubina, mejillón, merlán, merluza/pescadilla, navaja, ostión, palometa, platija, pota, pulpo, quisquilla, salmón atlántico/salmón, salmón del Pacífico, sardina, sardinela, sardinopa, solla y trucha.

Las demás especies de productos de la pesca no mencionadas específicamente se entenderán con un CONTENIDO MEDIO en mercurio.

◆ Mi historia con los metales pesados

Más allá de saber que entre el pescado el atún era la especie con mayores niveles de mercurio, hasta hace un par de años me había interesado poco por los metales pesados. Todo cambió cuando me diagnosticaron la enfermedad de Lyme, una infección bacteriana, y viajé a Reno, Nevada (Estados Unidos), a tratarme. Para quien no me siga en redes sociales, la borrelia es una bacteria que puede producir la enfermedad de Lyme. Cuando llegué a Reno me hicieron un examen de campo oscuro, donde analizan todos los elementos presentes en la sangre, desde bacterias, cándida, calidad de tus glóbulos rojos o deshidratación. Y por todos lados, a lo largo de MUCHOS exámenes de campos oscuros que realizaron con mi sangre, se veían metales. Cuando terminé el tratamiento, la siguiente parada fue hacer rondas de quelaciones, una terapia que implica la administración de sustancias para la eliminación de metales pesados del cuerpo. Todos mis médicos estaban de acuerdo en que la acumulación de estos metales debilitaba o distraía el sistema inmune, por lo que no podría centrar sus esfuerzos en mantener a raya infecciones latentes, ya fueran bacterianas o víricas. Así que, de regreso a Madrid, me hice analíticas de metales pesados, y de paso un chequeo a fondo. Y también impliqué a mi familia.

Lo que más me preocupó fueros los resultados de mi hijo Bernardo. En aquel entonces tenía solo 5 añitos. Como verás en su analítica, mostraba una mayor presencia de metales que yo. ¿Cómo puede ser que un niño de 5 años tenga más acumulación que sus padres? ¿Sabes por qué? Porque la mejor manera de producir quelación en una mujer es durante el embarazo y la lactancia. Ojalá hubiera tenido esa información antes de embarazarme, para haber pasado por la ronda de quelaciones. Otra sustancia que estaba bastante alta en los análisis de Bernardo era el cobre. Después de hacer análisis por todos lados, resultó que el agua del grifo de mi casa salía con un altísimo contenido en cobre, que, claro, se arrastra de las tuberías. Ahí entró por primera vez en casa el filtro de ósmosis inversa.

Me puse en manos del mejor médico experto en quelaciones, mi gran amigo Marcos Mazzuka, del que he aprendido muchísimo sobre metales y tóxicos. Recomiendo mucho su libro *Vivir crónicamente sanos: Tóxicos, conoce a tu enemigo*, al igual que *Libérate de tóxicos: Guía para evitar los disruptores endocrinos*, de otro querido amigo, el doctor Nicolás Olea. Así, me sometí a dieciocho rondas de quelaciones, y me hice otra analítica: la presencia de metales pesados había bajado considerablemente. Con Berni lo único que hice fue quitar el pescado, poner un filtro de ósmosis invesa, cambiar las sartenes y darle un suplemento, Energy Pro Detox, de otro amigo, Dani Ciscar.

♦ **Mis análisis antes y después de dieciocho quelaciones y mucha sauna**

Como se aprecia en mi analítica, los valores mejoraron mucho: bajaron los índices de mercurio, aluminio, plomo y arsénico. Fue todo un éxito. Ahora bien, esos meses me dediqué a la detoxificación a capa y espada. El magnesio y el calcio están muy altos; estaba tomando electrolitos, los dejé en ese instante. El exceso de calcio no es una buena cosa.

♦ **Los análisis de mi hijo Berni antes y después**

Berni mejoró, obviamente; no fue algo extraordinario, pero sí apreciable. Lo interesante es que los niveles de cobre también se redujeron con el filtro de ósmosis inversa.

Mis análisis

Elementos tóxicos y esenciales: pelo

Edad: 40-41 / Sexo: femenino

Metales tóxicos

	Resultado 30/09/2023	Resultado 25/03/2024	Intervalo Referencia
Aluminio	4,1	2,0	< 7,0
Antimonio	< 0,01	< 0,01	< 0,050
Arsénico	0,010	< 0,01	< 0,060
Bario	2,7	3,6	< 2,0
Berilio	< 0,01	< 0,01	< 0,020
Bismuto	0,012	0,006	< 2,0
Cadmio	< 0,009	< 0,009	< 0,050
Plomo	0,17	0,12	< 0,60
Mercurio	1,4	0,79	< 0,80
Platino	0,011	< 0,003	< 0,005
Talio	< 0,001	< 0,001	< 0,002
Torio	< 0,001	< 0,001	< 0,002
Uranio	0,18	0,049	0,060
Níquel	0,32	0,30	< 0,30
Plata	0,06	0,09	< 0,15
Estaño	0,14	1,34	< 0,30
Titanio	0,12	0,17	< 0,70

Elementos esenciales y otros

Calcio	2.370	4.720	300-1.200
Magnesio	250	350	35-120
Sodio	8	300	20-250
Potasio	3	38	8-75
Cobre	45	20	11-37
Cinc	190	160	140-220
Manganeso	0,78	0,96	0,08-0,60
Cromo	0,47	0,37	0,40-0,65
Vanadio	0,026	0,012	0,018-0,065
Molibdeno	0,020	0,011	0,020-0,050
Boro	0,23	0,48	0,25-1,5
Yodo	0,22	0,25	0,25-1,8
Litio	0,017	0,032	0,007-0,020
Fósforo	129	134	150-220
Selenio	0,55	0,43	0,55-1,1
Estroncio	15	19	0,50-7,6
Azufre	46.700	47.500	44.000-50.000
Cobalto	0,19	0,091	0,005-0,040
Hierro	6,5	6,2	7,0-16
Germanio	0,034	0,031	0,030-0,040
Rubidio	< 0,003	0,034	0,007-0,096
Circonio	0,009	0,017	0,020-0,42

Los análisis de mi hijo

Elementos tóxicos y esenciales: pelo

Edad: 6 / Sexo: masculino

Metales tóxicos

	Resultado 30/09/2023	Resultado 25/03/2024	Intervalo Referencia
Aluminio	20	12	< 8,0
Antimonio	0,040	0,062	< 0,066
Arsénico	0,02	0,026	< 0,080
Bario	0,81	0,17	< 0,50
Berilio	< 0,01	< 0,01	< 0,020
Bismuto	0,024	0,011	< 2,0
Cadmio	0,037	< 0,009	< 0,070
Plomo	1,4	0,45	< 1,0
Mercurio	3,1	1,5	< 0,40
Platino	< 0,003	< 0,003	< 0,005
Talio	< 0,001	< 0,001	< 0,002
Torio	0,001	0,001	< 0,002
Uranio	0,42	0,069	0,060
Níquel	0,27	0,07	< 0,20
Plata	0,23	0,23	< 0,20
Estaño	0,16	0,04	< 0,30
Titanio	0,44	0,29	< 1,0

Elementos esenciales y otros

Calcio	476	177	125-370
Magnesio	33	7	12-30
Sodio	22	22	20-200
Potasio	8	11	12-200
Cobre	68	37	11-18
Cinc	160	140	100-190
Manganeso	0,18	0,12	0,10-0,50
Cromo	0,39	0,36	0,43-0,80
Vanadio	0,10	0,28	0,030-0,10
Molibdeno	0,029	0,024	0,050-0,13
Boro	0,22	0,50	0,70-5,0
Yodo	0,91	0,32	0,25-1,3
Litio	0,013	0,011	0,007-0,020
Fósforo	126	134	150-220
Selenio	0,69	0,64	0,70-1,1
Estroncio	2,2	0,41	0,16-1,0
Azufre	48.300	49.100	45.500-53.000
Cobalto	0,012	0,005	0,004-0,020
Hierro	7,3	7,2	7,0-16
Germanio	0,034	0,030	0,030-0,040
Rubidio	0,012	0,016	0,016-0,18
Circonio	0,025	0,030	0,040-1,0

◆ ¿Cómo detoxificar?

Si quieres salir de un agujero, ¿qué es lo primero que tienes que hacer? ¡Dejar de cavar! Con ello quiero decir que antes que nada hay que identificar las fuentes de consumo de sustancias nocivas, eliminarlas y, después, detoxificar.

Aquí te presento un resumen de las estrategias más necesarias por orden de importancia:

- Filtro de ósmosis inversa (IMPRESCINDIBLE). Si vas a invertir algo de dinero como resultado de leer este libro no quiero que sea en suplementos ni en luz infrarroja ni en otra cosa, si primero no tienes un filtro de ósmosis inversa. Como ya me conocerás bien, me gusta medir, investigar y ejecutar. Investigué y, con el filtro de ósmosis inversa que tengo, el Ecolive de Nacho Córdoba, analicé el agua antes y después y revisé constantemente hasta conseguir que el pH del agua, o sea, su mineralización, fuera óptima. Ni muy ácida ni muy alcalina. Busca lo mismo, un filtro de ósmosis inversa que remineralice el agua. Solo con el agua evitas unas de las mayores fuentes de ftalatos, bisfenoles, metales pesados y micro y nanoplásticos. ESTO ES VITAL.
- Elimina el atún, el tiburón y el pez espada. No te puedo indicar si debes eliminar el pescado o cuánto reducir su consumo, pero sí te puedo sugerir que busques especies pequeñas y que intentes rotar los alimentos del mar con las legumbres.
- Lava muy bien frutas y verduras. Arroz y legumbres déjalos remojando toda la noche y siempre cambia el agua.

Las investigaciones más actualizadas de 2025 nos indican que la única manera real de detoxificar metales pesados son las quelaciones. Agentes quelantes como DMPS, DMSA y EDTA han resultado altamente eficaces en estudios clínicos y preclínicos en aliviar la carga tóxica de metales pesados, lo que disminuye su efecto neurotóxico.[30] Estos quelantes se adhieren al mercurio y lo escoltan hacia afuera a través de la orina. Por ejemplo, el doctor con el que me hice las quelaciones me realizaba pruebas de orina cada tres rondas, para ver cuánto estaba expulsando. En el mismo mineralograma veíamos qué otros metales estaban expulsando. El riesgo de las quelaciones es la desmineralización; mi doctor realizaba mediciones de manera constante y suplementaba acorde a las necesidades. Es importante que, si vas a hacerte quelaciones, te pongas en manos de un profesional experto en este tipo de terapias.

La quelación es realmente la única manera de eliminar metales pesados. No obstante, también existen alimentos que absorben sustancias tóxicas: es el caso del kale, el jengibre, el cilantro, la espirulina, el apio, el carbón activado y la zeolita.

◆ Antioxidantes y agentes antiinflamatorios

Algunos estudios recientes han puesto el foco en el papel que tienen diferentes compuestos antioxidantes y antiinflamatorios como agentes neuroprotectores, ya que alivian los efectos nocivos de los metales pesados en el bienestar neuronal.[31, 32] Específicamente, antioxidantes naturales como resveratrol, curcumina, quercetina, ácido gálico y vitamina C parecen ser eficaces, según diversos modelos experimentales, a la hora de proteger del daño oxidativo generado por metales pesados.

Muy bien; ya tenemos identificados los metales pesados y vamos a hacer lo que podamos para reducir el contacto con ellos. ¿Y ahora? ¿Cómo los sacamos del cerebro? A través del drenaje.

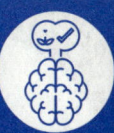

◆ El sistema glinfático

Hemos identificado los metales pesados y centrado nuestros esfuerzos en limpiar y dejar de introducir sustancias tóxicas en el cerebro. En tu casa, el equipo de limpieza está tirando todo lo antiguo y neutralizando eficientemente la contaminación medioambiental. Hemos abierto las ventanas, el aire corre, entra la luz del sol y, poco a poco, se están eliminando las paredes oxidadas y cubiertas de humedad y moho. Los obreros tienen la energía que necesitan para trabajar en la reconstrucción. Pero espera, todavía tenemos un problema importante: no hay drenaje. Sin el flujo de agua de dentro afuera, y viceversa, poco podemos hacer. Las tuberías son antiguas y están congestionadas por los residuos de metales oxidados. Las aguas negras están estancadas y las venas y arterias de tu casa, congestionadas. Sin limpieza no hay belleza, y sin agua y drenaje no hay limpieza.

Que no cunda el pánico: vamos a reconstruir el drenaje de la casa y después a conectarlo de manera eficiente a las canalizaciones de la ciudad. Y ese drenaje urbano conducirá los desechos tóxicos a las plantas de tratamiento. Lo que no sabías es que dentro de los canales de drenaje de tu casa vamos a añadir un químico de última tecnología: elimina y neutraliza la oxidación de tu sistema a través de, probablemente, el arma antioxidante más potente. Funciona como un equipo automático de limpieza y, además, ayuda a destruir la acumulación de desechos tóxicos. Es pura tecnología punta: lo llamaremos «superquímico Z», no te olvides de él. Así, vamos a mantener limpio tu sistema de drenaje. Manos a la obra, que aquí las aguas negras ya apestan.

En la baraja de la neurodegeneración, sin duda las dos cartas más temidas son el alzhéimer y el párkinson. Ambas tienen varios hitos en común, uno de ellos es la acumulación de proteínas tóxicas en el cerebro como la beta-amiloide en el alzhéimer y la alfa-sinucleína en el párkinson. Uno de los mayores retos de la ciencia moderna es entender por qué se producen estas proteínas, cómo detener el proceso y cómo eliminarlas. El reto asociado a su acumulación es, en parte, atribuible a la falta de conocimiento de los procesos que las eliminan del sistema nervioso central. O sea, cómo deshacernos de los maleantes a los que rodeaban los policías de los que hablamos en el capítulo anterior.

En 2012 se descubrió lo que se conoce como sistema glinfático. El prefijo «gli» procede de las células gliales, o sea, del sistema de drenaje del cerebro. Hoy, sabemos que este sistema de eliminación está implicado en la limpieza y el transporte hacia fuera del cerebro de desechos tóxicos. Su disfunción se asocia a toda enfermedad neurodegenerativa.[1] Se ha estudiado extensamente en beta-amiloide, Tau y alfa-sinucleína.[2] Una vez que el sistema glinfático recoge estas proteínas, las escolta fuera del cerebro y las deposita en manos del sistema linfático, que las transportará hasta los diferentes canales de detoxificación del cuerpo. Digamos que el sistema de drenaje de tu casa está conectado al sistema de canalización urbano, que transporta las aguas negras hacia las plantas de eliminación y depuración del país. De hecho, los dos sistemas son relevistas: en animales y humanos, el sistema glinfático se activa por la noche para limpiar la toxicidad generada durante el día, y se apaga en un 90 % a lo largo del día, para así pasarle la batuta al sistema linfático, que se activa en cuanto despiertas y sobre todo cuando estas en movimiento.[3] Todo está perfectamente regulado por tu reloj interno, dependiente de los ritmos circadianos.[4] Psst...: tus ritmos circadianos dependen del químico ultra-mega-plus Z del que te hablé.

Durante el sueño natural, los niveles de noradrenalina disminuyen: ello provoca una expansión del espacio extracelular del cerebro, lo que resulta en una menor resistencia al flujo de líquidos. Esto se refleja en una mejor infiltración del líquido cefalorraquídeo

(LCR) a lo largo de los espacios perivasculares y, por consiguiente, en un mayor aclaramiento intersticial de desechos acumulados después de un largo día de esfuerzos mentales. La maquinaria interna de tu cerebro trabaja por el día para que de noche entren las aguas de la limpieza. Dentro de tu cerebro tienes canales que, en las horas nocturnas, son bañados con un agua mágica llamada líquido cefalorraquídeo. Este es capaz de escoltar el lactato, las proteínas beta-amiloides y Tau y los biomarcadores asociados a la lesión traumática cerebral. Muchos de los factores de riesgo asociados con el alzhéimer, como el envejecimiento, problemas neurovasculares y alteraciones del sueño, están implicados en una reducción en el funcionamiento del sistema glinfático. Podría detenerme aquí y explicarte, larga y detenidamente, cómo funciona el sistema glinfático; pero sé que tienes poco tiempo, y quizá no te interese que me extienda en ello... Lo que quieres es que funcione. Así que vamos a la práctica.

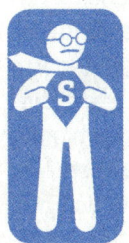

Superhéroe: omega 3

Estos ácidos grasos poliinsaturados, presentes, por ejemplo, en el pescado azul, son esenciales para el mantenimiento de la salud vascular. Sus superpoderes giran alrededor de sus funciones para regular la tensión arterial así como los efectos antiinflamatorios y regulatorios del metabolismo lipídico. Un alto consumo de ácido docosahexaenoico (DHA), que es un tipo de omega 3, está asociado con menor riesgo de alzhéimer y párkinson. Estudios *post mortem* indican deficiencia de DHA en pacientes con alzhéimer. Todos los estudios se han hecho en ratones, pero aun así son útiles. Al parecer, el omega 3 incrementa la limpieza del cerebro y sostiene el funcionamiento del sistema glinfático. Los ratones transgénicos que expresan niveles altos de omega 3 demuestran protección ante muerte neuronal por niveles altos de beta-amiloide. Y ya que, desagraciadamente, el pescado contiene niveles altos de microplásticos y metales pesados como apunté antes, suplementa con 2 gramos de omega 3 todos los días. A lo largo del libro voy a parecer un disco rayado, siempre con la misma cantinela. Puedes ver el suplemento que recomiendo en la sección de *Cerebro atómico* en mi Instagram. Al final del libro te dejo el QR para acceder.

◆ Un recordatorio

Si eres de aquellas personas que dicen «ya dormiré cuando me muera», te puedo asegurar que con esa mentalidad vas por muy buen camino a la estación terminal de la demencia. El problema no es que te mueras, es que desarrolles alzhéimer. Te quiero recordar que HOY, la prevalencia del señor Alz se duplica cada 5,5 años después de los 60.[5] Y si estás conmigo en el cuarto piso, para cuando llegues a esa edad, nuestras probabilidades serán de un 50 %. Tú o yo. Planeo ponerte la batalla difícil y te comento que, si no duermes, tu batalla está prácticamente perdida. Punto para Bea, que duerme como un oso panda. ¿Qué aspecto tiene una casa que nunca limpias? Pues como una casa con alzhéimer.

Superhéroe vs. supervillano: deporte y ayuno frente a estrés y alcohol

Hacer deporte incrementa y optimiza el funcionamiento del sistema glinfático. Los beneficios probablemente están relacionados con la capacidad que tiene el deporte de mejorar la salud vascular del cerebro. Y ya que el sistema glinfático depende de su correcto funcionamiento, digamos que el deporte mejora los canales cerebrales y aumenta el flujo. Estudios recientes resumidos en esta revisión sistemática nos cuentan cómo los beneficios cognitivos del deporte están, en parte, relacionados con los beneficios para el sistema glinfático y linfático.[6] ¡Claro, mueve las aguas! Y, además, incrementa el tiempo que pasas en el sueño profundo. En conjunto, el ayuno intermitente, también reduce la acumulación de placas e incrementa el funcionamiento de los equipos de limpieza.[7]

Del lado de los malos de la película tenemos el consumo de alcohol y el estrés crónico. El estrés está asociado con una mayor acumulación de proteína beta-amiloide[8] y el alcohol no te permite entrar en las fases profundas del sueño,[9] apagando el interruptor del sistema glinfático. Se trata de una combinación muy mala que ensucia tu casa. Así que ese mal hábito de beberte una botella de vino para «relajarte» después de un día estresante tiene efectos nocivos para tu cerebro.

◆ El sistema glinfático se enciende durante el sueño

Al parecer, una de las características esenciales para el funcionamiento del drenaje de tu cerebro es el sueño; pero no de cualquier tipo. Se necesita exclusivamente el sueño profundo no REM. Por desgracia, el mismo proceso de envejecimiento altera profundamente la arquitectura del sueño. Con el paso del tiempo, el sistema glinfático, al igual que todo lo demás en tu cuerpo, deja de funcionar correctamente. Se ha sugerido que este envejecimiento del sistema de drenaje cerebral es una de las fuerzas detrás de la degeneración del cerebro.

El paso del tiempo hace que tu sueño sea más corto y fragmentado: te cuesta más trabajo quedarte dormido y pasas menos tiempo en sueño profundo. Como se ha visto una y otra vez, estas disrupciones en la arquitectura del sueño están fuertemente asociadas al declive mental[10] y al desarrollo de la demencia.[11] ¿Sabías que más del 50 % de las personas con alzhéimer tiene problemas de sueño? ¿Quieres más datos que te den el empujón definitivo para convencerte de que el sueño —después del filtro de agua— debe ser tu prioridad?

Los niveles de beta-amiloide de los roedores, que tienen una estructura similar a nosotros, son un 25 % menores, y en Tau un 90 %, cuando están dormidos. Un patrón muy similar se ha observado en humanos:[12] en personas sanas, una restricción aguda del sueño incrementa en un 30 % y un 50 % los niveles de beta-amiloide y Tau[13]. Y, espera, que viene el golpe final: la falta de calidad y cantidad de horas de sueño explica en hasta un 25% la acumulación de beta-amiloide en el cerebro. Sí, ¡el 25 %!

◆ ¿En qué posición duermes?

Aunque los estudios se han hecho en animales, al parecer la posición en la que dormimos puede mejorar la función de nuestro sistema glinfático. Dormir de lado y no boca arriba está asociado con un mejor funcionamiento del equipo de limpieza.

◆ El arquitecto de tu sueño

El sueño es una demanda biológica, no es opcional. Una de las principales funciones del sueño es poner en marcha el drenaje cerebral, para así eliminar metabolitos dañinos que se producen durante el día. Recuerda, tu cerebro utiliza mucha energía, contiene cantidades ingentes de mitocondria y una baja defensa antioxidante, y, al estar hecho de grasa, tiene una alta afinidad para acumular toxicidad. La tormenta perfecta. Pero no todo está perdido, la naturaleza siempre va por delante. Cuando duermes, se activan los sistemas de limpieza,[14] se abren los canales de agua para que fluya el líquido mágico que limpia dichos conductos. Además, en el sueño se consolidan las memorias del día anterior.[15] O sea, limpia y fija.

Sabemos que los problemas crónicos de insomnio alteran las funciones cognitivas,[16] y la disrupción del sueño es una de las primeras señales de las enfermedades neurodegenerativas. El sueño es altamente dependiente de lo que se conoce como tus ritmos circadianos. Entender cómo funcionan estos ritmos circadianos contribuye a una buena calidad del sueño y protege a corto y largo plazo tu cerebro contra la aparición y el progreso de las enfermedades neurodegenerativas.

◆ La profundidad del sueño

Se ha demostrado que el sueño profundo y estar bajo los efectos de la anestesia (ketamina, xilacina) incrementa hasta 20 veces la eliminación de beta-amiloide en comparación con estar despierto. Otro estudio explicó que, cuando estás en sueño profundo, hay una especie de tsunami de aguas mágicas hacia tu cerebro, barriendo todo tipo de toxicidad. Tanto en estado de anestesia como de sueño profundo, el flujo de líquido cefalorraquídeo (CSF) se incrementa en un 60 %. Lo interesante es que, al parecer, todo está relacionado con las catecolaminas, como la adrenalina y noradrenalina. Cuando estos dos químicos —asociados a las respuestas de «huye o pelea», o sea, cuando estás estresado— fluyen por tu sangre, llegan a tu cerebro y paran por completo las labores de limpieza. Normal. Si te viene persiguiendo un león, no interesa la limpieza, interesa que tus millones de mitocondrias se pongan a trabajar, a quemar gasolina para que pienses inteligente y rápidamente una ruta de escape. Esto, en parte, es una de las razones por las cuales el estrés está asociado con todo tipo de problemas cognitivos, demencias y un popurrí de enfermedades mentales y neurodegenerativas.[17, 18] Claro, pone a tu cerebro a quemar carbón a toda máquina sin pausa ni descanso, inhibiendo el sueño profundo y degenerando lentamente tu cuerpo en dirección hacia el alzhéimer.

Mi consejo

Hoy en día existen diferentes aparatos electrónicos que te ayudan a monitorear el sueño, como, por ejemplo, el anillo Oura. Puedes ver un estimado de cuánto tiempo pasas en sueño profundo y REM. Busca pasar diariamente al menos una hora en sueño profundo y 90 minutos en REM. Cuanto más, mejor.

◆ ¿Cómo alcanzar el sueño profundo?

El sueño profundo es la etapa del sueño que caracteriza la primera parte de la noche. Promueve la restauración física y mental. Esta parte de la estructura de tu sueño está fuertemente regulada por tu reloj circadiano. Seguro que estarás pensando: «Bueno, ya, Bea, para ya con los ritmos circadianos, ¿qué es eso?». En una explicación rápida, tu reloj circadiano es el director de orquesta, el que permite que todo en tu cuerpo funcione con orden y armonía. Si tu director está borracho o fuera de control, olvídate de la sinfonía. Este director de orquesta depende casi al 100 % de los patrones de luz y oscuridad. O sea, de la recolección del ambiente de luz que hacen tus ojos y la interpretación de tu cerebro. De hecho, hemos alterado algo bastante obvio y sencillo: sale el sol, secretas cortisol, es hora de comer y hacer deporte; cae el sol, estás expuesto a la luz roja e infrarroja del atardecer, secretas melatonina, es hora de dejar de comer, estás expuesto a la oscuridad, y a dormir. Ritmos circadianos para *dummies*.

Todo dentro de tu cuerpo está sincronizado con este reloj central y sus minirrelojes periféricos. Lo que sucede hoy es que estamos en el mundo al revés. Sale el sol, te encierras en un cubículo con luz fluorescente y estás sentado 12 horas; cae el sol, cenas a las 22.00, enciendes luces, pantallas y todo tipo de i-cosas. Tu cuerpo no sabe qué está pasando, y se genera un desequilibrio en todos sus sistemas neuroendocrinos. Hoy sabemos que la alteración de los ritmos circadianos está asociada con las enfermedades neurodegenerativas[19] y con problemas de salud mental, como ansiedad y depresión.[20]

¿Por qué? Es momento de presentarte al superquímico de última generación del que te hablé al principio del capítulo, la purpurina más poderosa, el compañero de batalla de la SOD, el Batman del Robin —siendo Robin el glutatión— y, en todos mis cursos, la señorita Charlize Theron desfilando en su vestido dorado, bañada en purpurinas en la campaña de Dior. Vaya mujer. Pues sí, vaya purpurina. ¿Estás preparado? Te la presento...

◆ La melatonina, el superhéroe de los superhéroes

Imagina tu cerebro bañado por purpurinas doradas mientas Beethoven actúa como director de orquesta de la «Novena Sinfonía». Esto sucede cuando entiendes el tema de los ritmos circadianos, cuidas tu melatonina y te sincronizas con los patrones de luz y oscuridad. ¿Va a ser fácil? No, sobre todo si vives en España. ¿Se puede hacer? Sí. Y será mucho más fácil si, como yo, te buscas un novio alemán, je, je. ¿Que no quieres? Vale, pues dile adiós a Charlize con sus purpurinas doradas.

La melatonina es una hormona antioxidante generada en cada una de tus células, cuya producción depende de cuatro pasos enzimáticos, siendo el primero la ingesta de triptófano a través de la dieta, o mediante la producción de serotonina por exposición al sol o al hacer deporte.

El cuerpo tiene una «piscina de melatonina», donde los mayores contribuyentes son:

- Microbiota intestinal, de la piel y de la vagina.
- Melatonina pineal.
- La extrapineal, producida en células, tejidos y órganos.
- La consumida con los alimentos.

Seguramente habrás oído que la melatonina es la hormona que te hace dormir y que se produce en la glándula pineal. Sin embargo, la melatonina tiene cientos de funciones y la glándula pineal contribuye solamente en un 5 % a la piscina de melatonina. Pero aun ese 5 % es de vital importancia porque es el que se produce cuando tu cuerpo está expuesto a la oscuridad, y el que entra al cerebro para neutralizar el daño y la contaminación medioambiental generados durante el día. La glándula pineal produce la purpurina dorada para después enviar ese agua mágica a limpiar los canales cerebrales y arrastrar las proteínas tóxicas fuera del cerebro, hacia el drenaje urbano o sistema linfático. El intestino, sorprendentemente, genera 400 veces más melatonina que la glándula pineal; y la melatonina producida por tu mitocondria es incontable, sobre todo cuando estás expuesto a cierto estrés oxidativo a través del sol, el deporte, ataques de pánico, la digestión, el calor, etc. La melatonina es simplemente el antioxidante más potente que hay, y se produce en todo tu cuerpo, sobre todo en respuesta a cualquier situación que genere estrés oxidativo.

◆ Beneficios de la melatonina

- Director de orquesta de los ritmos circadianos.

- Elimina las formas altamente peligrosas de beta-amiloide y proteína Tau, reduciendo los efectos neurotóxicos de estas proteínas.

- Protege y restaura la barrera hematoencefálica.

- Mejora el funcionamiento de la insulina en el cerebro.

- Activa el sistema de limpieza: actúa sobre los astrocitos que activan el sistema glinfático.

- Modula de manera correcta la neuroinflamación.

- Incrementa la neuroplasticidad, o sea, la germinación de nuevas neuronas en el hipocampo.

- La biogénesis y la dinámica mitocondrial están fuertemente reguladas por la melatonina; de hecho, la mitocondria produce internamente la mayor parte de la piscina corporal de melatonina.

- Regula la autofagia mitocondrial y elimina mitocondrias dañadas.

- Optimiza la función de la mitocondria.[21]

Mi superpoder favorito de la melatonina es su efecto antioxidante. En el capítulo de antioxidantes debí mencionar al más potente, la melatonina, pero no era el momento ni el lugar para hablar de ella. Pero que sepas que es la líder del equipo de limpieza. La melatonina es un antioxidante no enzimático, que identifica, persigue y elimina eficientemente radicales libres de oxígeno y nitrógeno. Una molécula de melatonina puede destruir diez especies reactivas de oxígeno o nitrógeno, mientras que la vitamina C solo una o dos. Además, la melatonina tiene una actividad prooxidativa MUY baja, lo que no es el caso de otros antioxidantes como la vitamina C. Lo interesante de ella como antioxidante es que puede hacer su magia dentro y fuera de la mitocondria. Además, activa y fortalece la otra línea de antioxidantes enzimáticos: mejora la función del glutatión peroxidasa y de la superóxido dismutasa en las neuronas. Por si no fuera suficiente, también tiene el poder de activar al comandante militar y despiadado del equipo antioxidante: Nrf2, encendiendo así toda la cascada antioxidante y antiinflamatoria.

?

La naturaleza diseñó esta molécula perfecta antialzhéimer. Esta hormona antioxidante revierte todos los hitos de la neurodegeneración. La producción de melatonina baja con la edad, posiblemente por la calcificación de la glándula pineal. Hay una relación establecida entre una disrupción en los ritmos de la melatonina y la demencia, la depresión, el alzhéimer y todo el abanico de enfermedades neurodegenerativas.

Superalimento: la materia prima para la melatonina y el triptófano

Melatonina: pistachos, cerezas agrias, almendras, semillas de mostaza morada, arroz negro, bayas de goji, café y lentejas.

Triptófano: pavo, pollo, tofu, carne, salmón, edamame y semillas de calabaza.

◆ La mensajera de la oscuridad

El principal factor medioambiental que afecta a la producción pineal y retinal de melatonina es el ambiente de luz. La luz solar produce 30 megajulios (MJ) de energía al día, y tu cuerpo está interactuando constantemente con la luz.

La luz solar tiene una frecuencia electromagnética que va desde el ultravioleta, pasando por el espectro visible, hasta el infrarrojo. Dependiendo de la hora del día, cambia la cantidad de ciertas frecuencias. Los humanos estamos expuestos a un rango enorme de frecuencias electromagnéticas producidas por el sol, que van desde 250 hasta 4.000 nanómetros (nm). De hecho, la luz azul representa solamente un 2 % de la luz producida por el sol, la luz del mediodía. La luz azul es altamente absorbida por el medioambiente y penetra menos de un milímetro dentro de nuestra piel. Del otro lado del espectro, tenemos a la infrarroja cercana, que es la mayor parte del espectro solar. Es reflejada por el entorno y recolectada por nuestros ojos, e interactúa con cada una de nuestras células, llegando a la profundidad de la mitocondria y generando potentes respuestas biológicas, especialmente en niños.

En el amanecer y el atardecer, el 70 % de la frecuencia electromagnética del sol es del espectro rojo, infrarrojo e infrarrojo cercano. Por el contrario, durante el día solo es el 40 %, por lo que suben otras frecuencias como azul, violeta, verde y ultravioleta.

Cuando cae el sol, se envían señales disfrazadas de luz roja e infrarroja directas a tus células y a tu glándula pineal, para que comience la producción de melatonina. En el momento en que estás totalmente expuesto a la oscuridad, comienza a secretarse la melatonina pineal, que llegará a tu cerebro para cumplir sus funciones de limpieza. De hecho, los niveles de melatonina por la noche son mayores en el líquido cefalorraquídeo que en el resto del cuerpo.

Las bombillas incandescentes emitían el 90 % de su energía en infrarrojo cercano. Desde 1950 todo ha ido cambiando y ahora tenemos la luz led, que produce picos enormes de luz azul sin nada de infrarrojo. El cambio en las bombillas, de la mano de cristales que bloquean todo el espectro de luz menos la luz azul, más el consumo de pantallas que emiten picos aberrantes de luz azul y un cambio brutal en el medioambiente —hoy pasamos más de un 93 % de nuestro tiempo dentro de edificios y casas— han creado un ambiente totalmente inhóspito para el ser humano. Las consecuencias están siendo catastróficas: se trata de una disrupción total y absoluta de los ritmos circadianos, con la desaparición de esa sinergia con la luz característica de la historia evolutiva de nuestra especie, para ser sustituida por un ambiente casi exclusivo de luz azul, eliminando el 90 % del espectro electromagnético del sol. El fallo de la sociedad moderna para entender cómo la luz modula nuestra biología ha llevado a una baraja de enfermedades como miopía, insomnio, alteraciones en el cortisol,[22] cáncer de mama, dificultades cognitivas y de aprendizaje en niños, e incremento en enfermedades autoinmunes.[23] Lo más triste, es que los niños son particularmente sensibles y los que más daño sufren.

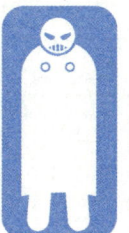

Supervillano: bombillas led y aparatos electrónicos de luz azul

La luz azul es una parte importante del espectro electromagnético del sol, necesaria para inducir un estado de alerta, bienestar y rendimiento cognitivo. Es la luz que te mantiene alerta a mediodía, y es necesaria para suprimir la melatonina diurna. Conforme cae el sol, esa luz azul debería desaparecer por completo, para dejar al rojo y al infrarrojo hacer los deberes y comenzar la producción de melatonina para que puedas dormir. El pico máximo de melatonina es entre las 12 de la noche y las 2 de la madrugada. Por lo mismo, la exposición crónica a luz azul por

→

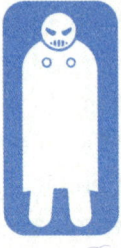

las noches tiene efectos en la calidad del sueño, los ritmos circadianos y la salud. Últimamente tenemos varios estudios sobre la relación que hay entre la exposición a rayos azules y las tasas tan altas de cáncer de mama que azotan a mujeres jóvenes.[24] Los estudios son aplastantemente claros y cuentan con un consenso total. La luz azul suprime entre un 40 y un 70 % la cantidad de melatonina que producimos por la noche. Existen varios artículos por si quieres investigar y leer los estudios clínicos.[25, 26] Los más sensibles a este fenómeno son los niños: los estudios demuestran que la caída en melatonina es mayor que en adultos.[27] Comparados con sus padres, los niños en edad preescolar tienen casi el doble de supresión de melatonina. En este estudio, los niños expuestos a luz azul tenían una supresión de entre un 69,4 y un 98,7 %, niveles que se mantenían hasta una hora después de apagar las luces.[28]

Desde niños, estamos perdiendo el antioxidante más potente del cuerpo. ¿Qué estará ocurriendo en nuestros cuerpos después de décadas de deficiencia de melatonina por exposición crónica a rayos azules? Nada bueno, te lo aseguro.

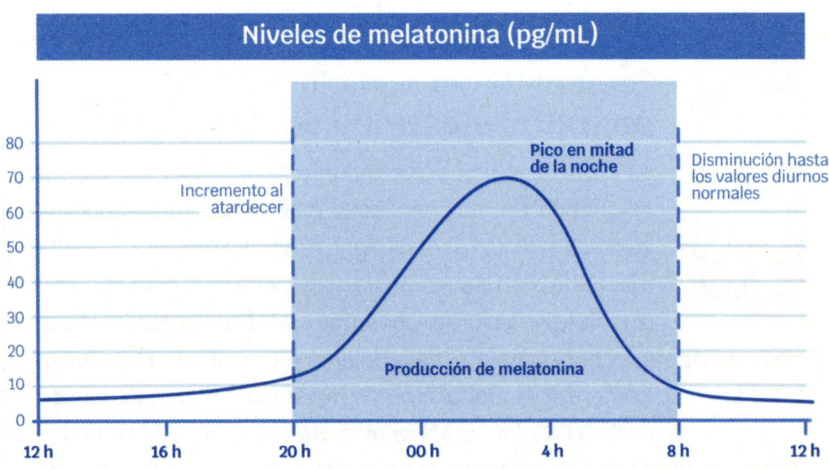

Niveles de melatonina (pg/mL)

Incremento al atardecer

Pico en mitad de la noche

Disminución hasta los valores diurnos normales

Producción de melatonina

◆ El poder del espectro infrarrojo

Como ha sido discutido ampliamente por Zimmerman y Reiter,[29] la luz roja y la infrarroja cercana son recolectadas por el líquido cefalorraquídeo, el líquido amniótico y las paredes vasculares, estimulando una cascada de efectos biológicos que forman la base de la fotomodulación. El espectro de infrarrojos viaja en ondas de 650-1.200 nm, que penetran en todo el cuerpo, incluyendo el cerebro. Cada vez hay más estudios sobre los beneficios de la luz infrarroja a nivel cerebral, siendo un tratamiento de vanguardia para el alzhéimer. Se han sugerido diferentes mecanismos para explicar sus beneficios, y los más frecuentes giran alrededor de la mitocondria. La luz infrarroja penetra hasta la mitocondria, donando fotones que la optimizan, lo que mejora el metabolismo energético. O sea, el sol dona fotones que se utilizan como energía mitocondrial. Y aquí viene lo más interesante: al estar expuesto a esta parte del espectro del sol, produces grandes cantidades de melatonina mitocondrial.

La producción de melatonina por exposición al espectro infrarrojo está comprobada en animales y en humanos. Esto tiene que ver, probablemente, con que la luz infrarroja tiene un efecto hormético en la mitocondria, genera un poco de estrés oxidativo, por lo que tus fábricas internas sacan al equipo de limpieza con sus purpurinas doradas. En un estudio interesante de Zhao *et al*., se exponía a mujeres jóvenes atletas a media hora de luz infrarroja (658 nm y una dosis baja de luz 30 J/cm^2) por 14 días y, en comparación con el control, se llegaba a duplicar la melatonina matutina. Para que puedas comparar, estar al aire libre con ropa durante 8 horas te proporciona 1000 J/cm^2 de luz roja e infrarroja cercana.

Otro estudio interesante, también de Zimmerman y Reiter, demostró que hacer deporte al aire libre genera una producción masiva de melatonina, independiente de la glándula pineal. Para que lo pongas en perspectiva, los 5 pg/mL de melatonina nocturna no son comparables a los 15 pg/mL de la melatonina que se produce haciendo deporte al sol. Claro, sol y deporte tienen un efecto hormético que el cuerpo contrarresta con un «a toda máquina» de melatonina. Al hacerse estudios parecidos con gafas de sol que bloquean el espectro del sol y notar una subida similar de melatonina, se comprobó que no eran los ojos los que mandaban la señal, sino la piel.

Estar expuesto a un ambiente de luz natural incrementa la producción de melatonina y de serotonina. Esa serotonina diurna por la noche se convierte en melatonina. También se ha comprobado que personas que están expuestas a la luz del amanecer adelantan la producción de melatonina, tienen niveles más altos por la noche y, además, alcanzan más rápido el sueño profundo.[30] No se trata de hacer deporte al mediodía quemándote al sol, pero siempre es mejor hacer ejercicio al aire libre en vez de en ambientes de luz artificial.

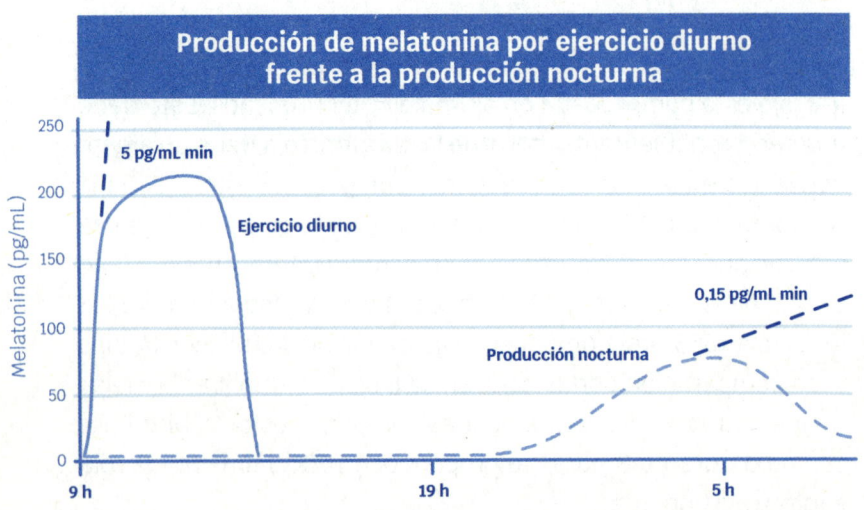

Producción de melatonina por ejercicio diurno frente a la producción nocturna

◆ Entonces, ¿qué hago?

Bueno, lo primero es entender la importancia del ambiente de luz. Una vez que lo entiendas, le darás prioridad y harás los cambios necesarios para que tú y tu familia podáis gozar de las purpurinas doradas que protegen tu cerebro de todos los malhechores. Seguidamente te daré algunos consejos por orden de prioridad.

La realidad es que no vamos a regresar a las cavernas, alrededor de una hoguera: tenemos que combatir la tecnología con tecnología. Si te digo que apagues los aparatos electrónicos dos horas antes de dormir, seguro que me ignoras y no haces nada al respecto. No lo vamos a hacer ni tú ni yo. Por eso te voy a dar un consejo comprobado por estudios, altamente efectivo, fácil de implementar y con un coste razonable comparado con los beneficios: gafas que bloquean los rayos azules.

Hoy son fáciles de encontrar. Yo tengo unas de la marca True Dark, pero en Europa y América ya hay muchos fabricantes de buena calidad. Una vez que caiga el sol te las pones, verás todo rojo pero bloquearás los rayos azules para gozar de ese baño de melatonina, que creo que es la prioridad. En mi canal de Instagram —al final del libro te dejo el QR para acceder—, en la sección de *Cerebro atómico*, podrás encontrar las opciones que recomiendo.

◆ Otras estrategias para bañarse en melatonina

- Cambia la pantalla de tu móvil al rojo por las noches.
- Existen bombillas sin luz azul. De hecho, hay unas que tienen tres luces diferentes dependiendo de la hora del día. También existen bombillas de luz roja. En mi casa, de una a dos horas antes de dormir enciendo todas las lámparas rojas. Mi hijo tiene miedo por las noches, así que le dejo encendida una lamparita de luz roja.

- Suplementa con 2-3 mg diarios de melatonina. Lo mejor es la administración sublingual. Sobre todo, después de los 40 años.
- Apaga TODAS las luces de tu cuarto. Las lucecitas de la tele y demás inhiben la secreción de melatonina y, en un estudio, se demostró su asociación a la depresión y la ansiedad.
- Intenta cenar tres horas antes de irte a la cama.
- Expón tus ojos y tu piel a la luz del amanecer y el atardecer.
- En invierno puedes utilizar una lámpara de luz infrarroja.

◆ En resumen...

El objetivo: activar defensas antioxidantes, reducir la exposición a químicos medioambientales y estimular el sistema glinfático.

Las prioridades

- Activar enzimas y antioxidantes a través de procesos horméticos como el deporte, la sauna, la exposición al frío y el ayuno.
- Consumir antioxidantes presentes en frutas y verduras.
- Regular ritmos circadianos. Estar expuesto a la luz del amanecer y el anochecer. Cenar tres horas antes de dormir, y una hora antes, por lo menos, eliminar rayos azules.
- Asegurar la supervivencia de la melatonina.
- Dar prioridad al sueño profundo de la primera parte de la noche.
- Eliminar botellas de plástico.
- Eliminar de la dieta el atún, el tiburón y el pez espada.

Las sugerencias

- Filtro de ósmosis inversa.
- Gafas de bloqueo de los rayos azules. Usarlas de una a dos horas antes de dormir.

Superhéroes

- Arándanos, cacao, té verde, carotenos y vitamina C.
- Sueño profundo.
- Deporte.
- Melatonina.

Los supervillanos

- Rayos azules de aparatos electrónicos por la noche.
- Utilizar las pantallas sin protección antes de dormir.
- No exponer al cuerpo a ningún tipo de estrés agudo.

Suplementos necesarios

- 2 gramos de omega 3.
- 1-2 mg de melatonina sublingual.

Suplementos opcionales

- Glutatión reducido: 250 g.
- Superóxido dimutasa SOD (TetraSOD®): 1 cápsula.
- 300-400 mg de coenzima Q10.

III. NEURONUTRICIÓN

MATERIA PRIMA Y RECONSTRUCCIÓN

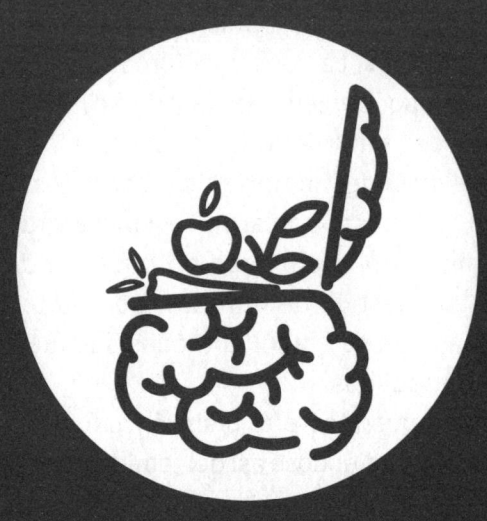

¿Qué cerdito eres tú? Todos hemos oído el cuento de los tres cerditos y el lobo feroz.

En un pueblo vivía una mamá cerdita junto con sus tres cerditos. Un día la mamá cerdita les dijo:

—Hijitos, ya habéis crecido, es tiempo de que seáis cerditos adultos y viváis por vosotros mismos, pero sabed que nada llega fácil: debéis aprender a trabajar para lograr vuestros objetivos.

Mamá cerdita se despidió con un besito en la mejilla y los tres cerditos se fueron a vivir por el mundo.

El cerdito menor, que era muy, pero que muy perezoso, no prestó atención a las palabras de mamá cerdita y decidió construir una casita de paja para terminar temprano y acostarse a descansar.

El cerdito mediano, que era medio perezoso, medio prestó atención a las palabras de mamá cerdita y construyó una casita de madera; pero le quedó torcida porque no quiso leer las instrucciones para construirla.

La cerdita mayor, que era la más aplicada, prestó mucha atención a las palabras de mamá cerdita y quiso construir una casita de ladrillos. La construcción de su casita requeriría esfuerzo, tiempo, perseverancia y dedicación.

Y hablando del temible lobo feroz, este se encontraba rondando por el bosque, hambriento de cerditos. Como todos sabemos, con el famoso «soplaré y resoplaré y tu casa derribaré», derrumbó la primera casa en cuestión de segundos y la segunda en cuestión de minutos, pero la tercera, la de ladrillo, por más que se afanó con todas sus fuerzas resistió sus soplidos y resoplidos.

La casa de la tercera cerdita resistió los fuertes vientos del envejecimiento, protegiéndose así del temido «alzhéimer feroz».

Un día cualquiera, mamá cerdita fue a visitar a sus queridos cerditos y descubrió que los tres habían construido casitas de ladrillos. Habían aprendido la lección.

Ahora espero ser yo la mamá cerdita y poder darte las instrucciones correctas para que decidas qué tipo de cerdito eres tú y qué casa deseas. Yo te daré las instrucciones, pero serás tú el que decidirás cuánto esfuerzo y dedicación le pondrás a tu nueva vivienda. Y, claro, después serás tú quien se haga responsable de las consecuencias. Espero, querido lector o querida lectora, que seas la cerdita dedicada, perseverante e inteligente.

Y recuerda: cuando empleas materiales de baja calidad en una construcción, estás poniendo fecha de caducidad a la construcción. Y es que su resistencia es limitada y, al poco tiempo, será necesario sustituirla. Como se suele decir: lo barato sale caro.

Esta tercera parte está dividida en tres capítulos. En el primero hablaremos sobre neuronutrición; seguiremos por las neurociencias de la nutrición, como la psiquiatría nutricional y la epigénetica como mecanismo de programación temprana, para terminar con mi plan de alimentación Ali-Mente y los superalimentos para un supercerebro.

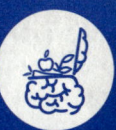

Dime con qué materiales vas a construir y te diré qué casa tendrás.

Hemos instalado un cableado energético de tecnología punta, lo hemos conectado a la red de electricidad del país y lo hemos dotado de una planta de repuesto y paneles solares. También hemos contratado una mano de obra fuerte y eficaz. Al mismo tiempo, tu equipo de limpieza ha tirado, limpiado y eliminado los desechos tóxicos. Ahora, es tiempo de reconstruir. Te sientas con tu arquitecto para, entre los dos, decidir qué tipo de casa quieres. El arquitecto te propone una variedad de materiales de todo tipo de precio y calidad. Y serás tú el que decidirá cuánto estás dispuesto a invertir y qué calidad de casa vas a construir.

Ciudad de México puede ser un buen ejemplo para hablar de los extremos socioeconómicos que se reflejan en la construcción de viviendas. En el rango más bajo, hay infinidad de casas construidas con material de desecho como láminas de cartón, de asbesto o metálicas, carrizo, bambú o palma, o bajareque, madera y adobe. Este tipo de casas se caen al primer huracán o terremoto.

El equivalente en nutrición serían los alimentos ultraprocesados y la comida rápida. O sea, todo lo que ha sido hecho en fábricas con harinas refinadas, aceites oxidados y grandes cantidades de azúcar: bollería, pan de molde, cereales de desayuno, refrescos, patatas fritas, ultraprocesados cárnicos como chorizo o salchichas y restaurantes de comida rápida.

Subiendo el nivel a una clase media, encontramos casas de hormigón o cemento armado con muros con tabiques, que sin duda son bastante más resistentes, pero es probable que no duren mucho tiempo ni sean de muy buena calidad. Te dan abrigo, pero no es un lujo. Es lo que equivale a alimentos procesados, como podrían ser harinas integrales, galletas hechas en casa y todo lo que haya sido mínimamente procesado: pasta integral, zumo hecho en casa, pizza hecha en casa con harinas integrales, cremas de frutos secos...

Y, por último, tenemos las casas de un porcentaje mínimo de la población. Son las mansiones que se ven en las zonas más exclusivas de Ciudad de México y que pertenecen a personas privilegiadas con la capacidad de adquirir materiales de la mejor calidad. Son viviendas de hormigón armado y acero, con excelentes acabados: mármol, suelos de madera natural y exótica. Y cocinas importadas de Italia. Nada que sea barato y, además, todo requiere un constante mantenimiento —como veremos en el próximo capítulo—.

Esto representa los alimentos de origen natural que no han sido procesados: frutas, verduras, legumbres, semillas, frutos secos y procedentes de animales.

ULTRAPROCESADOS	PROCESADOS	NATURALES
Pan de molde	Pan 100 % trigo sarraceno	Trigo sarraceno
Galletas con harina de maíz	Tortillas mexicanas de maíz	Maíz entero
Zumo de naranja del supermercado	Zumo hecho en casa	Naranja
Galletas industriales	Galletas caseras con harina integral	Fruta
Pizza de congelador	Pasta integral con verduras	Lentejas
Salchichas	Jamón	Carne de animales que pastan en libertad
Margarina	Mantequilla	Almendras
Aceite de girasol	Aceite de oliva	Aceitunas

Fuente: Universidad de Navarra.

◆ La selección de la materia prima

La construcción, el mantenimiento y el funcionamiento del cerebro dependen de nutrientes específicos. Desde la gestación hasta la tercera edad, la disponibilidad de dichos nutrientes controla y determina la función cognitiva y su declive. Tu cerebro necesita un suministro constante de nutrientes para dar soporte a las neuronas y células gliales, la síntesis de neurotransmisores, el impulso nervioso y la correcta metilación.

◆ Ventanas críticas en el neurodesarrollo

El momento clave para la construcción de tu casa o la casa de tus hijos va desde de la concepción, el embarazo, la lactancia hasta los primeros 6 años de vida. El desarrollo del cerebro comienza a las tres semanas de la concepción, donde el tubo neural comienza a tomar forma, y termina a los 25 años cuando se completa la corteza prefrontal. Al final de la semana 10 de embarazo, la arquitectura del sistema neuronal queda establecida, la cual seguirá en plena expansión hasta los 2 años de edad. De los 2 años en adelante, comenzamos el proceso de podar el árbol cerebral, un proceso donde se eliminan conexiones ineficientes e innecesarias para mejorar y fortalecer el rendimiento. A los 6 años, el cerebro alcanza el 90 % de su volumen y teminará su formación a la mitad de la tercera década. Después de los 25, lo que buscamos es dar mantenimiento, y, desde los 40, tenemos que invertir aún más esfuerzo y recursos para sostener y optimizar la salud cerebral, ya que el paso de los años es despiadado para nuestro cerebro. En esta etapa, su salud dependerá de la caja de herramientas que hayas organizado para neutralizar la acumulación de daños producidos por el paso de los años. Es lo mismo que construir tu casa: solo si usaste materiales de la mejor calidad, se sostendrá unas dos o tres décadas en buenas condiciones: de ahí que tendrás que invertir tiempo y esfuerzo en su mantenimiento. Del tiempo y el dinero que dediques a ello dependerá cómo se va sostener a lo largo de los años.

En esta tercera parte hablaré sobre cómo la alimentación y la neuronutrición tienen un impacto directo y funcionan como:

- Estrategia para prevenir, tratar y revertir enfermedades mentales.
- Mecanismo preventivo de la neurodegeneración.
- Una estrategia fundamental para el neurodesarrollo desde la concepción hasta la adolescencia.
- Medio para construir la neurolongevidad y alargar tu expectativa de lucidez.
- Herramienta que utiliza ciertos compuestos y nutrientes para construir un cerebro vigoroso, que se mantenga joven y con energía mental.

Mi objetivo es darte las herramientas para diseñar conscientemente un estilo de vida que permita preservar nuestro cerebro y eludir la pérdida de ese 5 % de su masa cada década a partir de los 40. La alimentación es una herramienta que ayuda a prevenir la oxidación, modula la inflamación y afecta de manera positiva o negativa a la energía cerebral y a la mitocondria. La alimentación también previene el daño vascular y la neurodegeneración. Sabemos, asimismo, que hay ciertos alimentos que tienen propiedades tróficas, ricos en micronutrientes implicados en la síntesis de neurotransmisores, de la mielina, que regeneran el tejido neural y proporcionan la materia prima para construir un cerebro de excelente calidad que nos defienda del lobo feroz y los vientos de la neurodegeneración. Quiero proporcionarte un mapa claro para construir un cerebro óptimo, perfeccionar la eficacia sináptica y para frenar, revertir y disminuir tu probabilidad de demencia. Como hemos visto en capítulos anteriores, la mayoría de las causas de alteraciones del cerebro pueden ser neutralizadas con las estrategias correctas, y, de no aplicarlas, el paso del tiempo será despiadado con el cerebro. En la esfera de la nutrición, la alimentación debe estar enfocada en proteger y restaurar el cerebro, no en divertir el paladar. La nutrición está aquí para construir la mejor casa, con una estructura de acero y materiales de la mejor calidad.

◆ Los principales neuronutrientes

Omega 3

Volvemos de nuevo a los valiosos ácidos grasos omega 3: en sus formas de ácido eicosapentaenoico (EPA) y ácido docosahexaenoico (DHA) desempeñan un papel primordial en la salud cerebral. Los omega 3 se encuentran en todas las membranas celulares y son importantes grasas estructurales del cerebro, ya que la forma DHA representa cerca del 97 % de todos los ácidos grasos omega 3 presentes en el cerebro. Este tipo de grasas mejora la flexibilidad y la transferencia de información dentro y fuera de las células cerebrales, mecanismo fundamental para el rendimiento cognitivo, el funcionamiento del sistema nervioso y la plasticidad del cerebro.

Los omega 3 se han probado en ensayos clínicos durante todo el ciclo vital para evaluar sus efectos en distintas medidas de desarrollo y rendimiento cerebral. El peso del DHA ha quedado demostrado en diversos estudios realizados durante la primera infancia y la niñez, periodos de rápido crecimiento del cerebro, y actualmente se sabe que es un nutriente fundamental para su salud, desarrollo y funcionamiento normales. En pocas palabras, es lo que forma la pared y estructura de tu casa cerebral. Su deficiencia durante el desarrollo afecta irreversiblemente a la función cognitiva.

Una investigación publicada el año pasado en la revista *Cell*[1] nos habla de la relación entre el omega 3 y el doble gen ApoE4 —recuerda que es un factor de riesgo genético que aumenta la neuroinflamación, oxidación y disfunción de la barrera hematoencefálica—. Los autores explican que las personas con alzhéimer muestran una alteración en las grasas omega 3 en el cerebro, y que probablemente ello sea el desenlace de una vida baja en este elemento, que comienza en la niñez. Un aumento de la ingesta de estos ácidos grasos proporciona a los portadores de ApoE4 el mayor potencial de protección contra la demencia cuando se implementa en una etapa temprana de la vida, muchos años antes del inicio del deterioro cognitivo. La dosis diaria recomendada de omega 3 en los alimentos es de 350-500 mg.

Alimentos ricos en omega 3 El contenido se expresa en gramos por cada 100 gramos	
Aceite de lino	53,3
Aceite de salmón	35,3
Semillas de lino	22,8
Aceite de hígado de bacalao	19,7
Semillas de chía	17,5
Nueces	9,1
Aceite de soja	6,8
Caballa	2,7
Salmón salvaje	2,1
Arenque	1,7
Anchoas	1,4

Fuente: Universidad de Navarra.

El omega 3 vegetal se encuentra en la versión de ácido araquidónico (AA), digamos la madre del omega 3; sin embargo, el ser humano, a diferencia del salmón, no es muy eficiente en convertir el omega 3 vegetal en la versión que necesitamos para el cerebro, que son el DHA y EPA. Se calcula que solamente convertimos un 7 %, por lo que el consumo de omega 3 vegetal no es suficiente para dar soporte a la alta demanda que tiene el tejido cerebral.

Supersuplemento: omega 3

El mar está contaminado, y el omega 3 vegetal no es suficiente. Con el panorama actual es necesaria la suplementación con un omega 3 de buena calidad. El consumo diario que yo recomiendo es por lo menos de 2 gramos. Si eres portador del doble gen ApoE4, sube a 3-4 gramos..

Vitamina D

La vitamina D es una vitamina crucial que ayuda a fortalecer las células óseas y a mejorar el sistema inmunológico y controlar la fatiga, y además desempeña un papel muy importante en la función cerebral.

El hipocampo —el área del cerebro que controla la memoria— está repleto de receptores de vitamina D, lo que sugiere que esta es importante para la retención de la información. Además, la vitamina D estimula la producción de neurotransmisores, lo que mejora las comunicaciones entre neuronas.

Un buen estado de vitamina D —definido como un nivel plasmático de 25(OH)D entre 50-70 ng/mL— tiene una importancia clave para el desarrollo y la maduración del niño, especialmente durante las fases de embarazo y crecimiento, cruciales para el funcionamiento del cerebro. En su forma hormonalmente activa, la vitamina del sol actúa como un neuroesteroide a través de su interacción con los receptores de vitamina D (VDR) durante el desarrollo del cerebro.

La vitamina D regula epigenéticamente más de 200 genes y, como veremos en el siguiente capítulo, es un gran fertilizante para el cerebro, activando factores tróficos. Se caracteriza como un gran neuroprotector, ya que regula la neuroinflamación. La vitamina D se produce mediante la exposición al sol con un índice ultravioleta mayor de 4, o con suplementos. Hablaremos de esto en el último capítulo.

Folato

El folato, junto a otras vitaminas del complejo B, cumple importantes funciones en la expresión y construcción del genoma, modulando de manera correcta la epigenética. El folato es necesario en la síntesis de neurotransmisores imprescindibles para el mantenimiento de la función cognitiva. Quizá, lo que seguramente habrás escuchado son las consecuencias que tiene su ausencia en las primeras semanas del embarazo. Lo que sucede es que la falta de folato imposibilita la construcción correcta del cerebro, lo que desemboca en malformaciones del tubo neural. Sí, el folato es importantísimo, pero igual que sus compañeras. Como veremos más adelante, estos nutrientes son esenciales para la metilación y, sin ellos, las consecuencias son irreversibles. La dosis diaria recomendada es de 400 mcg.

Alimentos ricos en folato	
El contenido se expresa en microgramos por cada 100 gramos	
Soja	240
Pipas de girasol	227
Hígado	192
Judías blancas, pintas, etc., garbanzos	187-180
Acelgas, espinacas	140
Grelos, nabizas	110
Cacahuetes, almendras, avellanas	110-96
Puerro	103
Remolacha	90
Coles, repollo	79
Guisantes verdes (frescos o congelados), habas	78
Nueces	77

Fuente: Universidad de Navarra.

Vitamina B12

Todas las vitaminas B son buenas para el cerebro, pero la B12 es la más importante. El cuerpo la usa para la producción de vainas de mielina, una capa aislante de proteína y grasa que se forma alrededor de los nervios y permite que los impulsos eléctricos viajen rápida y eficientemente. Esto significa que la B12 puede mejorar la función neuronal.

La carencia de vitamina B12 afecta al 30 % de los adultos mayores de 60 años, y genera problemas neurológicos. Esta deficiencia vitamínica es común, debido a la prevalencia de malabsorción de vitamina B12 (gastritis atrófica), los medicamentos antiácidos y las cirugías bariátricas. Los cambios hematológicos, los niveles elevados de homocisteína y ácido metilmalónico en sangre son diagnósticos de la deficiencia de vitamina B12, pero en muchos casos los síntomas neurológicos son el único indicador clínico de su carencia. Son frecuentes el entumecimiento y el hormigueo en las extremidades, la dificultad para caminar, problemas de concentración, pérdida de memoria, desorientación, demencia y cambios de humor. Los participantes en un estudio, con niveles bajos de B12, exhibían una velocidad de procesamiento más baja, una respuesta más lenta a los estímulos visuales y una mayor cantidad de lesiones en el cerebro. La dosis diaria mínima recomendada es de 2,4-2,8 mcg.

En tu analítica en sangre puedes comprobar tus niveles de B12. Normalmente se recomienda estar en 200-250 pg/mL, pero para un programa de prevención necesitamos estar por lo menos por encima de 500 pg/mL.

Alimentos ricos en vitamina B12

El contenido se expresa en microgramos por cada 100 gramos

Hígado	75
Riñones	31
Sardinas	28
Lengua	16
Ostras	14,6
Fuagrás y patés	12
Conejo y liebre	10
Caballa, jurel o chicharro, palometa	10
Sesos	9
Conservas saladas y ahumadas de arenques, sardinas y otros pescados ricos en grasa	9
Mejillones	8
Mollejas	6
Arenque	6
Atún y bonito, pez espada, salmón y reo	5
Conservas saladas y ahumadas de bacalao y otros pescados pobres en grasa	5
Conservas en aceite de atún, bonito, caballa y otros	5
Huevas frescas	3,8
Carne magra de cerdo	3
Carne de caballo	3
Conservas en escabeche de atún, bonito, caballa y otros	3
Carne semigrasa y chuletas de cerdo	2
Pierna y paletilla de cordero	2
Carne magra de vacuno	2

Fuente: Universidad de Navarra.

Seguidamente te muestro la imagen del cerebro de una niña vegana con deficiencia de vitamina B12 y los cambios experimentados después de la suplementación.

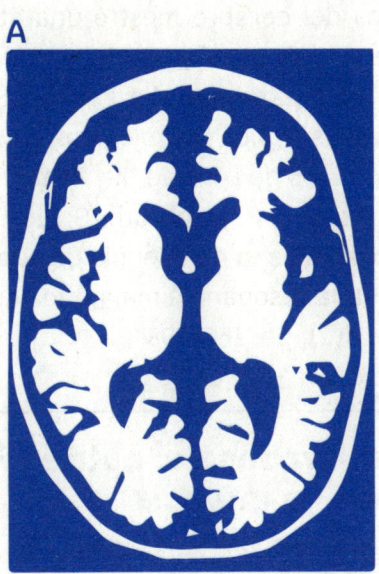

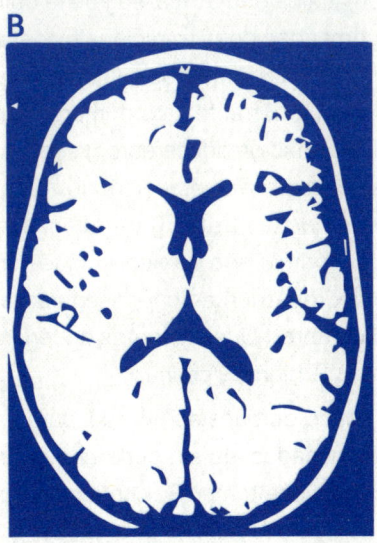

Se aprecia una atrofia cerebral en una niña con deficiencia de B12 y su reversión mediante tratamiento con B12. Una niña de 6 meses, de padres vegetarianos, tenía niveles séricos de B12 de 92 pmol/L y un deterioro neurológico grave. La resonancia magnética del cerebro mostró una atrofia marcada, especialmente en los lóbulos frontal y temporal (A). Después de cinco meses de tratamiento diario con B12, hubo regresión de la atrofia y los signos neurológicos eran normales (B). Basado en las figs. 2 y 5 de Lövblad, K., Ramelli, G., Remonda, L., Nirkko, A. C., Ozdoba, C. y Schroth, G. (1997), «Retardo de la mielinización debido a la deficiencia de vitamina B12 en la dieta: hallazgos en la resonancia magnética craneal», *Radiología pediátrica*, *27*(2), pp. 155-158.

Superconsejo: nutrientes para la infancia

Como nutricionista holística certificada en nutrición clínica pediátrica, soy de la opinión de que las recomendaciones tradicionales de los pediatras de comenzar la alimentación complementaria con frutas y verduras no es la correcta. Los primeros años de vida son esenciales para la formación del cerebro y sabemos qué nutrientes son los que se necesitan en este periodo. Aunque yo soy total y absolutamente fan de las frutas y verduras, a los niños no les sirven de nada en el primer año de vida. Lo que necesitan son alimentos altos en neuronutrientes para asegurar la oxigenación y construcción del cerebro. ¿Qué alimentos deberían comer? Carne y huevo. Vitamina B12, hierro y colina.

El aceite de hígado de bacalao filtrado, para asegurar que no contenga metales pesados, es sin duda uno de los mejores alimentos que un niño puede tomar. Su concentración de nutrientes esenciales para su neurodesarrollo y fortalecer el sistema inmune es alta. Contiene vitamina D, omega 3, vitamina A y vitamina E.

Vitamina B6

Las concentraciones de vitamina B6 en el cerebro son unas 100 veces mayores que los niveles en la sangre, por lo tanto, no es sorprendente que la deficiencia de vitamina B6 tenga serios efectos neurológicos. La deficiencia grave de vitamina B6 es poco común, pero se cree que los alcohólicos son los que más riesgo corren debido a la baja ingesta dietética y al metabolismo alterado de la vitamina. Otros síntomas neurológicos observados en la deficiencia grave de vitamina B6 incluyen irritabilidad, depresión y confusión. La dosis diaria recomendada es de 1,3 mg; en el embarazo, 2 mg.

Alimentos ricos en vitamina B6 El contenido se expresa en miligramos por cada 100 gramos	
Sardinas	0,96
Salmón, langosta, bogavante	0,75
Nueces	0,73
Lentejas	0,6
Lenguado	0,6
Judías blancas, garbanzos	0,6
Hígado	0,53
Plátano	0,51

Fuente: Universidad de Navarra.

Yodo

El yodo es un componente clave de las hormonas tiroideas, las cuales son clave a lo largo de la vida para el crecimiento, el desarrollo neurológico y el metabolismo. La deficiencia de yodo durante el embarazo produce cretinismo, una forma de retraso mental grave basada en la alteración de la tiroides. El hipotiroidismo inducido por la deficiencia de yodo tiene efectos adversos en todas las etapas del desarrollo, pero es más perjudicial para el cerebro en desarrollo. Sin una cantidad adecuada de hormona tiroidea, hay una alteración en la mielinización del sistema nervioso, que se produce en el embarazo y en los primeros años de vida. Sin un correcto suministro de yodo, el desarrollo normal del cerebro se ve alterado y puede tener efectos irreparables. La ingesta diaria recomendada (IDR) de yodo en microgramos (µg) es de 150 µg/día para los adultos, 220 µg/día para las mujeres embarazadas, y de 290 µg/día en mujeres en periodo de lactancia.

El efecto cognitivo más extremo de la deficiencia de yodo en el desarrollo es el retraso mental irreversible, y los efectos cognitivos más leves incluyen diversos déficits del neurodesarrollo, incluido el deterioro intelectual.

Alimentos ricos en yodo El contenido se expresa en microgramos por cada 100 gramos	
Almejas, berberechos	120
Ajo	94
Cigalas, langostinos, gambas	90
Mero	52
Acelgas, judías verdes	35
Piña	30
Huevo de gallina	20
Cebolla y cebolleta	20

Fuente: Universidad de Navarra.

Colina

El cerebro y el sistema nervioso necesitan la colina para regular la memoria y el estado de ánimo, para el control muscular y otras funciones. La colina es uno de los neuronutrientes más importantes, ya que de ella depende la mielinización de los nervios y, sobre todo, es la precursora de la acetilcolina, el neurotransmisor de la memoria. También se utiliza como materia prima para construir la membrana de las células, o sea, junto con el omega 3, las paredes de tus neuronas.

Diversas investigaciones han demostrado que los niños y adultos que consumen huevos, alimento rico en colina, tienen un cociente intelectual más alto. Por otro lado, estudios en ratas demuestran que la deficiencia de colina en el embarazo y los primeros años de vida provoca alteraciones de memoria y déficit cognitivo, que se sostienen con el paso de los años. Un estudio publicado en 2024 a partir de un seguimiento de siete años encontró que comer un huevo a la semana estaba asociado con una disminución de un 47 % en la probabilidad de demencia, y dos huevos por semana reducía la posibilidad de alzhéimer. El 40 % de los efectos protectores del huevo estaban asociados a su contenido en colina.[2] Para asegurar los efectos, se sugieren tres huevos al día. Se recomienda cocinar la clara y dejar la yema medio cruda, ya que las altas temperaturas eliminan el 40 % de la colina. Si no consumes huevo, suplementar. La dosis mínima recomendada de colina es de 500 mg al día.

Alimentos ricos en colina
El contenido se expresa en miligramos por cada 100 gramos

Alimento	mg
Setas shiitake	202
Huevos	113
Tofu	106
Lentejas o garbanzos	70
Leche de soja	60
Brócoli	38
Quinoa	35
Pan integral	30
Lino o pistacho	19
Yogur de leche de vaca	19
Plátano	12
Manzana	8
Almendras	7

Fuente: Universidad de Navarra.

Vitamina C

La vitamina C se acumula en el sistema nervioso central, y las neuronas tienen niveles especialmente altos. Además de sus conocidas funciones antioxidantes, la vitamina C tiene una serie de funciones no antioxidantes. Por ejemplo, es necesaria para la reacción enzimática que sintetiza el neurotransmisor norepinefrina a partir de la dopamina. Otra acción no antioxidante de la vitamina C en el cerebro es la reducción de los iones metálicos (por ejemplo, hierro y cobre). Además, puede ser capaz de regenerar vitamina E, un importante antioxidante liposoluble.

Alimentos ricos en vitamina C El contenido se expresa en miligramos por cada 100 gramos	
Guayaba	273
Pimientos de todas clases	131
Papaya	80
Kiwi	71
Coliflor, coles y repollo	65-67
Frambuesa	60
Limón y naranja	50
Pomelo	44

Fuente: Universidad de Navarra.

Magnesio

El magnesio es un nutriente que modula la expresión de 300 genes, y su deficiencia está asociada con demencia y alteraciones cognitivas. Al parecer, la manera en que el magnesio afecta al cerebro es previniendo la oxidación y la inflamación y manteniendo la integridad de la mielina. También está asociado al tono vascular y a su capacidad reductora de la tensión arterial. O sea, es una parte importante de la salud cerebrovascular. En el año 2023, un estudio de la Universidad de Australia reveló que un incremento de un 41 % en la ingesta de magnesio reduce la atrofia cerebral, mejora la salud congnitiva y retrasa síntomas de demencia. La dosis diaria recomendada es de 400-500 mg.

Alimentos ricos en magnesio El contenido se expresa en miligramos por cada 100 gramos	
Almendras, cacahuetes	250
Caracoles	250
Garbanzos, judías blancas, guisantes	150
Avellanas, pistachos, nueces	150
Maíz	120
Chocolate	100
Pan integral	91
Lentejas	78
Cigalas, langostinos, gambas	76
Acelgas	76

Fuente: Universidad de Navarra.

Selenio

Es necesario para activar el sistema del glutatión y reforzar el sistema inmune. La dosis diaria recomendada es de 60 mcg.

Alimentos ricos en selenio	
El contenido se expresa en microgramos por cada 100 gramos	
Riñón de cerdo	206
Bacalao salado	148
Bogavante	130
Riñón de cordero	93
Nuez de Brasil	90
Bonito en aceite	82
Salvado de trigo	77,6

Fuente: Universidad de Navarra.

Zinc

El zinc está presente en el cerebro, donde desempeña funciones catalíticas, estructurales y reguladoras en el metabolismo celular. En el cerebro la mayor parte del ion zinc está fuertemente unido a las proteínas, mientras que el zinc libre está presente en las vesículas sinápticas y tiene un papel en la neurotransmisión mediada por el glutamato y el ácido gamma-aminobutírico (GABA). Se ha demostrado experimentalmente que la insuficiencia de zinc inducida en los seres humanos deteriora la función mental y neurológica. La deficiencia de este mineral durante periodos críticos del desarrollo cognitivo puede ser devastadora, llegando a causar malformaciones congénitas y déficits de atención, aprendizaje, memoria y comportamiento neuropsicológico. Por otra parte, la liberación celular de zinc en el cerebro puede intervenir en la apoptosis neuronal y puede estar patológicamente asociada a la enfermedad de Alzheimer y a la esclerosis lateral amiotrófica (ELA).

La dosis diaria recomendada es de 8 mg para mujeres y 11 mg en el caso de los hombres.

| Alimentos ricos en zinc | |
El contenido se expresa en miligramos por cada 100 gramos	
Ostras crudas	59,2
Germen de trigo	17,2
Semillas de cáñamo	9,9
Carne de vacuno asada	8,5
Semillas de amapola	7,9
Semillas de sésamo	7,7
Semillas de calabaza	7,6
Crustáceos	6
Almendras	5

Fuente: Universidad de Navarra.

◆ Microbiota y fibra: conexión con el cerebro

Tu cerebro no está aislado: se halla conectado a través del eje intestino-cerebro a cientos y miles de bichitos —o bichotes— a través de una compleja red de comunicación de mecanismos y mensajeros neuronales, hormonales e inflamatorios. La microbiota es el conjunto de microorganismos que viven en tu cuerpo, sobre todo en tu colon, y cohabitan contigo. Tú les das comida y ellos son tu mano de obra. Me lo imagino como el Titanic: arriba tienes al capitán, tu cerebro, y debajo tienes a cientos de personas que lanzan carbón a las calderas para poder dar vida y energía al gran barco. Están en constante comunicación a través de rutas neuroinmunes, neurohormonales y a través del nervio vago. La microbiota se forma sobre todo entre el momento del parto y el primer año de vida, y aunque la base estará ahí, las decisiones en el resto de periodos de la vida modularán el perfil de tu microbiota. Se ha demostrado

que la microbiota influye directamente en la producción de neurotransmisores y tiene un impacto en el sistema nervioso central a
través de moléculas como los ácidos grasos de cadena corta, ácidos biliares secundarios y metabolitos del triptófano.[3, 4] Además, la
microbiota está asociada con diferentes factores que afectan a
la salud del cerebro, como por ejemplo factores tróficos, transmisión de la serotonina, función del sistema inmune y la respuesta al estrés.[5]

En 2021 se publicó un metaanálisis con 350.000 personas y
se observó que, a mayor consumo de alimentos ultraprocesados,
mayores síntomas de enfermedades mentales. Otros estudios,
como hemos visto, han encontrado la misma asociación. Además de la malnutrición crónica que estos alimentos generan en
tu cerebro, la otra ruta de cómo lo dañan es a través de la microbiota. Si en tu Titanic no das de comer a los trabajadores, poco
hará el barco, porque abajo necesitan energía para mantener
ese barco en movimiento. El capitán da órdenes, pero la tripula-
ción las ejecuta mal, sobre todo los que están echando carbón.
Sabemos que los ultraprocesados generan daño neurológico y te
predisponen a la depresión y la ansiedad.

Por otro lado, otro metaanálisis de 13 estudios demostró
que aquellos que recibían probióticos además de fibra mejo-
raban significativamente los síntomas de depresión comparados con el grupo placebo.

Esto se debe, sin duda, a la malnutrición neurológica, pero también al impacto que tienen los alimentos ultraprocesados sobre la
microbiota. A nivel neurológico, por una comunicación con la microbiota, dañan el sistema inmune,[6] incrementan la neuroinflamación[7]
y dañan la comunicación hormonal.[8] No es poca cosa. Recuerda que
la gran mayoría del sistema inmune está en los intestinos, que este
ejército interno está constantemente comunicándose con el ministro de Defensa, el cerebro, y que cuando cualquier rama del Ministerio de Defensa concentrada en el intestino nota alguna inflamación,
envía señales directas al ministro, afectando al comportamiento, a
tu estado de ánimo, tu energía y rendimiento cognitivo.[9]

◆ Dime qué comes y te diré qué bacterias tienes

Tu alimentación es sin duda el factor determinante en la salud de la microbiota. Para explicarlo de manera sencilla: lo que alimentas es lo que crece. Si alimentas grupos de bacterias u hongos que en exceso generan problemas —como las proteolíticas (exceso de proteína) o la cándida (exceso de azúcar)— te bañarás en lo que producen esas bacterias. Lo que comes, crece. Y lo que queremos que crezca son las comunidades de bacterias que producen sustancias beneficiosas como el moco, las armas protectoras del sistema inmune y las purpurinas intestinales antiinflamatorias (butirato, propionato y acetato). ¿Qué comen estas bacterias? Fibra vegetal y polifenoles. Repito, si comes fibra, crecen las buenas; y si comes ultaprocesados cárnicos, harinas y azúcares, crecen las «malas».

◆ ¿Cómo afecta la microbiota al cerebro?

- Regula la respuesta del estrés.
- Modula la inflamación.
- Regula la producción de neurotransmisores, como la serotonina.
- Regula la producción de histamina.
- Produce sustancias altamente tóxicas, como los lipopolisacáridos (LPS).
- Genera sustancias beneficiosas, como los ácidos grasos de cadena corta.
- Las paredes intestinales nos protegen contra invasiones externas; si hay intestino permeable, se generan inflamación crónica y partículas que pasan por el intestino y llegan al cerebro, originando neuroinflamación.

◆ ¿Cómo alimentar correctamente la microbiota?

La microbiota se debe alimentar con una variedad de fibras que provengan del reino vegetal. Estos son los diez alimentos más ricos en fibra:

- Judías blancas
- Lentejas
- Frijoles
- Garbanzos
- Guisantes
- Semillas de lino
- Semillas de chía
- Frambuesas
- Soja
- Plátano verde

Como ves, la microbiota y el cerebro son una pareja dispar, que se complementa en sus deseos y necesidades. Por un lado, al cerebro le encantan los alimentos de origen animal altos en colina, vitamina B12 y omega 3, y, por otro lado, a su pareja, la microbiota, le gustan los alimentos del reino vegetal altos en fibra y antioxidantes. De ahí que el equilibrio sea la base del éxito.

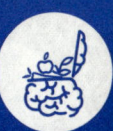

◆ La triada de la alimentación: desarrollo, optimización y longevidad de tu cerebro

El 75 % de los trastornos mentales comienza antes de los 25 años.[1] Eso significa que debemos comenzar a prevenirlos desde la gestación.

La psiquiatría y la medicina tradicional se encuentran en serias dificultades. Y lo saben. Tenemos una pandemia de enfermedades mentales, del neurodesarrollo y neurodegenerativas. Tradicionalmente, los protocolos para la depresión y la ansiedad se abordan con medicamentos y terapia. En el caso del neurodesarrollo, las enfermedades mentales y la neurodegeneración, por lo general la estrategia descansa sobre medicamentos que ayudan a tener una mejor calidad de vida. Diariamente los psicólogos, terapeutas, neurólogos y psiquiatras pelean y defienden con valentía sus frentes en el campo de batalla. Los avances en estas ciencias han revolucionado el mundo del cerebro y lo único que tengo es reconocimiento y agradecimiento por sus esfuerzos hercúleos. Sin embargo, muchas personas no tienen acceso a estas terapias, a muchos otros los medicamentos no les ayudan y a otros los efectos secundarios —como estreñimiento, incremento de peso y problemas sexuales— los fuerzan a dejar el tratamiento. Por esta y otras razones que todo profesional de la salud conoce, creo que los medicamentos, la psiquiatría y la psicología deben tener estrategias complementarias para sus pacientes.

Mi objetivo aquí no es en ningún modo una crítica ni un sustituto, sino un complemento para contribuir a la batería de estrategias que tenemos a nuestra disposición. La nutrición es una estrategia eficaz, de bajo coste y totalmente segura para prevenir, manejar, tratar y, muchas veces, revertir problemas mentales. El equipo multidisciplinario es, sin duda, la mejor opción. Juntos seremos más fuertes en la pelea contra el lobo feroz.

◆ Psiquiatría nutricional

Un campo emergente en las esferas científicas es la psiquiatría nutricional. No solamente para complementar problemas del neurodesarrollo y mentales, sino para prevenir la degeneración del cerebro y optimizar nuestra función cerebral en busca de un cerebro ágil, fuerte, lúcido, con altas capacidades y rendimiento.

Al momento de escribir estas líneas, contamos con tres artículos científicos actualizados:

- Dieta mediterránea y salud mental en niños y adolescentes: revisión sistemática.[2]
- Resumen del rol potencial de la nutrición en enfermedades mentales a la luz de los avances en nutripsiquiatría.[3]
- Nutrición psicológica: revisión de la relación entre nutrición y salud mental.[4]

Todos estos artículos acaban de salir del horno en 2025. En estos metaanálisis se revisa toda la literatura publicada sobre nutrición y salud mental. A todos los profesionales de la salud los invito a repasarlos y ver los cientos de estudios que existen sobre cómo la nutrición, o más bien su ausencia, afecta a niños, adolescentes y adultos con problemas del desarrollo como déficit de atención o autismo, depresión y ansiedad en adolescentes, y el amplio popurrí de enfermedades mentales en adultos. Lo más estudiado es, sin duda, el campo de la depresión.

La evidencia es clara y contundente. El área de acción es amplia y las evidencias se acumulan. Los nutrientes tienen un papel esencial en la salud del cerebro.[5] En cuestión de macronutrientes, los hidratos mantienen la función cognitiva y estabilizan el humor a través de la producción de serotonina.[6, 7, 8] Un consumo equilibrado y optimizado de hidratos de buena calidad regula los niveles de glucosa y optimiza la economía cerebral, previniendo así la depresión y la ansiedad. Las proteínas tienen una función específica en la integridad estructural de las neuronas y proporcionan aminoácidos como el triptófano y la tirosina, que son los precursores de la serotonina y la dopamina, lo que afecta al estado de ánimo y la motivación. Las grasas, por su parte, forman la membrana de las células y componen casi el 70 % del cerebro, dando soporte a funciones cognitivas.[9] La más importante es, sin duda, el omega 3, con efectos antiinflamatorios y neuroprotectores, y vital para la comunicación neuronal; también sabemos que previene la depresión y la esquizofrenia.[10] Las fibras del reino vegetal alimentan a la microbiota neurológica y producen potentes compuestos antioxidantes como la urolitina, y antiinflamatorios como los ácidos grasos de cadena corta. Y, por último, potentes fitonutrientes como los polifenoles ejercen un efecto antiinflamatorio, protector y antioxidante en el cerebro.

Como patrones de alimentación, lo que equivale a la casa de paja de los cerditos es la dieta occidental, basada en alimentos procesados, grasas oxidadas, azúcares y harinas, asociada con un incremento de depresión, ansiedad y declive cognitivo.[11] El perfil inflamatorio, de la mano de la falta de neuronutrientes, contribuye al estrés oxidativo y la neuroinflamación e inhibe el correcto funcionamiento de tu cerebro. La evidencia es abrumadora.[12, 13] Si el material es de mala calidad, tu casa no funciona correctamente, por lo que serás más propenso a la depresión, la ansiedad, el declive cognitivo y las enfermedades relacionadas al cerebro. Un metaanálisis muy interesante de diecisiete estudios observacionales con 385.000 participantes encontró que, a mayor consumo de ultraprocesados, más depresión.[14] En el polo opuesto, encontramos que la dieta mediterránea es la casa de acero y mármol italiano, rica en vegetales, legumbres, pescado, verduras, frutas y aceite de oliva, baja el riesgo de depresión, ansiedad y declive cognitivo.[15] Más adelante te trasladaré lo último publicado sobre ciertas variantes para hacer una dieta mediterránea 3.0, donde uniremos a esta alimentación los beneficios del *low carb* y estudios sobre una variante conocida como dieta mediterránea verde. Pero, por el momento, quédate con que no existe nada, escúchame bien, nada más comprobado en la ciencia, sobre todo gracias a España, que el hecho de que la dieta mediterránea contribuye a la salud del cerebro en niños, adolescentes y adultos.

Uno de los compendios científicos del año pasado resume todos los estudios que se han publicado sobre la relación entre la dieta mediterránea y las enfermedades mentales y del neurodesarrollo. Esto es muy importante, ya que hemos visto crecer rápidamente las tasas de déficit de atención y autismo en niños, y un incremento preocupante en problemas mentales en adolescentes ¿Sabías que aproximadamente el 75 % de las enfermedades mentales se desarrollan antes de los 25 años? La adolescencia es un periodo crítico, donde el 20 % de los individuos sufre de problemas mentales, y es en esta etapa de la vida donde se disparan las enfermedades que estas personas arrastrarán en su edad adulta.

No podemos decir que la alimentación sea el único factor, sin duda no, pero sí un factor contribuyente junto con el uso de dispositivos electrónicos, vida sedentaria, químicos medioambientales, toxicidad, programación epigenética —lo veremos en el siguiente capítulo—, ambiente de luz, cambios hormonales y consumo de drogas y alcohol. En la literatura científica, los hábitos alimenticios son la variable más estudiada, y el consumo de alimentos saludables está asociado una y otra vez con una mejor salud mental en niños y adolescentes.[16] A mayor seguimiento de la dieta mediterránea, menor déficit de atención e incremento en marcadores de atención y rendimiento cognitivo en niños. La misma asociación se encuentra respecto a la depresión y la ansiedad. Todo ello me refuerza en mi opinión sobre la importancia de la alimentación en las primeras dos décadas de vida, donde el cerebro está en pleno crecimiento y expansión. Digamos que es el momento donde se construye la casa para después, en la edad adulta, darle el mantenimiento.

El embarazo, la niñez y la adolescencia destacan como las etapas donde se construye el cerebro que nos acompañará por el resto de la vida. Estos primeros 25 años son el momento donde contratas y hablas con el arquitecto, seleccionas los materiales, haces la inversión y construyes de manera lenta pero sostenida la casa en la que vivirás. Hoy sabemos que el ambiente a lo largo de estas dos décadas suele ser catastrófico; de hecho, en mi opinión, lo peor en cuestión de alimentación. En la primera década, la población infantil es la menos cuidada y protegida en cuestión de alimentación, con el famoso «qué más da, son niños», que ha perpetuado la idea de que los niños no importan y podemos darles mil porquerías sin ninguna consecuencia. Sin duda, esta es mi mayor frustración y me hace cuestionarme lo siguiente: ¿será la niñez el epicentro de la explosión de enfermedades mentales durante la segunda década de vida? ¿Será la niñez el momento más importante para construir una salud mental antibalas? Sin duda alguna.

Tristemente, dentro unas cuantas décadas veremos los resultados de toda una generación de niños a los que se les ha dado paja como herramienta de construcción. Según la comisión permanente de *The Lancet*, para el año 2050 una tercera parte de la población tendrá obesidad y sobrepeso. Esta malnutrición crónica, con la falta de neuronutrientes esenciales, de la mano del alto consumo de azúcares, lleva a una construcción precaria y mal hecha del cerebro. Para rematar, la siguiente parada es la adolescencia, donde noches en vela, alcohol, drogas y alimentos ultraprocesados, de la mano de una corteza prefrontal en pleno desarrollo que nos les da la capacidad de medir «actos versus consecuencias», terminan por construir mal la casa.

Todo esto forma la tormenta perfecta: cambios reales fisiológicos, mal ambiente, material de construcción de mala calidad, más falta de consciencia sobre las consecuencias. Esto sienta la base para que en el tercer piso se asienten esas malas decisiones, que en el cuarto y quinto se empiece a generar la lenta degeneración, oxidación y acumulación de proteínas tóxicas, que desembocan en el sexto y séptimo piso con el diagnóstico de alzhéimer. La neurodegeneración es lenta pero sostenida. Por eso nunca es demasiado pronto ni demasiado tarde. Hoy es el día. Para embarazadas, niños, adolescentes, adultos y personas de la tercera edad. Para todos.

◆ Programación temprana, epigenética y metilación

Antes de comenzar a construir la casa, se nos olvida un punto MUY importante: el momento en que el arquitecto diseña los planos. Los planos de tu casa son tu ADN, el cual lo heredas de tus padres y es inmutable. Rígido e inflexible. Son los planos que hace tu arquitecto, y, una vez que está construida la casa con sus estructuras de base, su cambio sería imposible. Digamos que el ADN es la estructura básica que se construye en la concepción, con la mezcla del ADN paterno y materno. Sin embargo, también sabemos que casi todas las enfermedades no tienen un origen puramente genético. Lo hemos hablado en el tema del alzhéimer, puedes no tener gen y desarrollarlo, o tener el gen y que nunca se exprese. Sin duda, la genética importa, pero al parecer menos que lo que se conoce como epigenética.

Los planos de la casa que diseña el arquitecto contienen información detallada sobre la distribución de los espacios interiores, incluyendo la ubicación de las habitaciones, baños, salas de estar y cocinas. Esta representación gráfica es fundamental para visualizar cómo está organizada la vivienda. Y de ahí tú, en conjunto con el arquitecto y, si así lo deseas, una decoradora de interiores, vais a planear la decoración de tu mansión. En palabras científicas, los planos de tu casa son tu ADN, y como ya hemos dicho no se puede modificar. Tus ojos son del color que son. Punto.

Una vez que tu arquitecto tiene los planos y se construye esa estructura de acero, entramos en la parte divertida. El momento en que tú y la decoradora decidiréis la distribución de las habitaciones, la calidad de los acabados, el color de las paredes, el arte, la cocina, los jardines y, bueno, todo lo que adornará la casa. Esta decoración también estará en constante desarrollo y se adaptará a tus gustos, ingresos y necesidades. Como bien sabes, vas moviendo un cuadro de un lugar para otro, sustituyes el papel tapiz de la pared y todo cambiará conforme cambiéis tú y tus circunstancias.

El mundo de la decoración es la epigenética. Esta nueva ciencia se encarga de estudiar la expresión de los genes. O sea, nos enseña qué factores encienden y apagan tus genes. Con los planos hechos en la concepción, entramos en el periodo de mayor explosión epigenética: el embarazo. Aquí se concentran los mayores esfuerzos para construir tu casa a partir de los planos y es, sin duda alguna, el periodo más importante y donde tenemos que invertir gran parte de nuestro capital y tiempo. Si lo siguiéramos en tiempo real, veríamos cómo los obreros comienzan a construir el cerebro, decoran las habitaciones, pintan las paredes y dan el último toque a los acabados. Y aunque en la niñez y la adolescencia seguimos en periodo de expansión epigenética, la realidad es que ahí el cerebro recorre el siguiente proceso, llamado «poda sináptica». Tu cerebro nace como un árbol lleno de ramas, y ha llegado el momento de podar.

La dotación neuronal está lista en el instante del parto, pero con una sobreproducción de conexiones sinápticas, de tal manera que en las siguientes décadas el cerebro centrará sus esfuerzos en podar o distribuir los recursos del cerebro. Imagina que es un árbol con miles de ramas; llega alguien con unas tijeras y comienza a eliminar las conexiones innecesarias y débiles, permitiendo que las ramas más fuertes y relevantes se fortalezcan. Esto hace que el cerebro del niño y adolescente refine los circuitos y optimice la comunicación entre neuronas. ¿Y qué necesita para esto? Estimular, nutrir y fijar. O sea, un medioambiente estimulante, neuronutrientes, una correcta metilación y el poder fijar estos procesos en el momento del sueño.

Toda enfermedad es una mezcla de unos genes y un medioambiente que modula la expresión de esos genes. Tú puedes tener el gen del alzhéimer, pero si tu medioambiente no es propicio para su expresión, se mantendrá silenciado. Lo mismo del otro lado: puedes no tener el doble ApoE4 y aun así desarrollar alzhéimer. En un poema, la genética son las letras y la epigenética son los espacios y signos de puntuación que le dan forma a esa poesía. La genética puede cargar la pistola, pero eres tú quien aprietas el gatillo con tu estilo de vida. Esto debe de motivarte a no ser puramente un espectador sino tomar los mandos con responsabilidad y ser el arquitecto de tu vida.

◆ **Programación temprana**

La nutrición durante el embarazo afecta a lo que hoy se conoce como programación temprana, que condiciona la salud del feto a corto y largo plazo. Como ya acabo de señalar, el creciente campo de la epigenética explica que, mientras que estamos preprogramados por el ADN que recibimos de nuestros padres, la nutrición y otros factores ambientales y de estilo de vida pueden alterar la forma en que se expresa ese ADN.[17, 18] Y el momento de mayor impacto en esa programación temprana es el embarazo. La Academia de Nutrición Temprana (ENA) advierte sobre el enorme impacto que tiene el estilo de vida de la madre en la salud del bebé y que afecta a factores de riesgo como enfermedades cardiovasculares, diabetes, obesidad, función inmunológica, predisposición a alergias, salud ósea y funciones cognitivas y neuromotoras.[19] La gran mayoría de las investigaciones se han dirigido hacia la salud metabólica, el sobrepeso y la obesidad. Al parecer, no solamente se hereda el gen de la diabetes o el de la obesidad; lo que sucede es que madres con sobrepeso antes y durante el embarazo modifican la expresión de los genes del feto y lo predisponen a sufrir obesidad y sobrepeso. No se hereda solo la genética, se hereda el medioambiente de la madre. En los ámbitos científicos se debate el origen de la obesidad —si es genético o epigenético— y se está comenzando a demostrar que el inicio de la obesidad y el sobrepeso infantiles puede encontrarse en los primeros 1.000 días de vida[20] —desde la concepción hasta los 2 años—, y que hay una transmisión intergeneracional de alteraciones metabólicas que, poco a poco, se han ido descubriendo. Te cuento algunas:

- Niveles altos de glucosa en el segundo trimestre alteran la salud metabólica del niño.[21, 22]
- El riesgo intergeneracional de diabetes y sobrepeso es seis veces mayor en mujeres que tienen una dieta poco saludable durante la segunda fase del embarazo. Este estudio también encontró que la vida sedentaria de la madre es otro factor de riesgo.[23]
- Otro estudio demostró que la interacción del exposoma (dieta, deporte, estrés, sueño y químicos medioambientales) de la madre en la concepción y el embarazo determinará la salud metabólica del futuro humano.[24]
- Otro estudio encontró que las madres con sobrepeso e insomnio en el embarazo tenían mayor probabilidad de sufrir un parto prematuro y que, en los siguientes tres años, esos niños eran más propensos al sobrepeso y a la obesidad. Incluso se daba una mayor asociación en el caso de madres que tenían obesidad antes del embarazo.[25]

La doctora Barbara Demeneix, en su libro *Cóctel tóxico: cómo la contaminación química está envenenando nuestros cerebros*, resume las investigaciones sobre las alteraciones de tiroides, la deficiencia de yodo y los químicos medioambientales durante el embarazo y la caída del cociente intelectual en los niños. Nos cuenta que el embarazo temprano es la etapa más importante en el neurodesarrollo de un ser humano. Nos cuenta que en paralelo al incremento del autismo y el TDAH también se detecta una caída en el cociente intelectual de los niños. Estamos retrocediendo en la evolución. Y, según sus investigaciones, esto se debe a una falta de yodo, una alteración de la tiroides y una exposición creciente y sostenida a sustancias químicas en el ambiente. Por otro lado, y bastante más recientemente, destacan las investigaciones de la doctora Shanna Swan, en las que nos explica que la exposición a químicos medioambientales —entre ellos plásticos, ftalatos y otros disruptores endócrinos—, sobre todo en el embarazo, tiene un efecto adverso en la fertilidad y salud reproductiva de las generaciones futuras. Te recomiendo escuchar el pódcast que hizo con Andrew Huberman el 4 de noviembre de 2024. Por eso insisto tanto en que en el embarazo las mujeres eliminen las botellas de plástico, reduzcan el consumo de pescado y repasen lo que vimos en capítulos anteriores.

Superconsejo

Las mujeres embarazadas —bueno, en realidad todos, pero especialmente las embarazadas— deben realizar un consumo óptimo de yodo, ya sea con una cucharadita de sal yodada, con un multivitamínico que contenga yodo, o mediante un suplemento de 200 mcg al día.

◆ La metilación: el arquitecto de tu futuro

Un artículo del año 2024 titulado «Epigenética, nutrición y el cerebro: mejorar la salud mental a través de la dieta» insiste en la importancia crucial del medioambiente durante los periodos clave, y en cómo la concepción, el embarazo y los primeros años de vida tienen un efecto definitivo en la salud mental.[26] El medioambiente, en este momento crítico de plasticidad y explosión cerebral, determinará el panorama mental para el resto de su vida. Esto se debe a que el cerebro está en pleno desarrollo, y las señales medioambientales modifican la estructura y la expresión de los genes.

El hilo conductor está en uno de los campos de la epigenética llamado metilación. Si te explico a fondo la metilación te quedarás dormido; así que solo te diré, en pocas palabras, que es una de las rutas que modifica y regula la expresión de los genes. Y es, probablemente, la ruta epigenética más estudiada.

La metilación depende de unas moléculas llamadas donantes de grupos metilo, que son como unas chuches pegajosas que se añaden a tus genes haciendo que se silencien o se expresen, según el caso. Es en los periodos críticos de neurodesarrollo cuando se forma este patrón de metilación. Los nutrientes que funcionan como donantes, y de los que depende la correcta expresión genética, son colina, betaína, folato, metionina, vitamina B6 y vitamina B12. Los más importantes son el folato y la B12. Se necesita entender la interacción entre estos nutrientes y los genes para poder actuar en este periodo crítico de desarrollo y prevenir enfermedades metabólicas y mentales. Heredas el genoma, tus padres construyen tu perfil epigenético y luego tú, en la edad adulta, lo puedes modular con tus hábitos de vida. El epigenoma cambia constantemente y, como todo, los patrones de expresión de los genes se alteran con la edad; por eso los cambios epigenéticos son uno de los hitos del envejecimiento.

◆ Los nutrientes como donantes de grupos metilo

Los nutrientes son considerados reguladores epigenéticos que interactúan con el epigenoma y alteran la expresión de los genes a lo largo de la vida. Hoy sabemos que, si hay deficiencia de estos nutrientes en el embarazo y los primeros años de vida, habrá problemas de neurodesarrollo[27] y se estará predispuesto a enfermedades mentales y neurodegenerativas más adelante.[28] Si lo que te digo te suena a chino, piensa que ya lo has escuchado con la deficiencia de ácido fólico en el embarazo y la concepción, que da entrada a problemas del tubo neural y alteración de las funciones cognitivas. El ácido fólico es un donante de grupo metilo que regula la expresión de los genes; si no está presente, la casa no se construye bien. Muy bien, el ácido fólico lo tenemos claro, pero lo que no te han contado es que hay otros nutrientes tan o más importantes, las parejas de baile del folato: la colina y la vitamina B12. Estudios en humanos han revelado que un exceso de folato con deficiencia de B12 está asociado a resistencia a la insulina y sobrepeso en niños. Está demostrado que la deficiencia de B12 se relaciona con el estrés oxidativo, neuropatías y depresión. La vitamina B12 es esencial para el neurodesarrollo y su ausencia genera daños irreversibles.

La colina es otro nutriente crítico en las primeras etapas embrionarias del desarrollo. Contribuye a la formación del neurotransmisor acetilcolina, esencial para los fosfolípidos que construyen la pared de tus neuronas. La mayoría de estudios se ha hecho en animales y han demostrado que una deficiencia de colina altera la función del cerebro y predispone a depresión, esquizofrenia y alteraciones del hipocampo.

Todos los nutrientes donantes de grupos metilo regulan la expresión de los genes a lo largo de toda la vida, y esa expresión es la que determina la probabilidad de una enfermedad mental, del neurodesarrollo o neurodegenerativa. Esto es porque dicho proceso regula la producción de neurotransmisores, mantiene la integridad de la pared de tus células y regula decenas de procesos biológicos.

Alimentos esenciales donantes de grupo metilo

- Huevo
- Salmón
- Remolacha
- Espárragos
- Espinacas
- Alubias
- Carne roja
- Pavo
- Soja
- Pipas de girasol
- Queso ricota
- Zanahoria
- Boniato
- Guisantes

¿Debo suplementar?

A veces, aunque comamos relativamente bien —la realidad es que sobre todo en los primeros meses de embarazo, cuando pasamos por náuseas y poca hambre, y en el periodo de la niñez y la adolescencia, no comemos tan bien como deberíamos—, creo que suplementar es la mejor opción. Es simplemente un seguro de vida. Te invito a que vayas a mi canal de Instagram: en los destacados encontrarás el icono de *Cerebro atómico* junto con las recomendaciones actualizadas de suplementos que recomiendo para embarazadas, niños y adultos.

◆ La homocisteína, destructora de carreteras

Tenemos un marcador que nos puede decir si estamos metilando correctamente y consumiendo suficientes alimentos con donantes de grupos metilo, que regulan correctamente la expresión de los genes. Es la homocisteína, un aminoácido sulfurado que se origina en el metabolismo de la metionina. Es una molécula extremadamente explosiva que daña un sinfín de rutas en el cuerpo, siendo particularmente agresiva en las paredes del endotelio. O sea, machaca tus carreteras. Hoy sabemos que, a mayor homocisteína, más trombosis, derrame cerebral,[29] enfermedades cardiovasculares y metabólicas,[30] osteoporosis[31] y todo un popurrí de males que no quieres, incluyendo nuestros compañeros de viaje, el señor alzhéimer[32] y todo tipo de demencias.[33]

Existe un artículo muy interesante en el que los grandes expertos del tema establecen una asociación clara y directa entre demencia y homocisteína.[34] A más homocisteína, más demencia. En Suecia, por ejemplo, todas las personas deben analizar sus niveles de homocisteína y, si están altos, se les da un suplemento del complejo B. Los niveles recomendados de homocisteína, basados en este artículo, se sitúan por debajo de 10 μmol/L.

◆ ¿Conoces tus niveles de homocisteína?

Te voy a hablar de un artículo que me llamó mucho la atención. Se llama «Deficiencias nutricionales concurrentes y la incidencia de demencia», publicado en 2024. Se siguió a 968 participantes menores de 50 años en 10 ciclos de exámenes cada 4 años. Al comenzar ninguno tenía demencia. Se midieron muchos marcadores y los tres determinantes para el desarrollo de demencia fueron vitamina D, omega 3 y homocisteína. En aquellas personas con un menor consumo de estos nutrientes se observó un incremento de hasta el 50 % en riesgo de demencia. Aquí viene lo más interesante: el riesgo de demencia se duplicaba en diabéticos y personas que fumaban, se triplicaba en aquellos portadores del doble gen ApoE4, ¡y se cuadriplicaba en aquellos con niveles bajos de estos marcadores, que denotan deficiencias de sol, complejo B y omega 3! El corte de homocisteína en este estudio es 8 µmol/L. Mide tu homocisteína; te dice muchas cosas, entre ellas si estás metilando bien y si estás consumiendo suficientes nutrientes del complejo B. Si está alta, suplementa con un complejo B, pero en su versión metilada. Tienes que buscar metilfolato y metilcobalamina. Si no es la forma activa no sirve y puede generar daños.

¿Por qué estos nutrientes? La vitamina D reduce la acumulación de beta-amiloide, la oxidación y la inflamación. El omega 3 es antiinflamatorio y antioxidante, es la materia prima por excelencia de tu tejido cerebral y mejora la salud vascular. La homocisteína alta, o sea, un bajo consumo de donantes de grupo metilo, impacta de manera negativa en el cerebro: daña la salud vascular, incrementa la acumulación de proteína Tau y afecta a la expresión correcta de los genes. Estos tres elementos, en sinergia, son la herramienta más potente que tenemos para construir, proteger y mantener la salud de nuestro cerebro.

Los niveles ideales

?

• **Homocisteína:** niveles por debajo de 8-10 µmol/L. Si están por encima, añade alimentos donantes de grupo metilo y suplementa con complejo B versión metilada por un tiempo. Deja el suplemento, mantén la dieta, y vuelve a medir. Algunas personas, por polimorfismos genéticos, no pueden convertir el folato a la forma activa, por lo que tienen que suplementar a largo plazo.

• **Vitamina D:** niveles por encima de 40 ng/mL. Ideal alrededor de 60 ng/mL. Si es más bajo, suplementa con entre 2.000-4.000 UI (ideal con vitamina K2).

• **Omega 3:** consumir 2-4 gramos de omega 3 todos los días. Compra la mejor calidad que encuentres.

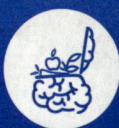

◆ La dieta mediterránea 3.0

La evidencia es clara y abrumadora: la dieta mediterránea es altamente efectiva como tratamiento complementario para enfermedades del neurodesarrollo, mentales y degenerativas. La dieta mediterránea se puede adaptar a la mayoría de las dietas tradicionales. Estoy segura de que la dieta tradicional latinoamericana, por ejemplo, de ser puesta a prueba sería igual o más efectiva. Lo importante no es cómo la llamemos, sino que la base sea la siguiente:

- Una alimentación basada en alimentos naturales.
- Con alimentos ricos en antioxidantes.
- Rica en fibra.
- Grasas de buena calidad como aguacate y aceite de oliva.
- Cantidad suficiente, pero no muy alta, de grasas animales.
- Moderada en proteína.

◆ Local, estacional y natural

Muy bien. Una vez que hemos comprendido la base para la construcción, que es la dieta mediterránea, te quiero hablar de tres estudios en los que nos vamos a basar para darle un ascenso a la dieta mediterránea: la vamos a pulir, perfeccionar y optimizar.

Basaré las recomendaciones en estos tres grupos de estudios:

- La dieta MIND («mente», en inglés: *Mediterranean-DASH Intervention for Neurodegenerative Delay*).
- La dieta mediterránea verde.
- La dieta mediterránea *low carb*.

◆ La dieta MIND

La dieta MIND es un patrón de alimentación para mejorar la salud cerebral, retardar la pérdida de memoria y prevenir las enfermedades neurodegenerativas. Tiene como base la dieta mediterránea y la dieta para la hipertensión, pero se le añaden ciertos alimentos que está comprobado mejoran el rendimiento cognitivo. Los resultados son un poco más efectivos que la dieta mediterránea tradicional. La investigación ha demostrado que las personas con las puntuaciones más altas en la dieta MIND tienen una tasa de alzhéimer un 53 % más baja que aquellas con las puntuaciones más bajas. Y aquellos con niveles MIND moderados aún mostraron una tasa del 35 % más baja. Otros estudios indican que seguir la dieta MIND se asocia con un menor riesgo de demencia. Esta dieta se basa en los siguientes alimentos:

- Verduras de hoja verde
- Frutos secos
- Bayas y frutos rojos
- Aceite de oliva
- Legumbres
- Cereales integrales
- Pescado y marisco
- Aves

◆ La dieta mediterránea verde

La base es la dieta mediterránea con dos añadidos: té verde y un alga llamada lenteja de agua, rica en proteínas y nutrientes. Para verificar sus efectos se llevó a cabo un estudio con tres grupos de participantes:

- **Grupo 1:** Dieta saludable; pautas básicas de alimentación sana y actividad física.
- **Grupo 2:** Dieta mediterránea, más nueces, pautas de actividad física. Baja en hidratos simples y rica en fibra. Se restringen las calorías a 1.500-1.800 kcal/día para hombres y 1.200-1.400 kcal/día para mujeres.
- **Grupo 3:** Dieta mediterránea verde, más nueces, evitar carne roja, tres tazas de té verde y un batido por la noche con lenteja de agua. Actividad física y misma restricción calórica.

A los seis meses se evaluó el efecto de las dietas sobre la pérdida de peso y sobre los factores de riesgo cardiovascular y metabólico. Quienes siguieron ambos tipos de dieta mediterránea perdieron más peso: mediterránea verde, 6,2 kg; mediterránea, 5,4 kg; dieta saludable, 1,5 kg.

La circunferencia de la cintura se redujo en un promedio de 8,6 cm entre los que seguían la dieta mediterránea verde, en comparación con los 6,8 cm de los que hicieron la dieta mediterránea, y los 4,3 cm entre los adscritos a la dieta saludable.

En 2002, otro estudio clínico[1] basado en la dieta mediterránea verde demuestra que este tipo de alimentación rica en nueces, té verde y alga, y baja en carnes procesadas, es neuroprotectora y previene la atrofia cerebral relacionada con la edad. La atrofia cerebral es un proceso natural que se caracteriza por la reducción del volumen de masa en el cerebro; se acelera a partir de los 55 años y es un biomarcador temprano de declive cognitivo.[2] Con el tiempo, tu cerebro se va volviendo como una nuez. El proceso es inevitable, pero factores como la diabetes tipo 2, la inflamación, la hipertensión y la acumulación de beta-amiloide y Tau están asociados con una atrofia cerebral acelerada y declive cognitivo. Aquellos con diabetes tienen alterada la estructura normal y un gran incremento de atrofia del hipocampo.[3] Los investigadores de este estudio demostraron que seguir este tipo de alimentación controla la glucemia —recuerda que este es el factor determinante en los problemas metabólicos cerebrales y neurovasculares—, aumenta la pérdida de peso, reduce la tensión arterial y, sobre todo, y lo más importante, reduce la atrofia en hasta un 50 %. Increíble.

Otro estudio clínico controlado a lo largo de 18 meses se publicó en 2024:[4] contó con 284 participantes con obesidad y alteraciones lipídicas. Encontraron que los efectos de la dieta mediterránea verde mejoran el control de la glucosa, aceleran la pérdida de peso y, basado en resultados medidos con resonancia magnética, atenúan el declive cognitivo relacionado con la edad, siendo el marcador determinante la reducción de glucosa en sangre. A mayor consumo de polifenoles, menor la edad cognitiva. También observaron que los marcadores importantes que determinan la edad biológica —y no cronológica— del cerebro, son la tensión arterial, la insulina y la hemoglobina glicosilada. Recuerda que estos marcadores determinan la salud metabólica cerebral. Y este estudio nos dice que, a mayor disfunción de la glucosa, menor tamaño del hipocampo —tu centro de memoria—, mayor acumulación de beta-amiloide y más neuroinflamación. Esos picos de glucosa de manera sostenida le pegan duro al cerebro. Los autores insisten en la reducción de los niveles de glucosa y el alto consumo de polifenoles. Este tipo de alga, la lenteja de agua, contiene más de 200 polifenoles, especialmente luteína y apigenina. Por otro lado, el té verde es alto en potentes catequinas y, como ya sabemos, las evidencias científicas son abrumadoras respecto a sus beneficios neuroprotectores.

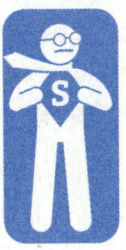

Superalimento: el aceite de oliva

Un estudio que siguió a 90.000 personas a lo largo de 28 años demostró que una cucharada de aceite de oliva extra virgen reduce el riesgo de demencia en un 28 %.[5] Esta asociación se sostuvo aun después de ajustar la dieta, genética y otros aspectos de estilo de vida ¿Qué hace tan especial al aceite de oliva? Contiene muchos polifenoles, vitamina E y grasas monoinsaturadas que protegen el cerebro contra el estrés oxidativo, reducen la neuroinflamación y dan soporte vascular manteniendo el flujo de oxígeno al cerebro. El mismo estudio demostró que sustituir la margarina o mayonesa por aceite de oliva reducía el riesgo de demencia en un 8-14 %.

◆ Dieta keto mediterránea

Vamos a ver ahora un estudio publicado en *Nature* en 2025, sobre los efectos de la dieta keto mediterránea en marcadores lipídicos y el metabolismo del cerebro.[6] Los investigadores explican que uno de los primeros cambios que se pueden observar en la fase asintomática del alzhéimer es la alteración en el metabolismo del cerebro y en el perfil lipídico. Algo que ya vimos en los primeros capítulos. La grasa es un componente básico de la estructura y el funcionamiento de las células del cerebro, el elemento esencial para las membranas y las sinapsis, lo que se altera a través del alzhéimer. También nos dicen que el gen ApoE4 *vs.* el ApoE2 tiene su efecto negativo o protector mediado por la regulación de los lípidos. El estudio se extendió durante seis meses e incluyó dos grupos:

- **Grupo 1:** se da una dieta basada en la recomendación de la American Heart Association (65 % hidratos, 15-20 % grasas y 20-30 % proteínas).
- **Grupo 2:** dieta keto mediterránea (5-10 % hidratos, 60-65 % grasas y 30 % proteínas). Incluye menos de 20 g de hidratos diarios. Se añaden aceite de oliva, alimentos naturales y altos en nutrientes.

Los resultados demostraron que una dieta keto tiene un impacto positivo en el perfil lipídico del cerebro en pacientes en riesgo de alzhéimer. Revierte precisamente los cambios que aceleran el desarrollo del alzhéimer, pudiendo ser una estrategia positiva para la prevención.

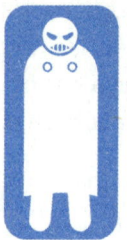

Supervillano: el estrés

Después de llevar un sensor de glucosa durante tres años y ver miles de gráficas de personas en mis grupos del curso sobre glucosa, pude observar que la principal causa de subidas sostenidas de glucosa no es la comida, es el estrés. El cortisol es un glucocorticoide, o sea, una hormona que tiene la capacidad de soltar y sostener la glucosa en sangre. Esta hormona madre del estrés necesita asegurar que, si te viene persiguiendo un león, tengas combustible disponible para que el cerebro y los músculos puedan acceder a él. O sea, para que puedas pensar en una estrategia para escapar del león y ejecutar la huida. Cuando estás estresado de manera crónica, vemos cómo los niveles basales de glucosa suben de manera sostenida, llevados de la mano y en paralelo a la hemoglobina glicosilada. El cortisol también inhibe la función de la insulina, por lo que vemos en las gráficas lo que llamo mesetas de cortisol, o sea, mesetas de glucosa, y, al volverte momentáneamente resistente a la insulina, los niveles de glucosa no bajan. Es muy probable que si vemos hemoglobina glicosilada alta —la cantidad de glucosa a la que está expuesto tu cuerpo en los últimos tres meses— la principal causa sea el estrés. Lo mismo sucede con el sueño: si duermes mal, ya te despertarás con niveles de glucosa alta y, comas lo que comas, te dará un pico más pronunciado. Tus emociones, sueño y estrés impactan directamente en los niveles de glucosa.

◆ Ali-Mente: la fusión de las dietas mediterráneas

Si hacemos un bizcocho con todos los estudios sobre la alimentación y el cerebro veremos que los siguientes factores son determinantes en los protocolos específicos para fomentar el neurodesarrollo, la salud mental y el rendimiento cognitivo y en la prevención de la neurodegeneración:

- Una dieta que baje la neuroinflamación.
- Una dieta baja en carga glicémica.
- La base debe ser la dieta mediterránea, que se fundamenta en alimentos naturales.
- La dieta tiene que ser rica en polifenoles.
- Dieta rica en fibra.
- Dieta rica en neuronutrientes.

Bajar la neuroinflamación

- Añadir mis bomberos cerebrales: cúrcuma, té verde, frutos rojos, aceite de oliva, cacao, granada y crucíferas. No te olvides de la espermidina: la encuentras en las setas y la soja.
- Añadir alimentos altos en fibra como soja, lentejas, alubias y garbanzos.
- Dieta basada en el reino vegetal.
- Baja en carnes procesadas.

Mantener baja la carga glucémica

- Evitar bebidas azucaradas.
- Evitar las harinas.
- Evitar azúcar, siropes y concentrados de fruta.
- No a los zumos de fruta.
- No a las chuches.

- Dentro del reino de los alimentos naturales, te recomiendo sustituir los cereales integrales por las legumbres. Los cereales y sus harinas, aunque sean integrales, sin duda dan un pico más pronunciado de glucosa.

Dieta rica en polifenoles

Consumir diariamente:

- 3 tazas de té verde.
- 1 cucharada de cacao.
- 1 granada.
- 1 porción de frutos rojos, preferiblemente arándanos.
- 1 cucharada de aceite de oliva.
- 1 ensalada verde todos los días; sustituir la lechuga por berros o rúcula.
- 1 cucharadita de sésamo negro.
- 1 cucharadita de semillas de lino.
- Nueces.

Dieta rica en fibra

- Legumbres
- Tubérculos
- Frutas
- Verduras

Dieta rica en neuronutrientes

- Alimentos de origen animal como fuente de yodo, B12 y colina, como huevo, carne, mariscos, pescados pequeños.
- Alimentos ricos en vitamina C como papaya, pimientos y frambuesas.
- Alimentos ricos en folato como espinaca, soja, semillas de girasol y legumbres.
- Alimentos ricos en otras vitaminas del complejo B.

Al final, la naturaleza es muy sabia y, si sigues una dieta variada y equilibrada, tendrás todo lo que necesitas. El cerebro requiere alimentos de origen animal y la microbiota de origen vegetal. Se complementan. Así que no caigas en guerras nutricionales, necesitas comer de TODO. Me gusta la regla 80-20: el 80 % de tu dieta sana, con una baja carga glucémica, sin cereales ni harinas, y el 20 % con flexibilidad. Esto hará que tu dieta sea sostenible y que puedas habitar en este planeta, con eventos sociales y un ambiente precisamente más saludable. El 20 % equivale a unas cuatro comidas por semana. Creo que este es un buen equilibrio, sostenible y nutritivo.

15 alimentos para un supercerebro

- Huevo
- Salmón
- Sardinas
- Cacao
- Alubias blancas y lentejas
- Almendras crudas
- Té verde o matcha
- Guayaba o papaya
- Semillas de calabaza
- Nueces
- Café
- Soja
- Brócoli y otras crucíferas
- Espinaca
- Cúrcuma

En resumen...

- Hay que proporcionar neuronutrientes para optimizar la función cerebral y revertir el proceso degenerativo.
- Modular de manera correcta la epigénetica a través de donantes de grupo metilo.
- Apoyar a la psicología, la neurología y la psiquiatría con un nuevo campo en la nutrición: la psiquiatría nutricional.
- La alimentación tiene un rol fundamental en el desarrollo de enfermedades del neurodesarrollo, mentales y neurodegenerativas.
- La neuronutrición en los primeros años, desde la concepción hasta los 2 años, es vital para la construcción del cerebro y para la expresión del genoma. A partir de ahí se necesita para el proceso de podar el árbol cerebral. La construcción del cerebro no finaliza hasta los 25 años con el desarrollo de la corteza prefrontal.

Y tres reglas de oro

1. Consumir alimentos naturales, reducir los procesados y casi eliminar o comer de manera puntual los ultraprocesados. Los alimentos naturales son la materia prima de mejor calidad.

2. Llevar una dieta mediterránea, rica en fibras, con un consumo suficiente pero moderado de alimentos de origen animal, con una carga glucémica baja y con una alta carga antioxidante.

3. Consumir neuronutrientes.

   - Vitamina B12 (carnes y pescados).
   - Folato (soja, pipas de girasol, judías blancas).
   - Omega 3 (salmón, boquerones, nueces, semillas de lino y suplementar).

- Colina (huevos, hongos, tofu).
- Vitamina D (sol o suplemento).
- Vitamina B6 (sardinas, salmón, bogavante y langosta).
- Yodo (almejas, ajo, gambas, alimentos del mar o sal yodada): 150 mcg al día. Si no comes alimentos del mar, usa sal yodada.
- Vitamina C (guayaba, papaya, pimiento, kiwi).
- Magnesio (cacao, almendras, legumbres).
- Selenio (un puñado de nueces de Brasil cuatro veces por semana o añadir un par de ellas a tus *smoothies*).
- Zinc (ostras, semillas, carne).
- Fibra (legumbres, frutas y verduras).

Recordatorio final

- Consume alimentos naturales.
- Reduce el consumo de harinas, zumos y bebidas azucaradas.
- Intenta que el 80 % de tu alimentación esté basada en alimentos naturales.
- Lleva una dieta mediterránea con aceite de oliva. Añade té verde, nueces y hojas verdes, preferiblemente de la familia de las crucíferas como berros o rúcula.
- Mide tu homocisteína; que no esté por encima de 10. Te indica si estás metilando bien y si te faltan nutrientes del complejo B. Si estás por encima de 10 ajusta tu alimentación y suplementa con complejo B; busca la versión metilada: metilcobalamina y metilfolato. Suplementa por un tiempo mientras mejoras tu alimentación, vuelve a medir y ajustar.

PROGRAMA DE ALIMENTACIÓN ALI-MENTE

El plan de alimentación Ali-Mente se basa en tres comidas al día. Cuenta con un periodo de ayuno diario de 12-16 horas. Hay que prescindir de los *snacks* y los picoteos y limitar las harinas y los azúcares. Estas son algunas de las propuestas de platos para realizar las comidas:

Desayuno

- Huevo con champiñones, papaya y aguacate.
- Batido de proteína de chocolate (proteína de chocolate, crema de avellanas, zumo de granada, cacao, semillas de sésamo negro y hielo).
- Batido de matcha (matcha, plátano, espinaca, crema de almendra, semillas de lino, leche de almendra y hielo).
- Pan 100 % centeno, pavo, tomate, aceite de oliva y aguacate.
- Tortitas de huevo, plátano y avena, acompañadas de yogur griego y anacardos.
- Batido de arándanos, batido de proteína, dátil, crema de anacardos, semillas de lino y espinaca.
- Granola de pepitas con cacao con yogur griego o de coco.

Comida

- Pollo al horno con patatas y ensalada de berros con remolacha. Aceite de oliva y vinagre de granada.
- Sopa de garbanzos con verduras. Ternera con espárragos y rúcula.
- Hamburguesa de carne de vacuno, acompañada de boniato al horno. Crema de brócoli.
- Pizza de coliflor con tomate, fiambre de pavo ecológico, champiñones y queso de cabra.
- *Frittata* de quinoa y champiñones con hierbas.
- Quinoa tibia mediterránea.
- Gambas a la mantequilla de ajo sobre calabacines en espiral.

Cena

- Salmón al horno con ghee (mantequilla clarificada) y alcaparras. Crema de calabaza.
- Pescado blanco con aceite de oliva y alcaparras. Acompañar con ensalada griega: tomate, pepino, aceitunas, queso feta y cebolla morada. Aceite de oliva y vinagre.
- Alubias blancas con verduras y gambas.
- Huevo con verduras y una fruta.
- Sopa de lentejas, ensalada de pepino, tomate, burrata con aceite de oliva.
- Tofu con verduras y boniato.
- Hamburguesa de alubias y tofu. Acompañar con una ensalada verde, nueces y aguacate.
- Berros con alcachofas y semilla de calabaza. Solomillo con puré de patata.
- Huevos de granja trufados con berros y salmón ahumado.
- Gambas crujientes con verduras y alubias.

Mi ensalada favorita del momento

- Remolacha rallada
- Granada
- Cebolla morada en cuadritos
- Eneldo picado finamente
- Cebollino picado finamente
- Zumo de limón
- Aceite de oliva
- Sal

Mis recetas favoritas

◆ *Frittata* de quinoa y champiñones

Este sencillo plato aporta un gran poder vegetal gracias a las hierbas frescas, setas, aceitunas y la quinoa. Las setas también contienen fitonutrientes únicos, que ayudan a completar esta comida. Para tu próximo *brunch*, ¡sirve algo curativo!

Ingredientes (seis personas):

- ¾ taza de quinoa cruda (o 1½ taza cocida)
- 6 huevos grandes de gallinas de corral
- ½ taza de queso parmesano rallado
- ¼ taza de albahaca fresca picada
- 2 cucharadas de cebollino o estragón fresco picado
- 1 cucharadita de tomillo fresco picado
- ¼ cucharadita de pimienta negra recién molida
- 4 cebollas tiernas o ajetes, cortados en rodajas finas
- 1 taza de champiñones maitake, shiitake o rebozuelo, limpios y cortados en rodajas
- Aceite de oliva
- ¼ taza de aceitunas sin hueso variadas, enteras o picadas

Preparación:

Cuece la quinoa según las instrucciones del paquete. Resérvala. En un bol grande, bate los huevos y, a continuación, añade la quinoa, el parmesano, las hierbas, la pimienta, las cebollas tiernas o los ajetes y los champiñones. Unta una sartén mediana apta para horno con una capa densa de aceite de oliva. Ponla a fuego medio-alto, añade la mezcla y espolvoréala con las aceitunas. Deja que se haga durante dos a tres minutos sin remover.

Precalienta el horno a 180 grados con la rejilla en la segunda posición desde arriba. Deja que se haga, aproximadamente de tres a cuatro minutos, hasta que la parte superior esté ligeramente dorada y los huevos se hayan endurecido en el centro. Retira la *frittata* del horno y déjala reposar durante tres minutos. Desmolda con una espátula y córtala en seis porciones. Sírvela inmediatamente.

Datos nutricionales por porción (grande):
14 g proteínas; 14 g carbohidratos; 14 g grasas (6 g saturadas); 295 mg colesterol; 2 g azúcares; 2 g fibra; 409 mg sodio. Selenio = 65 %; vitamina K = 51 %; vitamina B12 = 39 %; colina = 35%; zinc = 33 %.

◆ Huevos trufados con berros y salmón ahumado

Como trío, el marisco, las verduras y los huevos de este plato aportan todos los nutrientes esenciales. Para obtener aún más omega-3 (y sin colorantes alimentarios), elige salmón salvaje, que a veces es más difícil de encontrar que el salmón ahumado. Los berros encabezan la lista de frutas y verduras con mayor densidad de nutrientes. Los gourmets más exigentes pueden cambiar el aceite de trufa por dos cucharaditas de trufa fresca rallada, blanca o negra, con dos cucharaditas de aceite de oliva.

Ingredientes (cuatro personas):

- 1 cucharada de aceite de oliva
- 4 huevos de gallinas de corral
- 2 cucharaditas de aceite de trufa
- 1 cucharadita de pimentón
- 1 chalota o ½ cebolla roja, cortada en rodajas finas
- 225 g de berros
- 2 cucharadas de vinagre balsámico o de manzana
- 225 g de salmón ahumado

Preparación:

Engrasa una sartén grande con la mitad del aceite de oliva y ponla a fuego medio-alto. Casca los huevos en la sartén, rocíalos con el aceite de trufa y espolvorea con pimentón. Deja que se haga durante tres o cuatro minutos hasta que las claras estén cocidas pero las yemas estén blandas. Mientras se fríen los huevos, prepara los berros. Engrasa otra sartén grande con el aceite de oliva restante. Añade la chalota o la cebolla y deja que se haga durante dos o tres minutos hasta que empiece a ablandarse. Añade los berros y cocínalos durante un minuto hasta que se ablanden. Rocía con el vinagre. Reparte la mezcla en cuatro platos y pon encima de cada porción un huevo y unos 55 g de salmón ahumado. Sírvelo inmediatamente.

Datos nutricionales por porción:

30 g proteínas; 4 g carbohidratos; 27 g grasas (6 g saturadas); 246 mg colesterol; 5 g fibra; 489 mg sodio. Vitamina K = 160 %; EPA + DHA = 60 %; colina = 45%; vitamina C = 33%; selenio y yodo = 29 %.

◆ Granola con chocolate

Las pepitas de cacao son energizantes y aumentan el flujo sanguíneo en el cerebro. En ensayos clínicos se ha demostrado que el chocolate negro mejora el humor, la concentración y la memoria. Además, es alto en magnesio y antioxidantes. Esta granola combina granos integrales de avena con semillas de chía y cáñamo, llenas de nutrientes.

Ingredientes (para cinco tazas de granola):

- Aceite de oliva
- 2 tazas de copos de avena
- ⅓ taza de semillas de chía

- ⅓ taza de semillas de cáñamo
- ½ taza de coco rallado
- ¼ taza de semillas de calabaza
- 2 cucharadas de alulosa
- ½ cucharadita de canela molida
- ¼ cucharadita de sal
- 1 huevo
- 2 cucharadas de agua fría
- 3 cucharadas de pepitas de cacao
- 2 tazas de yogur griego

Preparación:

Precalienta el horno a 150 ˚C. Engrasa ligeramente dos bandejas para hornear con aceite de oliva. En un tazón grande, mezcla la avena, las semillas de chía, las semillas de cáñamo, el coco, las semillas de calabaza, la alulosa, la canela, sal y el huevo. Añade el agua fría y remueve bien.

Divide la mezcla entre las dos bandejas, extendiéndola bien. Hornea de 25 a 30 minutos, removiendo a los 15 minutos, hasta que la avena y el coco empiecen a dorarse.

Sácalo del horno y pásalo a un bol grande. Añade las pepitas de cacao y mezcla hasta que se distribuyan uniformemente. Deja enfriar la granola completamente antes de servir. Sirve cada porción con media taza de yogur griego.

Datos nutricionales por porción:

15 g proteínas; 30 g carbohidratos; 23 g grasas (6 g saturadas); 37 mg fibra; 134 mg sodio. Fibra = 48 %; vitamina E = 40 %; zinc = 34 %; proteína = 31 %; hierro = 23 %.

◆ Quinoa a la mediterránea

Para que esta ensalada se pueda comer con las manos, vacía las mitades de pepino y rellénalas con ella.

Ingredientes (para cuatro personas):

- 450 g de tomates cortados en cuartos
- 1 cucharada de aceite de oliva
- 1 cucharadita de hojas de tomillo fresco
- ½ cucharadita de sal
- ¼ cucharadita de pimienta negra recién molida
- 1 taza de quinoa roja o blanca
- ½ taza de aceitunas variadas, envasadas en aceite
- ¼ taza de alcaparras, bien enjuagadas y escurridas
- 2 cucharadas de pasta de tomate
- ½ taza de hojas de albahaca fresca

Preparación:

Precalienta el horno a 120 °C. Coloca los tomates, con la parte cortada hacia arriba, en una bandeja grande para hornear. Rocíalos con el aceite de oliva y espolvoréalos con las hojas de tomillo, sal y pimienta.

Ponlos en el horno y hornéalos durante aproximadamente una hora, dándoles la vuelta una o dos veces, hasta que los tomates se hayan encogido y estén ligeramente dorados.

Cuece la quinoa según las instrucciones del paquete y mézclala con las aceitunas, las alcaparras y la pasta de tomate. Pon la quinoa en una fuente con los tomates por encima. Espolvorea con la albahaca y sirve inmediatamente.

Datos nutricionales por porción:

9 g proteínas; 33 g carbohidratos; 8 g grasas (1 g saturadas); 0 mg colesterol; 6 g fibra; 682 mg sodio. Vitamina C = 41 %; selenio = 33 %; calcio = 28 %; fibra = 24 %.

◆ Ensalada de ternera a la parrilla y berros con aguacate y remolacha

Este plato es otra puerta de entrada a las verduras para los amantes de la carne, ya que combina el filete de falda, rico en hierro, con los berros, un gran aporte de nutrientes como las vitaminas A, C y K. Los berros están en su apogeo en primavera, pero la mayoría de las tiendas los tienen también durante los meses de verano. Si no los encuentras, puedes sustituirlos por espinacas tiernas.

Ingredientes (para cuatro personas):

- 225 g de remolacha pelada y cortada en cuartos
- 1 cucharada de aceite de oliva
- 450 g de filete de ternera
- ¼ cucharadita de sal
- 225 g de berros
- 1 aguacate Hass maduro, sin hueso, pelado y cortado en cubos

Aliño:

- 3 cucharadas de aceite de oliva
- 3 cucharadas de vinagre balsámico
- 1 cucharada de romero fresco picado
- 1 cucharadita de miel o sirope de alulosa
- 1 cucharadita de mostaza de Dijon
- ¼ cucharadita de sal

Preparación:

Precalienta una parrilla a fuego fuerte. Mezcla la remolacha con el aceite de oliva y colócala en una cesta de parrilla. Deja que se haga entre 25 y 30 minutos, hasta que esté tierna. Durante los últimos cinco minutos de cocción, pásala directamente a la parrilla para que se marque.

Mientras se cuecen las remolachas, prepara el filete. Colócalo en un plato y sazónalo. Deja que la carne se haga a la parrilla de 15 a 20 minutos, dándole la vuelta de vez en cuando, hasta que esté poco hecha.

Deja reposar el filete durante cinco minutos para que los jugos se redistribuyan antes de cocinarlo. Mientras el filete reposa, prepara el aliño. Pon el aceite de oliva, el vinagre, el romero, la miel, la mostaza y la sal en un bol pequeño y bátelo bien.

Coloca los berros en cuatro platos con las remolachas y el aguacate, dividiéndolos por igual. Corta el filete en lonchas finas y repártelas entre los cuatro platos. Aliña y sirve inmediatamente.

Datos nutricionales por porción:

29 g proteínas; 21 g carbohidratos; 24 g grasas (6 g saturadas); 21 mg colesterol; 5 g azúcares: 5 g fibra; 470 mg sodio. Vitamina K = 184 %; vitamina B12 = 117 %; vitamina C = 63 %; zinc = 96 %; selenio = 64 %.

◆ Gambas a la mantequilla de ajo sobre pasta de calabacín

Rallar el calabacín crudo con una mandolina o un espiralizador permite sustituir la pasta por un plato rico en nutrientes, bajo en azúcar. No cortes los fideos de calabacín con antelación, ya que pueden empaparse y perder su textura firme. Si tienes calabaza amarilla de verano, funciona igual de bien en este rápido plato de marisco.

Ingredientes (para cuatro personas):

- 2 calabacines grandes
- 4 zanahorias peladas
- 1 cucharada de aceite de coco
- 450 g de gambas salvajes medianas, peladas y desvenadas
- 4 dientes de ajo picados
- 4 cucharadas de mantequilla sin sal
- 1/4 taza de perejil fresco picado

Preparación:

Rallar el calabacín y las zanahorias, utilizando una mandolina japonesa o un espiralizador para hacer fideos. Reservar.

Calienta una sartén grande a fuego alto. Pon el aceite de coco y las gambas y deja que se hagan durante dos o tres minutos, removiendo a menudo, hasta que las gambas se pongan rosadas. Añade el ajo y cocina un minuto más hasta que desprenda aroma. Incorpora los fideos de calabacín y zanahoria, baja el fuego y remueve bien para distribuirlos. Añade la mantequilla y deja que se derrita durante un minuto. Sirve inmediatamente, adornado con el perejil picado.

Datos nutricionales por porción
(110 g de gambas con dos tazas de fideos):

26 g proteínas; 13 g carbohidratos; 17 g grasas (9 g saturadas); 170 mg colesterol; 4 g fibra; 230 mg sodio. EPA+DHA = 124 %; selenio = 100 %; vitamina A = 75 %; proteína = 57%; vitamina C = 53 %.

◆ Gambas con verdura y alubias

Esta crujiente preparación en sartén es una opción más sana que la fritura habitual. Escoge bien las gambas (salvajes, sin conservante de sal) para obtener una opción de marisco rica en proteínas y yodo que resulte atractiva para los niños y los que no conocen el marisco.

Ingredientes (para cuatro personas):

- 4 ½ tazas de harina de garbanzo o avena
- ½ taza de queso parmesano
- 2 cucharadas de semillas de lino molidas
- 2 cucharadas de semillas de calabaza
- 1 cucharadita de hierbas secas, al estilo del condimento italiano
- 1 huevo

- 450 g de gambas grandes, peladas, desvenadas y sin cola
- 3 cucharadas de aceite de oliva
- 225 g de acelgas o espinaca
- 2 dientes de ajo, cortados en rodajas finas
- Un frasco de cristal de 450 g de garbanzos o alubias blancas

Preparación:

Coloca la harina, el queso, las semillas de lino y de calabaza y las hierbas en un plato y mézclalo con los dedos.

Bate el huevo en un cuenco poco profundo. Empapa una gamba en el huevo batido y presiónala sobre la mezcla de la harina, luego pásala a un plato grande y limpio. Repite la operación con el resto de las gambas, por tandas. Y déjalas en el frigorífico mientras preparas las verduras.

Calienta una cucharada de aceite de oliva en una sartén grande y añade las verduras y el ajo. Mézclalo bien y deja que se hagan durante uno o dos minutos, hasta que se ablanden. Añade las judías y vuelve a remover. Apaga el fuego y reserva.

Calienta otra sartén grande a fuego medio y añade las dos cucharadas restantes de aceite de oliva. Añade las gambas y deja que se hagan de cuatro a seis minutos, dándoles la vuelta de vez en cuando, hasta que las gambas estén crujientes.

Pásalas a un plato forrado con una servilleta de papel para eliminar el exceso de aceite. Coloca las verduras en cuatro platos, dividiéndolas por igual, y cubre con las gambas. Sirve inmediatamente.

Datos nutricionales por porción (110 g de verduras y 6 gambas): 40 g proteínas; 51 g carbohidratos; 19 g grasas (3 g saturadas); 220 mg colesterol; 11 g fibra; 461 mg sodio. ALA = 128 %; vitamina C = 125 %; proteínas = 83 %; selenio = 78 %; folato = 40 %.

IV. NEUROGÉNESIS

FACTORES TRÓFICOS Y MANTENIMIENTO CEREBRAL

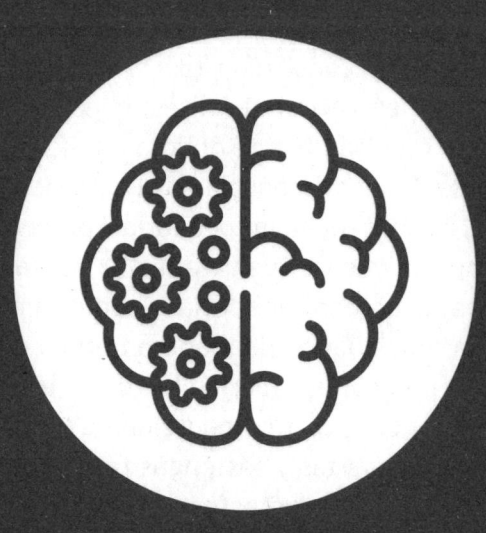

Te felicito; junto con tu mano de obra (mitocondria) has construido una mansión inigualable. Una casa con cimientos de acero, una estructura energética infalible, la última tecnología y un sistema de drenaje y limpieza que ha dejado tu casa resplandeciente. Los acabados son de la mejor calidad, mármol italiano, maderas exóticas, grifos dorados y, junto con tu decoradora, has conseguido que los muebles, pinturas, esculturas y papel pintado hagan de tu casa una obra de arte. Cuando entras por primera vez a tu mansión, sientes una gran satisfacción. Ha sido un recorrido largo y una gran inversión en tiempo y recursos. Suspiras con orgullo, pero lo primero que pasa por tu cabeza es: «¿¡Cómo voy a y mantener limpia esta mansión!?» Tu pareja te susurra al oído: «No te preocupes, amor mío, lo tengo todo previsto: tendrás línea directa con el fontanero, el electricista, el pintor y todo el equipo de profesionales que han construido la casa. También he contratado un equipo que se encargará de la limpieza de la casa: tendrás dos personas de servicio para mantenerla limpia, un cocinero, una lavandera, un mozo y un jardinero. Sé que solos no podemos».

Sí, has limpiado y construido tu cerebro con una dieta mediterránea rica en neuronutrientes, decorado epigenéticamente con un medioambiente óptimo y suficientes donantes de grupo metilo, has reconstruido el cableado energético de tu cerebro, optimizado la mitocondria y proporcionado un equipo de limpieza eficaz. Buen trabajo. Y sobre el tema de cómo mantener el cerebro en forma —cómo vamos a sostener Manhattan funcionando de manera óptima— yo te contesto que no te preocupes, querido lector o querida lectora. Lo tengo todo bajo control, te proporcionaré todas las herramientas para que inviertas y sostengas tu cerebro a lo largo de los años. Contarás con contacto directo con el constructor a través de los alimentos que consumes, con el equipo de limpieza a través de los antioxidantes, y con el sistema glinfático y con un equipo eficaz de mantenimiento y regeneración a través de los factores tróficos. Tú escoges: o decides invertir en mantener tu casa en condiciones, o el paso del tiempo la volverá a oxidar, debilitar y apagar.

En esta parte hablaremos del proceso de neurogénesis y neuroplasticidad, y de cómo ciertas señales tróficas y condiciones propiciatorias permiten la adaptación y el crecimiento de nuevas neuronas y conexiones sinápticas, habilitando la regeneración del cerebro.

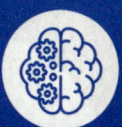

Un concepto bastante aterrador —con el que crecí en mi tortuosa y desenfrenada adolescencia, que por cierto no logró frenar la impulsividad por el tardío desarrollo de mi corteza prefrontal— fue la creencia de que me había convertido en una asesina activa de mis neuronas, y que estas no volverían a crecer. Cada vez que mataba neuronas con alcohol, me iba a quedar más tonta.

Esto tenía dos verdades y una mentira: la verdad es que sí, en efecto, el alcohol es un despiadado asesino de neuronas; y beber alcohol en exceso en la adolescencia, es una muy mala idea, dada la importancia de esta fase final de la construcción del cerebro. Y una parte de mentira, ya que por suerte hoy sabemos que algunas neuronas sí se regeneran, siempre que se den las condiciones apropiadas.[1] En ciertas regiones del cerebro pueden germinar nuevas neuronas que después migrarán para integrarse en circuitos existentes tras el desarrollo fetal y posnatal temprano. REPITO, solamente CON LOS ESTÍMULOS ADECUADOS, que no son fáciles y que, probablemente en mi caso, en esa época no apliqué. Pero bueno, recordemos que nunca es demasiado pronto y nunca es demasiado tarde.

El gran descubrimiento de la formación de neuronas nuevas revolucionó el concepto de que el cerebro era el único órgano incapaz de regenerarse y, por lo tanto, era estático. Hoy sabemos que el cerebro es un órgano con plasticidad, que responde a diversas señales del medioambiente, las cuales pueden influir positiva o negativamente en la formación de neuronas nuevas, las cuales, a su vez, pueden generar un efecto beneficioso para el cerebro.

En 1966 se hallaron evidencias que apoyaban la formación de neuronas nuevas en el cerebro. Unos veinte años después, los estudios continuaron para confirmar esos primeros hallazgos. Desde entonces se sabe que existen dos regiones en el cerebro adulto donde se lleva a cabo la formación de neuronas nuevas: el bulbo olfatorio y el hipocampo.[2] Estas neuronas nuevas derivan de las células madre residentes en la zona subventricular de los ventrículos laterales y en la zona subgranular del giro dentado, respectivamente. Estas dos regiones del cerebro presentan características importantes que permiten que se lleve a cabo el proceso de formación de neuronas nuevas llamado neurogénesis.[3] Estas nuevas neuronas, germinadas a base de tu esfuerzo, desempeñan un papel crucial en la formación de nuevos recuerdos, la memoria y el aprendizaje.[4]

Para que me entiendas mejor, neuroplasticidad es la capacidad del cerebro de adaptarse; neurogénesis es la formación de nuevas neuronas; y, por último, los factores tróficos son los que fomentan la plasticidad, las conexiones sinápticas y la creación de nuevas neuronas. Vamos a fortalecer, sostener y cablear correctamente el cerebro mientas hacemos germinar nuevas neuronas. Todo esto, acompañado de lo que hemos visto con anterioridad: no nos interesa mantener algo sin energía, sin mano de obra, sin equipo de limpieza y construido a base de paja. La neuronutrición es esencial para este proceso: si se cae una pared de tu mansión y la reconstruyes con paja, poco a poco se convertirá en la casa de paja del cerdito ocioso. Y ya sabes que después viene el lobo feroz. No es cuestión de si va a venir o no, es cuestión de cuándo llegará y a qué construcción se enfrentará.

◆ Decálogo para fomentar la neurogénesis (la joya de la corona)

1. Nivel de educación y ambiente estimulante.
2. Conexiones con otros seres humanos.
3. Ejercicio.
4. Actividades de coordinación.
5. Hormonas.
6. Neuronutrición.
7. Factores tróficos.
8. Sueño reparador.
9. Reducir el estrés con técnicas como *mindfulness*, meditación, naturaleza y yoga.
10. Vitamina D, sol y ambiente luminoso.

◆ La importancia de la educación y un ambiente estimulante

A mayor reserva cognitiva, menor deterioro cognitivo. La comisión permanente de *The Lancet* lanzó en 2024 su informe sobre la prevención de la demencia, intervenciones y tratamientos. Uno de los factores de riesgo más importantes que identificaron es el nivel socioeconómico, el grado de educación y la actividad cognitiva a lo largo de los años. Los autores exponen que, a más años de educación, menor demencia. Citan estudios que demostraron que personas que envejecieron con un mayor grado de educación reducían su riesgo de demencia. La razón detrás de esto es bastante obvia: la estimulación cognitiva a través de los años contribuye a la reserva cognitiva de la que hablamos al principio. A más años en la escuela y la universidad, más depositas en tu cuenta de ahorros. Además de los años de estudio, parece ser que el factor determinante es el nivel educativo: no es solo estudiar, es retar al cerebro a subir de nivel. Diferentes estudios realizados en China, Japón, Filipinas, Estados Unidos, Australia y Europa han llegado a la misma conclusión: cuanto mayor es la estimulación cognitiva a lo largo de los años por la educación y una mayor complejidad en el ambiente laboral, menor es el riesgo de demencia.

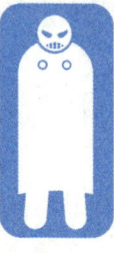

Supervillano: la jubilación

Se estima que jubilarse puede acelerar en hasta un 40 % el deterioro cognitivo. Jubilarse está asociado con retirarse de uno de los factores que le dan sentido a la vida, que nos mantiene con lazos sociales, con un mayor uso del habla y con un cerebro más activo. Ahora, personalmente, creo que en todos los perros hay razas.

Pongamos a Lourdes, una mujer de 65 años, que se jubila de una manera pasiva, quedándose en casa, viendo el televisor y otras pantallas, que se aísla y pierde el propósito de su vida. Esto es, efectivamente, un tren de alta velocidad con destino al declive cognitivo. Por otro lado, si Fernanda, a la que no le gustaba su trabajo, se jubila a los 70 años y lo vive como el momento más feliz de su vida, sintiéndose con tiempo y recursos para poder hacer lo que realmente le gusta, dedica su tiempo a jugar al tenis, a estar con amigos, a pintar, jugar al ajedrez y aprender historia, entonces ya es otra historia muy diferente. Fernanda pasa sus días activa, aprendiendo, disfrutando de la familia, de su vida y haciendo cosas. Ella, sin duda, se sube al tren hacia un cerebro más joven. Así que, el problema no es jubilarte, sino para qué te jubilas.

¿Dónde estás tú?

- Escuela
- Grado universitario
- Máster
- Doctorado

¿Cuál es el grado de complejidad en tu ambiente?

- No me estimula
- Grado medio
- Estimulante
- Me reta constantemente

¿Qué puedo hacer?

No se trata de ir o no ir al colegio; puedes ir al colegio y no tener interés en aprender. Es como apuntarse al gimnasio, no hacer ningún esfuerzo, ver el móvil y pasear entre las máquinas... y luego esperar construir masa muscular. Imposible. Lo que no te reta no te cambia. Lo mismo pasa con el cerebro: si vas a clase de historia para ver el móvil y dibujar corazoncitos de tu amor de turno, no servirá de nada. Si no hay esfuerzo, no hay masa neuronal. Se trata de que encuentres actividades enriquecedoras que equivalgan a las pesas para tu músculo.

¿Recuerdas a mi suegra Leticia? Ella no está cursando un doctorado, pero está aprendiendo un idioma, lee libros, no para de viajar, juega al golf con su marido, va a exposiciones, se rodea de niños y, sobre todo, tiene una curiosidad innata que la mantiene con ilusión y ganas de aprender y mejorar. Mejor que un doctorado, en mi humilde opinión. Necesitas un ambiente que le plantee a tu cerebro un desafío sensorial e intelectual constante, emprender el viaje hacia nuevas sensaciones que incrementen el crecimiento de las ramas sinápticas de tu árbol cerebral. Escoge el sabor del helado de la curiosidad que más te guste.

Por otro lado, puedes sacar tu versión optimista y comprobar que los desafíos de la vida también pueden tener su lado positivo, ya que hacen que tengas mayor resiliencia mental, una mayor capacidad de adaptarte y recuperarte después de situaciones problemáticas. Se ha observado que individuos con una gran resiliencia e inteligencia para solucionar problemas de su vida cotidiana no solo se enfrentan mejor al estrés —el peor enemigo de tu mantenimiento—, sino que experimentan un crecimiento personal. Esta es la base de todo, un cerebro activo con constantes desafíos, que sabe solucionarlos y aprender la lección para después descansar y recuperarse. Podemos afrontar los desafíos y problemas de la vida como una oportunidad para mantener nuestro cerebro ágil y joven.

Como dice el neurólogo y psiquiatra francés Boris Cyrulnik, «la resiliencia es la capacidad del ser humano para reponerse de un trauma y ser feliz, sin quedar marcado de por vida». Y siguiendo con mi querida Marián Rojas Estapé, «la clave para la felicidad está en nuestra habilidad para rehacernos, para aprender de cada desafío y lograr sanar nuestras heridas; ninguna vida está exenta de obstáculos, ni existe una biografía sin heridas, lo importante es cómo nos levantamos tras cada caída; la fortaleza interior que nos permite superar las dificultades se llama resiliencia, todos la llevamos dentro, en mayor o menos medida, y es lo que nos ayuda a seguir adelante, a crecer y ser más fuertes». Y me gustaría añadir, con toda mi humildad ante estos dos grandes, que esa resiliencia en parte tiene que ver con la inteligencia, viendo la inteligencia como esa capacidad de resolver problemas cotidianos, pequeños o grandes, de poder movilizar tus recursos para encontrar una solución, aprender la lección, reconstruirte y seguir pedaleando en la bicicleta de la vida.

Y aquí viene una batería de preguntas sin respuesta que a lo mejor tú puedes responder mejor que yo: ¿por qué hay personas que se quedan atrapadas en el mismo problema, pasando años en la queja y victimización, mientas otras, en poco tiempo reagrupan sus recursos, asumen su responsabilidad, buscan una solución, salen de ahí y además evolucionan hacia una mejor versión? ¿Será la dotación neuronal con la que nacen? ¿La epigenética que se construyó en el embarazo? ¿Será la resiliencia y experiencia que vamos acumulando a lo largo de nuestra vida? ¿Serán las decisiones que se tomaron en la niñez y adolescencia, cuando nuestro cerebro estaba en plena expansión? ¿Será, en parte, el nivel socioeconómico?

Se sabe que, desgraciadamente, a menor nivel socioeconómico, menor calidad de la dieta, menos estudios, menos nivel de educación y menor probabilidad de acceder a trabajos altamente complejos y remunerados, lo que perpetúa el ciclo. Por ejemplo, si una mujer embarazada que se alimenta de bollos y refrescos da a luz un bebé con una desventaja epigenética marcada e irreversible, que después será reforzada por una niñez con un consumo alto de ultraprocesados y azúcares que conlleva falta de la materia prima que el cerebro necesita para formarse correctamente, ¿este niño se encontrará ya en una desventaja competitiva? ¿Este niño podría estar a la par de dotación cognitiva, oportunidades laborales y rendimiento cerebral que uno cuya madre tenía un alto nivel de educación, información, acceso a alimentos sanos y un medioambiente propicio para la optimización cerebral? No lo sé, pero me pregunto si esto puede estar perpetuando las brechas socioeconómicas... ¿Cómo vamos a dar oportunidades por igual y buscar un mundo más justo si uno tiene una ventaja competitiva sobre el otro, que además no escogió estar en esa situación, sino que nació ahí, con ese medioambiente en el que era imposible acceder a información para cambiar su situación? ¿Cómo rompemos este ciclo? ¿Cuál es el factor determinante? ¿Será un poco de todo?

Medidas prácticas

- Cambia tu rutina de deporte.
- Clases de baile a cualquier edad.
- Aprende un idioma nuevo.
- Aprende a tocar un instrumento musical.
- Conoce lugares nuevos.
- Expresiones creativas como pintura, escritura o música (de hecho, la semana pasada me inscribí a clases de pintura; cuando termine este libro, será lo primero que haré).
- Lee libros.
- Reta a tu cerebro.
- Regala a tus familiares *El cerebro atómico*.

◆ Tú eres la calidad de tus relaciones sociales

Cuando veo un vídeo del cerebro en movimiento, pienso que refleja la naturaleza humana. Esas neuronas, acompañadas de sus ramas sinápticas, siempre en busca de conexión para fijar, fortalecer, trasferir y comunicarse correctamente con otras neuronas. Sin vínculos entre todos los integrantes de este maravilloso órgano, perdería la batalla antes de comenzar. En su fantástico libro *Sapiens*, el historiador israelí Yuval Noah Harari expone que la razón por la cual el ser humano llegó a ser la especie dominante no fue por nuestra fuerza, sino por la capacidad de comunicarnos, de crear lazos y comunidades que nos ayudaron a evolucionar juntos hacia la especie más fuerte. Solo apoyándonos en las conexiones humanas encontramos el secreto de una vida feliz. Así como las sinapsis solo pueden sostenerse en contacto con otras, nuestro cerebro solo puede mantenerse activo en contacto con otros cerebros. Esto lo vemos reflejado en situaciones como la pandemia de COVID-19, donde el confinamiento generó aislamiento y soledad, con consecuencias devastadoras para la salud de nuestros cerebros, incrementando así el riesgo de demencia, depresión y un amplio popurrí de enfermedades mentales. El fomentar y fortalecer nuestros vínculos afectivos actúa como un superhéroe que protege, regenera y estimula nuestro cerebro.

La ciencia moderna reconoce cada vez más que las relaciones amorosas e íntimas ayudan a mantenernos sanos. Es asombroso que las tasas de mortalidad en los Estados Unidos sean considerablemente más altas en las personas divorciadas, solteras y viudas. Estas estadísticas explican por qué las compañías de seguros reconocen el estado civil como uno de los mejores indicadores de cuánto va a vivir una persona.

En 1965, un artículo de la Universidad de Harvard afirmaba que la gente que se sentía sola tenía tres veces más probabilidades de morir durante los nueve años que duró el estudio. De hecho, demostraron que los que tenían relaciones cercanas y se sentían parte de algo (una pareja, amigos, comunidades, etc.), aun con una forma de vida poco sana, vivían más que los que se sentían solos y tenían un estilo de vida saludable. Obviamente, los que más vivían eran los que contaban tanto con relaciones positivas como con un estilo de vida saludable.

Otro estudio, este de la revista *Science* en 1988, concluyó que la falta de apoyo emocional era un mayor factor de riesgo para enfermar que el fumar. Desde hace varios años, se ha empezado a demostrar que la soledad crónica es un factor de riesgo determinante para saber quién morirá prematuramente. Un estudio reciente, realizado por UK Biobank con 100.000 participantes, destacó que la calidad de las relaciones sociales era el predictor más fuerte de la depresión. La Sociedad Americana de Psicología realizó una revisión sistemática de casi cuarenta estudios que demuestran que el apoyo social en la edad adulta protege contra los problemas de salud mental.

La medicina moderna, de la mano de la sabiduría tradicional, nos indica que nuestras relaciones con los demás son particularmente potentes para mejorar o empeorar nuestra calidad de vida. Tu conexión con otras personas —siempre y cuando sean relaciones positivas y amorosas— previene enfermedades relacionadas con el estrés y contribuye enormemente a tu salud, añadiendo cantidad y calidad de años de vida. Una de las investigaciones más largas sobre la vida adulta, realizada por la Universidad de Harvard durante más de 80 años, revela que las relaciones cercanas y el nivel de satisfacción de estas relaciones tienen un gran impacto en nuestra salud. La satisfacción en las relaciones a los 50 años se mostró como uno de los predictores de la salud física a los 80 años.

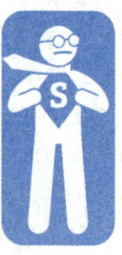

Superhéroe: escoge bien a tu pareja

A tu familia no la puedes escoger, a tus hijos tampoco, ni a tus compañeros de trabajo. A quien sí puedes elegir es a tu pareja. El mismo estudio de la Universidad de Harvard al que acabo de referirme, encontró que la satisfacción matrimonial tiene un efecto protector sobre la salud mental. Aquellas personas que reportaban un matrimonio satisfactorio sufrían un menor declive mental con la edad.

Las relaciones de pareja nos marcan de una manera muy especial. Dos personas se unen y se comprometen a hacer el viaje de la vida juntos. Abren, sanan y destruyen nuestros corazones —a veces todo al mismo tiempo—. Nos dan la oportunidad para desarrollar la valentía, la paciencia y la resistencia. Nos fuerzan a ser humildes y a ceder constantemente. Nos enseñan a ser compasivos y a perdonar. Nos dan fuerza para alcanzar nuestras metas y nuestro potencial. Son un apoyo cuando sientes que te derrumbas y celebran tus logros y alegrías contigo. La vida siempre es mejor cuando estás bien acompañado.

¿Qué puedes hacer?

- Sé amable.
- Aunque alguien te caiga mal, intenta apreciar sus cualidades.
- Saca tiempo para escuchar los problemas y preocupaciones de tus seres queridos. Cuando un amigo te está contando algo, préstale atención.
- Busca oportunidades para mejorar la vida de otras personas. Pregunta qué puedes hacer por ellas.
- Recuerda a las personas que te han ayudado cuando lo has necesitado. Llámalas o escríbeles una nota de agradecimiento.
- Intenta llamar por teléfono para cosas importantes, no uses mensajes.

- Da y recibe abrazos, todos los días. ¡Muchos!
- En vez de dar dinero, da tiempo. Escríbele una carta, llévalo a dar un paseo, escúchalo, limpia su casa, prepara la cena, regálale una planta, haz un viaje con él.
- Di a las personas sus virtudes y cualidades.
- Si quieres cambiar la manera de sentirte respecto a alguien, cambia la forma de tratarlo.
- Aunque el amor es fundamental en las relaciones, lo más importante es regar la planta todos los días. Las relaciones requieren trabajo.
- No des por hecho que tus seres queridos están ahí. Demuéstrales todos los días que los quieres.
- Pasa tiempo con las personas mayores y con los niños.
- Reconoce lo que hace bien la gente, especialmente los niños.
- Asegúrate de que amigos y familiares sepan por lo menos una cosa que aprecias de ellos.
- Y practica la gratitud. Como dice la escritora y periodista Melody Beattie: «La gratitud abre la plenitud de la vida. Convierte lo que tenemos en suficiente, y más. Convierte la negación en aceptación, el caos en orden, la confusión en claridad. Puede convertir una comida en una fiesta, una casa en un hogar, un extraño en un amigo».

◆ La actividad física

El ejercicio es el anillo que lo gobierna todo: su magia beneficia en todos los frentes de la batalla contra la neurodegeneración y la optimización cerebral. Incrementa el flujo sanguíneo, disminuye la neuroinflamación, promueve la neurogénesis por múltiples vías, mejora el perfil metabólico, perfecciona la función mitocondrial y, por si fuera poco, activa y pone en marcha la batería de defensas antioxidantes del cuerpo. Desde la lógica de la historia evolutiva de la especie, somos máquinas diseñadas para movernos, pensar y ejecutar estrategias para encontrar alimento, defendernos y sobrevivir. Lo que no se usa se pierde; y con esto me refiero a que, si no haces ejercicio cardiovascular, perderás tu salud cardiovascular, y si no haces fuerza, perderás tu más potente maquinaria metabólica: el músculo. Por eso te pido que, si te vas a quedar con algo de este libro, una sola cosa, espero que sean los cuatro millones de estudios sobre los beneficios de la actividad física. Sin actividad física, la batalla está perdida. Lo bueno es que es algo fácil de hacer: da un paseo, sube por las escaleras, ¡muévete! Apúntate a una clase, prueba algo nuevo y levanta peso.

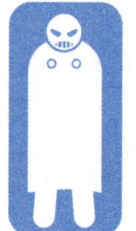

Supervillano: el alcohol

Beber alcohol es perjudicial para la salud: daña el estómago, el hígado y las neuronas. Es uno de los principales factores de riesgo para todo tipo de cáncer,[5] accidentes cardiovasculares[6] y envejecimiento acelerado.[7, 8] Si hablamos del mundo del cerebro, tenemos ya varios estudios que han demostrado una asociación entre consumo de alcohol y atrofia cerebral, muerte neuronal —era verdad lo que me decían en la adolescencia—, pérdida de neuroplasticidad y cambios en la estructura y conectividad cerebral. Vamos, que hace fuerza de oposición a los beneficios del deporte. Estudios con neuroimágenes han demostrado que tres o cuatro copas al día generan cambios micro y macroestructurales en el cerebro.

Seguro que pensarás: «Bueno, yo no bebo tanto». Pues no tan rápido, porque incluso el consumo moderado de alcohol, de una o dos copas al día, está asociado con una mayor atrofia y daño cerebral en el 90 % de las regiones del cerebro,[9] y, como ya sabemos, el envejecimiento está también asociado con esa pérdida de masa encefálica, que se va quedando como una nuez —en la vejez habremos perdido casi un 20 %—. Si a eso le añades el consumo de alcohol, los efectos se complementan y fortalecen. Es todo un supervillano que convierte tu cerebro en una nuez seca y oxidada. Para rematar, el alcohol altera la estructura del sueño, reduciendo el tiempo que pasas en las fases profundas. Y el sueño es otro de los grandes factores que regeneran el cerebro.

◆ Las hormonas

Los factores tróficos por excelencia son los marcadores de la edad biológica. El término supervivencia no tiene que ver con fuerza física sino con la capacidad que tiene un ser humano para reproducirse. La naturaleza lo que quiere es asegurar la supervivencia de la especie y hará todo lo posible para conseguirlo. Por lo mismo, invertirá todas sus fuerzas y recursos biológicos para mantenerte en plena forma hasta que cese tu capacidad de reproducción, cuando la responsabilidad recaerá sobre ti. La manera que tiene de invertir en ti es a través de las hormonas. Las hormonas sexuales, entre otras, son vitales para la proliferación del cerebro. Los grandes fertilizantes del cerebro son sin duda el cóctel hormonal que te regala gratuitamente la naturaleza hasta que comienza la caída de la fertilidad, aproximadamente a los 35 años. El pico hormonal lo vemos en el pico reproductivo, alrededor de los 20, para caer lentamente, comenzando con la dehidroepiandrosterona (DHEA) a los 27 y con una cascada lenta pero asegurada de estradiol, hormona de crecimiento, testosterona y melatonina.

La caída de estas hormonas deteriora la capacidad regenerativa del cerebro por varios frentes, de modo que en la menopausia y andropausia es importante tener un buen médico con el que puedas hablar de las estrategias que mejor se acomoden a tu perfil genético y tu medioambiente. Es momento de hablar con él sobre reposición hormonal bioidéntica. El objetivo es devolver a tu cuerpo los niveles de testosterona, DHEA y hormonas tiroideas existentes en la juventud, permitiendo así que el cerebro se bañe en estos factores tróficos.

Esto no me corresponde a mí, ya que no soy médico, pero sí he tenido la gran suerte de estar rodeada de grandes especialistas que me han enseñado sobre el mundo del reemplazo hormonal. Te recomiendo que busques un médico de confianza especializado en reemplazo hormonal bioidéntico, que tengas una conversación y que juntos decidáis si este es el camino correcto para ti. Mientas, te quiero comentar que la mejor manera de sostener importantes hormonas como la hormona de crecimiento y la testosterona es con ejercicio vigoroso y de fuerza. Esto, hasta el día de hoy, es la mejor estrategia que tenemos para mantener relativamente altas estas hormonas durante el proceso de envejecimiento.

◆ Factores de crecimiento: las neurotrofinas

El factor neurotrófico derivado del cerebro (BDNF) pertenece a la familia de las neurotrofinas, que estimulan el crecimiento neuronal, su diferenciación, la sinaptogénesis y la plasticidad de tu cerebro.[10] El BDNF está asociado con el factor de crecimiento nervioso, tiene un potente efecto neuroprotector durante las etapas de desarrollo, pero también en la edad adulta. Tiene una alta expresión en el cerebro, sobre todo en el centro de la memoria, el hipocampo, y un rol crucial en la formación de la estructura y funcionalidad del cerebro a lo largo de la vida. El BDNF puede ser sintetizado en el músculo, el hígado y por el sistema inmune; sin embargo, más del 75 % se produce en el cerebro.

En periodos de neurodesarrollo, un bajo nivel del BDNF está asociado con trastorno de déficit de atención, hiperactividad y autismo. En condiciones neurodegenerativas, donde poco a poco se van perdiendo las neuronas, se observan cambios substanciales en la expresión del BDNF. Esta deficiencia acelera el proceso degenerativo del cerebro, comprometiendo su capacidad de reparar y mantener los circuitos neuronales.[11] En el alzhéimer, por ejemplo, niveles bajos del BDNF están asociados con una mayor acumulación de placas beta-amiloide y Tau.[12, 13]

Además de ser la estrategia más potente para mantener en forma tu casa, también demuestra efectos profundos y marcados en el estado emocional y el bienestar. Sabemos que el BDNF tiene una relación amor-odio con el estrés. Por un lado, si te enfrentas a un estrés agudo, el cerebro pone en marcha el incremento del BDNF para fomentar ser más fuerte y resistente. Este estrés agudo puede ser algún problema que te obliga a movilizar recursos cerebrales, o algún estrés físico como el deporte, la inmersión en agua fría o la sauna. El problema viene con el estrés crónico, que al parecer genera cambios epigenéticos en ratas sobre el gen BDNF, promoviendo su metilación y suprimiendo su expresión, especialmente en dos zonas del cerebro: la corteza prefrontal y el hipocampo.[14] La corteza prefrontal es la región clave en el control de la conducta, la personalidad, la memoria de trabajo, y en funciones cognitivas superiores. Y el hipocampo, el centro de la memoria. Estudios en humanos indican que un estrés crónico en la adolescencia puede estar asociado con alteraciones neuroconductuales y problemas mentales o demencia en la edad adulta.

Por otro lado, también se ha estudiado la relación entre exposición a químicos medioambientales y niveles del BDNF. Te recomiendo leer esta reciente revisión sistemática realizada por la Universidad de Granada,[15] en la que se ha encontrado una asociación de niveles bajos del BDNF con una exposición a contaminación medioambiental, plásticos y metales pesados. El periodo de mayor riesgo es el embarazo y la niñez.

◆ El gran aliado del BDNF: el deporte

Hasta el día de hoy, no existe mejor estrategia para producir BDNF. La gran mayoría de estudios publicados se inclina hacia esta estrategia. Existe evidencia de que el ejercicio triplica la síntesis del BDNF en el cerebro,[16, 17] otra de las razones por las que el deporte nos protege contra la neurodegeneración y mejora la salud mental.[18] Este metaanálisis confirma que el BDNF incrementa exponencialmente el baño del cerebro en BDNF y que, aun después de la sesión de deporte, los niveles se mantienen altos. El mayor efecto se observa en personas sedentarias que comienzan una rutina de deporte, produciendo cantidades extraordinarias de BDNF, y con el tiempo, cuando hacen deporte de manera sostenida, los niveles bajan un poco, PERO estos deportistas habituales tienen una mejor memoria y un mejor rendimiento cognitivo. Esto se observa en personas adultas[19] y jóvenes.[20]

Se ha debatido durante años qué tipo de ejercicio produce más BDNF, si el cardio, las pesas o la mezcla de los dos. No hay evidencia, no es concluyente; mi interpretación es que la magia está en retar a tu cuerpo con un ejercicio que cueste trabajo, sin que acabes destrozado. Retar, cambiar, subir el peso. Ese efecto hormético: lo que no te mata te hace más fuerte. Y probablemente, si tuviera que hacer una recomendación, esta sería una mezcla de peso y cardio. Los dos tienen beneficios.

◆ El BDNF y la neuronutrición[21]

Al sumergirnos en el vasto océano de la nutrición para el cerebro, hemos descubierto que ciertos alimentos poseen una capacidad extraordinaria no solamente para alimentar nuestra mente y protegernos contra el deterioro resultado de nuestro estilo de vida y del paso del tiempo, sino también para fomentar la neuroplasticidad y la neurogénesis. Estudios en humanos han encontrado lo siguiente:

- Una dieta rica en grasas saturadas está asociada con un menor nivel del BDNF. Se han reportado déficits de memoria y aprendizaje con patrones de alimentación altos en azúcares.
- Como siempre, la dieta mediterránea mejora los niveles de BDNF en personas con depresión.
- Se observa un incremento de BDNF en pacientes con esquizofrenia que consumen muchas frutas y verduras ricas en carotenos.
- Estudios más recientes han encontrado que ciertos compuestos como el resveratrol, la curcumina, las antocianinas o el sulforafano y alimentos altos en fibras fomentan la neurogénesis adulta.[22] Te lo traduzco a arándanos, uvas moradas, cúrcuma, crucíferas y legumbres.
- Tenemos ya varios estudios que demuestran que, probablemente, el nutriente más importante si hablamos de factores tróficos y creación de nuevas neuronas es el omega 3. Un

artículo en *Nature Molecular Psychiatry* nos cuenta que los ácidos grasos omega 3 tienen efectos antidepresivos, antiinflamatorios y neuroprotectores.[23] Protegen contra los efectos negativos del estrés en el cerebro[24] e incrementan la neurogénesis y la plasticidad cerebral. Y, claro, el DHA también incrementa el BDNF.[25]

Recordatorio: espero que ya estés tomando los 2-3 gramos diarios de omega 3.

◆ El superalimento: el cacao

El ejercicio para la salud metabólica, la dieta mediterránea para la nutrición y el cacao para los superalimentos. Estos son los anillos que lo gobiernan todo. ¿Cómo la naturaleza pudo hacer algo TAN perfecto? Pues lo hizo y se llama cacao, el alimento de los dioses, el oro de los aztecas y la joya de las culturas mesoamericanas. El cacao contiene más de 300 compuestos que van desde minerales hasta fibra, cafeína y polifenoles. Por si no lo sabías, es el alimento con mayor concentración de polifenoles. Es muy importante, te lo repito. El delicioso cacao es el alimento con mayor capacidad antioxidante y también uno de mis grandes bomberos, que va por mi cuerpo apagando las llamas de la inflamación.

Entre muchos otros superpoderes, neutraliza radicales libres, contribuye a la salud de tus arterias y la vasodilatación, reduce la resistencia a la insulina al rebajar los niveles de glucosa y modula de manera correcta la microbiota. Últimamente, también se está estudiando como potenciador cognitivo, ya que incrementa la oxigenación del cerebro, incluyendo el hipocampo. Un metaanálisis reflejó que su consumo mejora las funciones ejecutivas y el rendimiento cognitivo. También se ha asociado su ingesta al aumento del BDNF y otros procesos asociados a la neurogénesis.[26] Investigaciones en humanos han demostrado que el cacao tiene un efecto positivo en el estado de ánimo y reduce los síntomas de la depresión y la ansiedad. Un estudio realizado en la Universidad de Málaga[27] presenta un resumen de lo que se sabe hasta hoy sobre el cacao y el BDNF, concluyendo con un estudio en ratones, donde el consumo de cacao alto en polifenoles incrementaba la expresión del BDNF: cuanta más concentración de polifenoles, mejores resultados en memoria, neuroplasticidad, cognición y estado de ánimo. ¿Qué más se puede pedir? Juntos, en este momento, bautizamos el cacao como la estrella de *El cerebro atómico*.

¿Sabías que el café y el cacao son el dúo dinámico para tu cerebro? El café es otro de los alimentos con un gran poder antioxidante, y la cafeína funciona como un cognotrópico. Juntar el café con el cacao produce una gran sinergia de antioxidantes, se potencia el poder de cada uno. La unión hace la fuerza. A tu café mañanero puedes agregarle un poco de cacao en polvo.

¿Cómo tomar el cacao?

- Chocolate caliente con bebida de avena y cacao. Otra opción es bebida de anacardo o coco, cacao y alulosa o dátil. A mi hijo le añado el multivitamínico y la vitamina D.
- Batido de dátil, cacao, crema de avellanas, proteína de chocolate, canela, semillas de lino y bebida vegetal. Añadir hielo.
- En Ecuador encontré barras de cacao crudo 100 % sin azúcar. Espectacular. Sé que es duro el 100 %, pero bueno, me conformo con el 80 %. Cuanto menos azúcar, mejor.
- Bebida vegetal batida con cacao, crema de coco y dátil o alulosa. Servir en un vaso con hielo.
- Avena con cacao.
- Pudin de chía con cacao.
- Tortitas de plátano, harina de avena, huevo, cacao y levadura.
- Galletas, bizcochos, gofres o hasta el mole que hacemos en México.

Es más, ponle cacao a todo, y tu cerebro y tú seréis más felices.

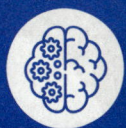
Viviendo en la luminosa Madrid, la realidad es que no me había dado cuenta de la suerte que tengo de residir en una ciudad donde rara vez está nublado. Una de las cosas más bonitas de Madrid son sus cielos azules, y aprovecho para contarte que es la capital con mayor esperanza de vida de toda Europa. Te amo, Madrid. Y te amo mucho más desde que conocí a mi novio Sebastián, que es de Múnich, en el sur de Alemania. El verano pasado decidí huir del calor y del sol madrileño en agosto, por lo que reservé unos hoteles maravillosos, y, siendo verano, metí mis trajes de baño en la maleta. Mis jerséis estaban guardados debajo de mi cama y no saldrían hasta octubre. Mi hijo y yo, con gran ilusión, volamos a Alemania para hacer un recorrido por varios lugares de la vecina Austria. Y sorpresa, sorpresa, no vi el sol en los 15 días que visité Austria. Tuve que comprar jerséis, pantalones y chaquetas de lluvia para los dos.

El primer día no pasó nada; nos quedamos en el hotel y ya; pero al quinto día te prometo que ya estaba hundida en una tristeza profunda. ¿Agosto lloviendo, nublado y con frío? Depresión. No estoy exagerando, con el paso de los días sentía que mi estado de ánimo iba cuesta abajo. Y ahí fue cuando la cultura alemana cobró sentido y entendí la gran diferencia entre los latinos y los germanos. Claro, si yo viviera ahí, también sería fría como un cubo de hielo. Hasta con mi sangre latina acabaría el clima del norte. Pues bien, mi experiencia está validada por la ciencia.

La Tierra gira alrededor del Sol, lo aprendiste en primero de primaria. Estos movimientos rotatorios generan cambios en la duración del día y las estaciones que acompañan la potencia con que nos irradia el Sol. Todo ser vivo que habita en este planeta es sensible a esta variabilidad y presenta alteraciones bioquímicas y conductuales como respuesta. Esto se ha denominado estacionalidad.[1] El planeta, y todos los que habitamos en él, hemos evolucionado de la mano del astro rey. Sin su luz y su espectro electromagnético estaríamos enterrados junto a los dinosaurios.

La estacionalidad se ha arraigado en el campo de la psiquiatría y la psicología clínica a través de hallazgos como los picos primaverales en las tasas de suicidio[2, 3] y el trastorno afectivo estacional.[4] A menos sol, días más cortos, más problemas mentales, sobre todo alrededor de la depresión. Por ejemplo, en periodos con relativamente poca luz, individuos sanos muestran niveles reducidos de actividad, menor interés sexual y mayor necesidad de dormir.[5, 6] En conjunto, estos hallazgos sugieren que la conducta depresiva y los procesos relacionados son sensibles a señales ambientales naturales, como la duración del día y el ambiente de luz. En roedores se ha demostrado que los cambios estacionales generan síntomas depresivos parecidos a los que vemos en humanos. Los cambios en el ánimo están asociados a varios factores, pero uno de ellos es la alteración de los factores tróficos, que afecta a la plasticidad del cerebro.[7] Sin luz, el cerebro se deprime.

No sabemos con exactitud cuál es el mecanismo detrás de los beneficios del sol para el estado de ánimo, pero algunos datos apuntan hacia la serotonina (5-hidroxitriptamina; 5-HT) como el mecanismo molecular detrás de esta asociación.[8, 9] De hecho, los estudios en humanos muestran que la actividad central y periférica de la 5-HT experimenta un marcado ritmo estacional. Además, la actividad de 5-HT está relacionada con el número de horas de sol ambiental. A más sol, más serotonina.[10] Sin embargo, aunque sin duda existe una relación con la depresión, cada vez está más claro que las alternancias de 5-HT no son suficientes para causar depresión.[11, 12] Así pues, la estacionalidad de los comportamientos depresivos podría depender de otras rutas de la serotonina. El factor neurotrófico derivado del cerebro (BDNF) podría ser un componente de dicha vía. El BDNF es una molécula de señalización que tiene un repertorio de funciones regulado-ras sobre un conjunto relacionado de fenómenos que son —en parte— estacionales —por ejemplo, el equilibrio energético y la plasticidad cerebral—. Está bien establecido que la 5-HT y el BDNF interactúan entre sí y se ha sugerido que estos facto-res juntos tienen funciones reguladoras en el funcionamiento neuronal y la plasticidad neuronal.[13, 14] Además, la relación en-trelazada entre 5-HT y BDNF desempeña un papel fundamental en la «hipótesis neurotrófica de la depresión».[15] Esta hipótesis se ha convertido en un modelo puntero en el campo de la in-vestigación sobre la depresión, al conceptualizar los trastornos depresivos como consecuencia, en parte, de deficiencias en los mecanismos relacionados con la plasticidad neuronal.

Dada la estacionalidad en la dinámica de la serotonina, se ha investigado si los factores tróficos también siguen este patrón estacional. Un estudio en 2.851 daneses[16] encontró que los nive-les más bajos del BDNF se producen a finales de marzo —cuan-do hay un pico en las tasas de suicido—, y los más altos, al final del verano. Todos los que vivimos en Europa, especialmente en el norte del continente, ya para finales de marzo nos estamos arrastrando: llueve, no hace sol, estamos cansados después de muchos meses de frío, las tasas de infecciones siguen altas, nuestro ánimo está bajo y contamos con un sistema inmune que se sostiene de un hilo con niveles bajos de vitamina D.

Mientras escribo esto es mediados de marzo, Madrid está nublado y ya llevamos varios días de lluvia del tirón. Pero no todo está perdido, sé que en un par de semanas la cosa va a re-montar, saldrá el sol, el índice ultravioleta comenzará a radiar para subir la serotonina y las hormonas sexuales, se repondrán las baterías de vitamina D y el estado de ánimo subirá. La san-gre latina renacerá y correrá por las venas de los madrileños. Hasta los alemanes que viven aquí se pondrán de buen humor. Comprobado.

◆ La serotonina y la depresión

Probablemente hayas oído hablar más de una vez de la serotonina, la molécula conocida como la «hormona de la felicidad». Se cree que desempeña un papel importante en el estado de ánimo, el sueño, el aprendizaje, la memoria, la digestión, etc. De hecho, los científicos creen que influye en casi todos los sistemas del organismo.

Pero, a pesar de sus muchas funciones, el papel de la serotonina en el cuerpo todavía no se entiende bien, y su importancia en factores como el estado de ánimo está lejos de ser una verdad respaldada científicamente. Aunque la serotonina recibe mucha atención por su papel en el cerebro, su función fuera de él podría ser igual de importante. Solo una pequeña parte de la serotonina del cuerpo se produce en el tronco encefálico, mientras que la mayor parte —alrededor del 95 %— la producen unas células especializadas que recubren el intestino, llamadas células enterocromafines. Los investigadores llevan mucho tiempo pensando que la serotonina desempeña un papel en la regulación del estado de ánimo, porque los fármacos llamados inhibidores selectivos de la recaptación de serotonina (ISRS) son muy utilizados y a veces eficaces en el tratamiento de la depresión. Estos fármacos impiden que las neuronas reabsorban y descompongan la serotonina, aumentando teóricamente la cantidad disponible en el cerebro.

Pero el papel de la serotonina en el cerebro es controvertido. De hecho, un artículo publicado en *Nature* en 2023 concluye que no existe evidencia de que la serotonina tenga relación con la depresión.[17] Y otro informe de 2024 nos habla sobre el debate de los antidepresivos y la complejidad de la depresión.[18] Si se pregunta a un investigador de la serotonina específicamente cómo regula alguna función concreta —desde el estado de ánimo hasta la memoria— la respuesta probablemente será «no lo sé». En la literatura científica se debate si los antidepresivos tienen o no un efecto positivo en la depresión, si es efecto placebo, si actúan a través de diferentes neurocircuitos, o si no tienen ningún efecto. El jurado sigue decidiendo.

En mi opinión, la serotonina, más que ser la molécula de la felicidad, sería la molécula del equilibrio, de la autoconfianza. Es el neuro-modulador, el director de la orquesta. Como ya te conté, he tenido a mucha gente cercana a mí con depresión, por lo que además de vivirlo en carne y hueso, ello ha conducido a que investigue mucho la genética, los tratamientos y el medioambiente alrededor de esta enfermedad mental. No existe, hasta hoy, prueba de que la caída de serotonina sea la causa de la depresión; no se sabe de una causa, sino de muchos factores que pueden estar contribuyendo. Si la caí-da de serotonina fuera la única causa de la depresión, esto haría que los antidepresivos funcionaran en el 100 % de los casos, y no es así.

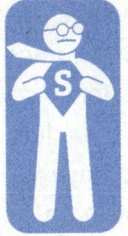

Superhéroe: un propósito de vida

Cuando tienes un propósito, algo por lo que levantarte to-das las mañanas y, además, eres exitoso en tu tarea, serás más feliz y sin que importe cuánto tengas que luchar por ello. Si eres una persona sin propósito, sin saber el porqué y el para qué de tu existencia, vas a protestar, sufrir, caer en el victimismo y buscar mecanismos compensatorios para «llenar» —sin éxito— ese vacío existencial. Por otro lado, si tienes claridad, el mapa trazado, si sabes el para qué, el cómo es cuestión de tiempo. La depresión es, en parte, una vida sin propósito. Medicamentos para la ansiedad, para la depresión, estimulantes, alcohol y drogas pueden lle-nar por un rato el vacío, puedes momentáneamente rescatarte, pero no llenarán el vacío existencial.

De paso aprovecho para contarte que un metaanálisis publicado en el año 2018 concluyó que para depresión leve o moderada, los efectos del deporte se comparaban con los de los medicamentos y la terapia, y que para la depresión severa el deporte y la actividad física deben ser una estrategia fundamental complementaria.[19] También se nos cuenta en esta revisión que ambientes luminosos con luz solar y con espacios verdes mejoran el estado de ánimo.[20] Por eso, hacer deporte en el parque es tan aconsejable.

◆ La vitamina solar

Seguro que después de nuestro viaje juntos a través del mundo de la salud ya te habrás dado cuenta de que me gusta comprender las cosas, y cuando algo no tiene sentido para mí, no paro hasta encontrar la respuesta. La historia alrededor de que la radiación ultravioleta es nuestra archienemiga nunca me acabó de convencer. Simplemente me basaba en la premisa irrefutable de que sin sol no hay vida, y de que todos los seres vivientes hemos evolucionado a partir de la luz natural. ¿Cómo puede ser que el sol sea el malo de la película?

La naturaleza siempre va 100.000 pasos por delante de nosotros; cuando el ser humano apenas comienza a ver un hilo, la naturaleza ya creó la araña y su telaraña. No podemos entender las grandes preguntas sobre el universo. ¿Cómo vamos a poder entender y dar una verdad absoluta sobre trillones de años de evolución de la mano del sol? Sin radiación ultravioleta no podemos producir vitamina D, y sin vitamina D no hay manera de tener una salud robusta. Y, al parecer, no soy la única haciéndome estas preguntas; el debate está abierto y la literatura sobre el daño del sol no es concluyente.

Hoy tenemos una robusta evidencia científica que confirma un aumento en la mortalidad como consecuencia de la hipertensión, el tabaquismo, la falta de ejercicio, la mala alimentación, la contaminación ambiental, la pobreza, el colesterol alto, la obesidad, la nutrición infantil inadecuada y muchos otros factores. Sin embargo, no existen datos que vinculen el aumento de la mortalidad con la exposición a la luz solar, a pesar de los conocidos efectos cancerígenos de los rayos UV en la piel. Dos grandes investigaciones vinculan el aumento de la exposición al sol con la reducción de la mortalidad. En el estudio «Melanoma in Southern Sweden», se realizó un seguimiento a 30.000 mujeres suecas durante 25 años y se encontró que aquellas mujeres que tenían mayor exposición al sol vivían más que las que lo evitaban.[21] En el otro estudio, del Biobanco del Reino Unido, hubo 500.000 participantes de piel blanca. El resultado: el aumento de la exposición solar se correlaciona con una menor mortalidad, vinculado particularmente a la reducción de la mortalidad cardiovascular, pero también por cáncer —incluido el cáncer de piel—. Los datos de estos dos estudios independientes confirman que, para los habitantes de piel blanca de los países del norte de Europa, los beneficios de la exposición solar moderada superan los riesgos (Alfredsson *et al.*, 2020). Y, para dar el golpe final, en Europa, a mayor cercanía del ecuador, mayor expectativa de vida,[22] menor riesgo cardiovascular[23] y menos cáncer.[24] De hecho, en 2024, el Gobierno de Australia,[25] uno de los países con mayores tasas de cáncer de piel, lanzó un comunicado replanteándose las recomendaciones sobre la exposición solar, uniéndose al debate de que, por un lado, la exposición al sol puede provocar melanoma, pero al mismo tiempo es vital para la salud ósea, para el fortalecimiento del sistema inmune, la protección cardiovascular y la prevención de la esclerosis múltiple. El Gobierno de Australia da recomendaciones basadas en el tipo de piel de cada persona, fomentando una relación personalizada con el sol que asegure buenos niveles de vitamina D.

Centrémonos de nuevo en esta vitamina. Cuando estás expuesto a la radiación ultravioleta del sol, aumentan tus niveles de vitamina D, y esto tiene una influencia enorme en todos los ámbitos de tu salud. La vitamina D es vital en las fases de embarazo, del desarrollo, del correcto funcionamiento del cerebro, del sistema inmune y de la base de la salud ósea. En su forma activa, la vitamina del sol actúa como una hormona neuroesteroide a través de la interacción con los receptores de vitamina D durante la diferenciación y maduración neural, por lo que regula la producción de factores tróficos. Es una gran neuroprotectora: reduce la inflamación sistémica, los procesos oxidativos, y modula correctamente el sistema inmune. Todo el cerebro está repleto de receptores de vitamina D. Esta vitamina regula más de 1.000 genes, es la mano que mece la cuna de la epigenética.

Seguro que has escuchado algo sobre el raquitismo en niños y problemas óseos en adultos que son causados por deficiencia de vitamina D. Niveles por debajo de 20 ng/mL contribuyen a una cascada de problemas de salud. Entre ellos, enfermedades autoinmunes, hipertensión, insuficiencia cardiaca, cáncer y enfermedades neurodegenerativas. Se han registrado claras deficiencias estacionales en los niveles de vitamina D fuertemente relacionados con las epidemias víricas. Niveles altos de vitamina D previenen casos graves de COVID-19 y COVID persistente[26] y numerosos autores han unido esfuerzos para que los gobiernos utilicen la suplementación sistemática de vitamina D para la prevención de casos graves y/o mortales por enfermedades víricas como el COVID-19 o la gripe.

◆ Más allá de la vitamina D

Otra vez regresamos al Biobanco de Reino Unido,[27] una cohorte de 500.000 personas a las que se estudia y que viven en 22 regiones a lo largo de ese país, con una media de seguimiento de 12 años. Se encontró que aquellos que vivían en lugares con mayor índice ultravioleta tenían menor probabilidad de mortalidad por todas las causas, incluyendo enfermedades cardiovasculares y cáncer. Estarás pensando: «Ya lo sé, Bea, me lo has dicho cuarenta veces. A más vitamina D, menos enfermedad». Pero aquí va lo bueno: este estudio nos cuenta que la asociación es independiente de la vitamina D. ¿Cómo? Si no es la vitamina D, entonces, ¿qué es? Este estudio no es el primero en afirmar semejante cosa; ya son varios los que han demostrado que los suplementos de vitamina D no previenen el cáncer, la enfermedad cardiovascular o la diabetes.[28] En un estudio en Australia, suplementar con vitamina D no redujo la mortalidad por todas las causas en comparación con el placebo.[29] Pero ya hemos visto que la exposición a la luz solar sí reduce la mortalidad, entonces, ¿cómo explicamos esto? ¿Acaso el sol proporciona algo más que vitamina D? Al parecer, sí.

Estos son sus superpoderes:[30]

- Incrementa la producción de óxido nítrico, fomentando la vasodilatación y reduciendo uno de los grandes asesinos, la hipertensión.[31] Y, por si no lo sabes, el óxido nítrico regula la respuesta inflamatoria y modula el sistema inmune.

- A más sol, mayor producción de serotonina, lo que mejora el estado de ánimo. Y esa serotonina además funciona como precursora de la melatonina.

- El sol incrementa la producción de hormonas sexuales, sobre todo la testosterona en hombres.

- Modula otros neurotransmisores, incrementando, por ejemplo, la dopamina.

- La exposición al sol regula los ritmos circadianos y mejora la calidad del sueño.

- La exposición al sol incrementa la betaendorfina, la morfina endógena que reduce el dolor y mejora el estado de ánimo y te da sensación de bienestar.

- Y la joya de la corona: recuerda que el espectro del sol va mucho más allá de la radiación ultravioleta; el gran truco bajo la manga del sol es la mayoría de su espectro, el infrarrojo. Como vimos en el capítulo de la mitocondria y de la melatonina, el infrarrojo entra directo a tus fábricas internas mejorando la salud mitocondrial, el metabolismo y la producción de energía. Este es, probablemente, el gran secreto del sol. Ahora vamos a cambiar el enfoque centrado en la vitamina D y a expandirlo hacia la importancia de la fotomodulación con el infrarrojo.[32]

Recomendaciones

A más luz natural, más bienestar, mejor estado de ánimo y más beneficios para la salud. De esto no tenemos duda. De hecho, te pregunto: ¿qué prefieres, una casa con luz natural o una oscura? Claro, quieres que tu mansión tenga un buen ambiente de luz. Que la luz del sol entre por los ventanales e ilumine tu casa. Quieres una cocina luminosa, blanca y amplia. El ambiente de luz es importante en tu mansión. Usando ese mismo sentido común, para mejorar tu bienestar debes buscar ambientes con mucha luminosidad y evitar aquellos con luz falsa. Como ya hemos visto, la luz de los interiores no contiene el espectro electromagnético del sol, es una concentración de luz azul, que es una parte muy pequeña de la luz del sol. La luz azul, sin la luz infrarroja, puede generar muchos daños a la salud. Así que la recomendación número uno es que intentes estar en ambientes de luz natural.

Como te comenté en otro capítulo, hoy pasamos el 90 % de nuestro tiempo en interiores, expuestos a rayos azules, cuando antes pasábamos la mayoría del tiempo en exteriores, expuestos a toda la frecuencia electromagnética del Sol. ¿Con esto quiero decir que debes ponerte a tostarte al sol cual camaleón? No, debes usar tu sentido común y construir una relación sana con el sol. Sobre todo, leer las recomendaciones el tiempo de exposición al sol que se recomienda de acuerdo a tu tipo de piel. Muy fácil, si quema, tápate, ya sea con ropa, la sombra o protector solar de óxido de zinc. Lo que debemos evitar a toda costa es quemar la piel, ya que esa inflamación es la que puede traer problemas.

Existe un callo genético y un callo construido. Los que tenemos una genética latina o mediterránea, como es mi caso, y una piel un poco más morena, ya traemos un protector solar integrado en nuestro disco duro, en comparación con un danés de piel blanca. Las personas con genética mediterránea tenemos una ventaja en comparación con los nórdicos; sin embargo, los de piel más blanca producen vitamina D más rápido. Por otro lado, la naturaleza es muy sabia y el índice ultravioleta, por ejemplo, en el Mediterráneo va subiendo poco a poco para preparar a la piel. Si sigues la *app* Sun Safe, verás que desde octubre hasta marzo, en los países del Mediterráneo, el índice ultravioleta es casi inexistente, por lo que nos resulta imposible, casi la mitad del año, producir vitamina D. Esto no quiere decir que el sol no sirva para nada; aun así, tienes que estar en contacto con él, pero su potencia es baja. En marzo vemos que el índice ultravioleta comienza a subir de niveles bajos, por debajo de 3 en inverno, a 4-6 durante la primavera, para ascender abruptamente durante el verano.

La naturaleza nos va preparando, nos ayuda a que, con poca radiación, nuestra piel se proteja y construya un callo solar para lo que viene. Esto lo entendí cuando el mes pasado me fui a Ecuador: mi piel llevaba meses habitando en el desierto de radiación UV que caracteriza el invierno europeo, aterrizo allí, con un índice ultravioleta de 11, y, claro, mi piel ardió en llamas. Eso no se debe hacer. Pero actuamos así muchas veces: no estamos expuestos a la luz del sol en invierno y primavera, porque estamos metidos en la oficina, frente al ordenador. Y llega el verano, nos vamos a Ibiza, nos quemamos y, claro, eso sí que es un factor de riesgo para la piel.

Un artículo muy interesante publicado en año pasado en *Nature*[33] nos explica justamente cómo funciona el índice ultravioleta en el Mediterráneo: afirma que durante los cuatro meses del invierno es imposible producir vitamina D, pero que, desde finales de marzo hasta finales de octubre, con una exposición moderada y segura, podemos producir suficiente vitamina D.

Aquí siguen algunas recomendaciones basadas en este artículo:

- El color de tu piel, o sea, ese callo genético, es importante, y de él dependerá cuánta vitamina D produzcas. A más blanco, menos tiempo necesitas al sol; tu piel es más eficiente en la producción de vitamina D.
- Debes exponer tus ojos y tu piel a la luz solar en primavera. Dar paseos, estar fuera, esto va a generar una barrera defensiva que te protegerá en verano.

- Debes exponer tu piel a la luz infrarroja del amanecer y el atardecer, esto prepara y regenera tu piel.
- Según este artículo, el rango máximo de ultravioleta es de 10.00 a 16.00 h, siendo el pico de vitamina D las 12.30. Recuerda que en España —excepto las Islas Canarias— estamos mal alineados con los husos horarios, por lo que nuestro rango es de 11.00 a 17.00 h, y el pico se sitúa a las 13.30.
- En el Mediterráneo, la radiación ultravioleta es inexistente en enero, noviembre y diciembre, y muy baja en febrero y octubre.
- El índice ultravioleta en verano es extremo, por lo que se recomienda que las personas con piel sensible se protejan del sol. Un índice ultravioleta mayor a 11 es una señal para guarecerte en la sombra, cubrirte con ropa o utilizar protector solar.
- Para sintetizar 1.000 UI se necesitan entre 5 y 30 minutos, dependiendo del tipo de piel. Por lo que si buscamos unas 4.000-5.000, necesitaríamos estar expuestos a la luz del sol de 30 minutos a dos horas.
- Lo ideal es recibir esa luz solar cuando el sol no irradia con tanta fuerza. Lo mejor son las primeras horas de la mañana y por la tarde. Cuando el sol no quema.

Usa el sentido común y construye una relación sana con el sol. No se trata de quemarte, se trata de aprender a convivir con el sol de acuerdo a tu tipo de piel. Estar expuestos de manera continua a lo largo del invierno y la primavera, y tener una exposición racional y moderada en verano. De acuerdo a mi tipo de piel, de 30 minutos a una hora en verano es más que suficiente, y en primavera y otoño una hora y media. Si estás fuera, al aire libre, cubrirás estas necesidades sin ningún problema. En verano es cuando llenamos los depósitos de vitamina D, entre otros, para sostenernos en invierno.

Te recomiendo leer el artículo, así podrás entender el factor del tipo de piel. También existe la app que comenté antes, que se llama Sun Safe, que señala el índice ultravioleta y la cantidad de tiempo que necesitas para producir 1.000 UI. Personalmente recomiendo suplementar con 2.000-4.000 UI diarias de vitamina D en invierno y primavera. Lo ideal es que sea en conjunto con vitamina K2. Sugiero que te hagas una analítica de sangre y medir tus niveles de 25 hidroxi-vitamina D, y buscar rangos de por lo menos encima de 40 ng/mL, idealmente alrededor de 60 ng/mL.

◆ El caldero mágico: la pócima de la felicidad

Imagina que eres la bruja de *Blancanieves* y quieres crear en tu caldero mágico la receta para la felicidad. Tienes diferentes ingredientes y estás en el proceso de elaborarla. Para que tu misión sea exitosa, debes entender cómo funciona cada uno de los ingredientes, dónde conseguirlos, las dosis necesarias y el efecto que tienen. Los ingredientes son los neurotransmisores GABA, oxitocina, serotonina, dopamina y endorfinas. Hasta donde sabemos, todos los animales buscan placer e intentan evitar el sufrimiento. Hoy sabemos que evitar el sufrimiento no es posible, pero sí se puede, como cuando hablamos sobre la resiliencia, salir exitoso, más fuerte y con la capacidad de seguir pedaleando.

Los cerebros de los mamíferos generan neurotransmisores que permiten identificar los esfuerzos y las acciones que resultan determinantes para nuestra supervivencia. Ese esfuerzo es recompensado con sentimientos positivos para reforzar el comportamiento del que depende la supervivencia. Entre ellos están la familia, la comunidad, el sexo, la comida, el deporte y el descanso, que fueron indispensables a lo largo de la historia evolutiva de nuestra especie. Cuando tenemos éxito en alguno de estos comportamientos, sentimos algún tipo de felicidad o recompensa para que lo volvamos a hacer. Los neurotransmisores involucrados en estos sentimientos son la oxitocina, la dopamina, las endorfinas y la serotonina.

Si entiendes que detrás de los momentos de felicidad hay una neuroquímica cerebral que te hace sentir así, y si eres un buen director general de tu salud, entenderás que puedes hackear la química de la felicidad y establecer una lista de hábitos que te hagan sentir feliz. Te recomiendo escuchar el episodio de mi amigo Estanislao Bachrach para «Aprendamos juntos», del BBVA: habla, desde el punto de vista de un biólogo, de la química de la felicidad y las lecciones de la biología molecular para tomar buenas decisiones. Te pido que te tomes el tiempo para escucharlo, te cambiará la vida.

Ahora te presento tus ingredientes mágicos y dónde los puedes conseguir para que puedas hacer tu propia pócima de la felicidad:

- **Dopamina.** El neurotransmisor de la motivación, la búsqueda de placer, la curiosidad y la recompensa. ¿Cómo fomentar la dopamina? Con metas y objetivos. Y, claro, alcanzarlos y celebrar por ello. Te recomiendo mucho el último libro de Marian Rojas Estapé, *Recupera tu mente, reconquista tu vida*. La dopamina está fuertemente relacionada con el propósito de vida, las metas, objetivos que te propones y la capacidad que tienes de resultar exitoso o exitosa. Las pequeñas victorias y la percepción de logro son una fuente de dopamina.
- **Serotonina.** Neuromodulador y el químico del equilibrio. Producimos serotonina el estar expuestos a la luz del Sol, al hacer deporte y al consumir alimentos altos en triptófano.
- **Oxitocina.** La hormona que colorea la experiencia humana, la hormona del amor, el afecto, el cariño, el amor y los abrazos. Secretas oxitocina en situaciones donde te sientes parte de algo, en comunidad, con tus familiares, dando abrazos, con la conexión con tu bebé e hijos, después de las relaciones sexuales positivas. En mi caso, cuando estoy en la cama abrazando a mi hijo, siento cómo mi cuerpo y mi cerebro se inundan de oxitocina. ¿Existe algo mejor?

- **Endorfinas.** Es la morfina endógena, el analgésico que produce tu cuerpo. Reduce la sensación de dolor y te proporciona sensación de placer. Los que son deportistas saben de lo que hablo. Produces endorfinas con el deporte, al reír y al tener relaciones sexuales positivas.

Ahora que entiendes esto, sabes que en tu caldero debes poner una taza de amor, una bolsa de deporte, varios abrazos, un cartón de sol, una cucharada de familia, dos cucharadas de eventos en comunidad, una taza de gratitud, una pizca de sexo y batir con un propósito de vida. *Voilà!*

Felicidades, y bienvenido o bienvenida a tu nueva mansión.

EPÍLOGO

Como ya te he comentado, este libro fue un proyecto personal, impulsado por una tristeza profunda por mis familiares que perdieron la batalla ante la depresión, la bipolaridad, la demencia y el alzhéimer. Siempre he pensado si pude haber hecho algo más, y aunque el pasado ha enterrado a sus muertos, en vez de hundirme en la culpa y la tristeza, he decidido que era mejor actuar y centrarme en todos aquellos que hoy pelean valientemente en el campo de batalla de las enfermedades mentales. Y, sobre todo, mi mayor motivación, lo que me hizo seguir adelante fue que, con gran ilusión, podría estar poniendo un granito de arena para ayudar a los niños, adolescentes y adultos, a todos aquellos para los que aún no es demasiado tarde. Quisiera, con este libro, unirme a otros profesionales que desde su trinchera defienden y pelean con valentía para poder prevenir y tratar el popurrí de enfermedades del neurodesarrollo, mentales y degenerativas.

Mi pasión y mayor motivación son los niños, totalmente indefensos y sin responsabilidad respecto a lo que puede ser su futuro. Mi sueño es que toda esta información llegue a manos de los padres, escuelas, pediatras, adolescentes... y que el futuro sea diferente. Desgraciadamente, las estadísticas no juegan a nuestro favor, son bastante aterradoras: pero prefiero encender una vela que maldecir la oscuridad. Esta es mi vela. Y espero que, de la mano de miles personas en todo el mundo que ponen su granito de arena, juntos, podamos cambiar la historia de nuestros tiempos.

Ya no como nutricionista holística —me cambio el sombrero por el de historiadora—, te digo que los cambios de paradigma no son fáciles; las revoluciones mueven las placas sistémicas de lo previamente establecido y, claro, se enfrentan a mucha resistencia del *statu quo*. Los revolucionarios son los locos de sus tiempos y los que nos han hecho evolucionar a una mejor versión. Seamos hoy, juntos, los revolucionarios.

Hoy vemos poco a poco un cambio de paradigma en la neurociencia tradicional. La psiquiatría, por ejemplo, liderada por grandes psiquiatras como Christopher Palmer, se está dando cuenta de que las enfermedades mentales no tienen su origen en la falta de un medicamento, sino que existe una gran complejidad detrás de ellas. Los neurólogos, con Dale Bredesen a la cabeza, comienzan a ver la degeneración del cerebro como una consecuencia de acciones y hábitos diarios, que se pueden prevenir e, incluso, revertir. Esto será el futuro, una medicina preventiva, de precisión, que no solo nos ayude a vivir más, sino, por encima de todo, a vivir mejor.

No estamos buscando la fuente de la eterna juventud, estamos buscando la fuente de la salud y la lucidez eternas. Necesitamos unirnos y atacar por todos los frentes: como hemos visto a lo largo de este libro, el optimizar el estilo de vida puede ser de gran ayuda para el tratamiento y —sobre todo, lo más importante y donde debería estar concentrada la mayoría de nuestros esfuerzos— en el arte de la prevención.

La neuronutrición, la epigenética, el metabolismo cerebral, la optimización de la mitocondria, el activar los sistemas antioxidantes y de defensa del cuerpo, el deporte, el activar los factores tróficos y la química de la felicidad, todo ello puede aumentar nuestra expectativa de lucidez, puede alargar la cantidad de años que vamos a vivir con una mente ágil, despierta y resiliente. Y con un cuerpo fuerte que le dé forma a lo que la mente sueña. Tendremos que pelear la batalla contra lo establecido, contra la costumbre, pero juntos lo podremos lograr. No te des por vencido, no estás solo. Es una batalla global.

Por cierto, aquí tienes el QR para acceder
a mi canal de Instagram:

@BLARREA

Introducción. Empezar cuanto antes a cuidar nuestro cerebro

1. KESSLER, R. C., BERGLUND, P., DEMLER, O., JIN, R., MERIKANGAS, K. R. y WALTERS E. E., «Lifetime prevalence and age-of-onset distributions of DSM-IV disorders in the National Comorbidity Survey Replication», *Arch Gen Psychiatry*, junio de 2005; 62(6):593-602. doi: 10.1001/archpsyc.62.6.593. Fe de erratas en: *Arch Gen Psychiatry,* julio de 2005; 62(7):768. MERIKANGAS, KATHLEEN R. [added]. PMID: 15939837.

2. LIVINGSTON, G. *et al.,* «Dementia prevention, intervention, and care: 2024 report of the Lancet standing Commission», *The Lancet*, vol. 404, Issue 10452, 572-628.

3. HENEKA, M. T., VAN DER FLIER, W. M., JESSEN, F. *et al.,* «Neuroinflammation in Alzheimer disease», *Nat Rev Immunol* (2024). https://doi.org/10.1038/s41577-024-01104-7

4. DE ROJAS, I. *et al.,* «Common variants in Alzheimer's disease and risk stratification by polygenic risk scores», *Nat. Commun,* 12, 3417 (2021).

5. FORTEA, J., PEGUEROLES, J., ALCOLEA, D. *et al.,* «APOE4 homozygosity represents a distinct genetic form of Alzheimer's disease», *Nat Med* 30, 1284–1291 (2024). https://doi.org/10.1038/s41591-024-02931-w

6. LIN, Y. T., SEO, J., GAO, F., FELDMAN, H. M., WEN, H. L., PENNEY, J., CAM, H. P., GJONESKA, E., RAJA, W. K., CHENG, J. *et al.,* «APOE4 causes widespread molecular and cellular alterations associated with Alzheimer's disease phenotypes in human iPSC-derived brain cell types», *Neuron*, 2018; 98:1141–1154.e47. doi: 10.1016/j.neuron.2018.05.008.

7. SHAO, Y., ZHAO, T., ZHANG, W. *et al.,* «Presence of the apolipoprotein E-ε4 allele is associated with an increased risk of sepsis progression», *Sci Rep* 10, 15735 (2020).

8. Stipho, F., Jackson R. y Sabbagh, M. N., «Pathologically Confirmed Alzheimer's Disease in APOE ε2 Homozygotes is Rare but Does Occur», *J Alzheimers Dis,* 2018; 62(4):1527-1530. doi: 10.3233/JAD-171060. PMID: 29562509; PMCID: PMC6655477.

9. Bloom, G. S., «Amyloid-β and tau: the trigger and bullet in alzheimer disease pathogenesis», *JAMA neurol,* 2014; 71(4):505–508. doi: 10.1001/JAMANEUROL.2013.5847.

10. Coupé, P., Manjón, J. V., Lanuza, E. *et al.*, «Lifespan Changes of the Human Brain in Alzheimer's Disease», *Sci Rep,* 9, 3998 (2019), https://doi.org/10.1038/s41598-019-39809-8

11. Younes, L., Albert, M., Moghekar, A., Soldan, A., Pettigrew, C. y Miller, M. I., «Identifying Changepoints in Biomarkers During the Preclinical Phase of Alzheimer's Disease», *Front Aging Neurosci,* 2 de abril de 2019; 11:74. doi: 10.3389/fnagi.2019.00074. PMID: 31001108; PMCID: PMC6454004.

12. Heneka, M. T., Van Der Flier, W. M., Jessen, F. *et al.*, «Neuroinflammation in Alzheimer disease», *Nat Rev Immunol* (2024). https://doi. org/10.1038/s41577-024-01104-7

13. Missiroli, S., Genovese, I., Perrone, M., Vezzani, B., Vitto, V. A. M. y Giorgi, C., «The Role of Mitochondria in Inflammation: From Cancer to Neurodegenerative Disorders», *J Clin Med,* 9, 2020, 740. https://doi. org/10.3390/jcm9030740

14. Fülop, T., Witkowski, J. M., Olivieri, F. y Larbi, A., «The Integration of Inflammaging in Age-Related Diseases», *Semin Immunol,* 40, 2018, 17-35. doi:10.1016/j.smim.2018.09.003.

15. Almutairi, M. M., Sivandzade, F., Albekairi, T. H., Alqahtani, F. y Cucullo, L., «Neuroinflammation and Its Impact on the Pathogenesis of COVID-19», *Front Med,* 8, 2021, 745789. doi: 10.3389/fmed.2021.745789, PMID: 34901061; PMCID: PMC8652056.

16. Howren, M. B., Lamkin, D. M. y Suls, J., «Associations of Depression with C-Reactive Protein, IL-1, and IL-6: A Meta-Analysis», *Psychosom Med,* 71(2), 2009, 171-86. doi: 10.1097/PSY.0b013e-3181907c1b. Epub 2 de febrero de 2009, PMID: 19188531.

17. Zhang, W., Xiao, D., Mao, Q. *et al.,* «Role of neuroinflammation in neurodegeneration development», *Sig Transduct Target Ther* 8, 267 (2023). https://doi.org/10.1038/s41392-023-01486-5

18. Missiroli, S., Genovese, I., Perrone, M., Vezzani, B., Vitto, V. A. M. y Giorgi, C., «The Role of Mitochondria in Inflammation: From Cancer to Neurodegenerative Disorders», *J Clin Med*, 9, 2020, 740. https://doi. org/10.3390/jcm9030740

19. Van Horssen, J., Van Schaik, P. y Witte, M., «Inflammation and Mitochondrial Dysfunction: A Vicious Circle in Neurodegenerative Disorders?», *Neurosci Lett,* 710, 2019, 132931. doi: 10.1016/j.neulet.2017.06.050.

20. De Felice, F. G. y Ferreira, S. T., «Inflammation, Defective Insulin Signaling, and Mitochondrial Dysfunction as Common Molecular Denominators Connecting Type 2 Diabetes to Alzheimer Disease», *Diabetes*, 63 (7), 2014, 2262-2272. doi: 10.2337/db13-1954.

21. Spielman, L. J., Little, J. P. y Klegeris, A., «Inflammation and Insulin/IGF-1 Resistance as the Possible Link between Obesity and Neurodegeneration», *J Neuroimmunol,* 273, 2014, 8-21. doi: 10.1016/j.jneuroim.2014.06.004.

22. Heneka, M. T., Van Der Flier, W. M., Jessen, F., *et al.,* «Neuroinflammation in Alzheimer disease», *Nat Rev Immunol,* (2024). https://doi. org/10.1038/s41577-024-01104-7

23. Frank, M. G., Weber, M. D., Watkins, L. R. y Maier, S. F., «Stress-Induced Neuroinflammatory Priming: A Liability Factor in The Etiology of Psychiatric Disorders», *Neurobiol Stress,* 4, 2016, 62-70. doi: 10.1016/j.ynstr.2015.12.004.

24. Ganguly, P. y Brenhouse, H. C., «Broken or Maladaptive? Altered Trajectories in Neuroinflammation and Behavior After Early Life Adversity», *Dev Cogn Neurosci,* 11, 2015, 18-30. doi: 10.1016/j.dcn.2014.07.001. Epub 11 de julio de 2014.

25. Brown, A. S., «Epidemiologic Studies of Exposure to Prenatal Infection and Risk of Schizophrenia and Autism», *Dev Neurobiol,* 72 (10), 2012, 1272-1276. doi: 10.1002/dneu.22024. Epub 23 de agosto de 2012.

26. MARSLAND, A. L., WALSH, C., LOCKWOOD, K. y JOHN-HENDERSON, N. A., «The Effects of Acute Psychological Stress on Circulating and Stimulated Inflammatory Markers: A Systematic Review and Meta-Analysis», *Brain Behav Immun*, 64, 2017, 208-219. doi: 10.1016/j.bbi.2017.01.011.

27. FRANK, M. G., WATKINS, L. R. y MAIER, S. F., «The Permissive Role of Glucocorticoids in Neuroinflammatory Priming: Mechanisms and Insights», *Curr Opin Endocrinol Diabetes Obes*, 22 (4), 2015, 300-305. doi: 10.1097/MED.0000000000000168.

28. BEKHBAT, M. y NEIGH, G. N., «Sex Differences in The Neuro-Immune Consequences of Stress: Focus on Depression and Anxiety», *Brain Behav Immun*, 67, 2018, 1-12. doi: 10.1016/j.bbi.2017.02.006.

29. BENAMEUR, T., GIACOMUCCI, G., PANARO, M. A., RUGGIERO, M., TROTTA, T., MONDA, V., PIZZOLORUSSO, I., LOFRUMENTO, D. D., PORRO, C. y MESSINA, G., «New Promising Therapeutic Avenues of Curcumin in Brain Diseases», *Molecules*, 27 (1), 2021, 236. doi: 10.3390/molecules27010236. PMID: 35011468; PMCID: PMC8746812.

1. Así funciona el metabolismo cerebral

1. ATTWELL, D. y LAUGHLIN, S. B. (2001), «An energy budget for signaling in the grey matter of the brain», *Journal of Cerebral Blood Flow and Metabolism*, 21(10), 1133–1145.

2. KISLER, K., NELSON, A. R., MONTAGNE, A. y ZLOKOVIC, B. V., «Cerebral blood flow regulation and neurovascular dysfunction in Alzheimer disease», *Nat Rev Neurosci*, 18, 419–434 (2017).

3. MULSER, L. y MOREAU, D., «Effect of acute cardiovascular exercise on cerebral blood flow: A systematic review», *Brain Research*, vol. 1809,2023.

4. KNEKT, P., JÄRVINEN, R., RISSANEN, H., HELIÖVAARA, M. y AROMAA, A., «Does sauna bathing protect against dementia?», *Prev Med Rep.*, 2 de octubre de 2020; 20:101221. doi: 10.1016/j.pmedr.2020.101221. PMID: 33088678; PMCID: PMC7560162.

5. IADECOLA, C., «Neurovascular regulation in the normal brain and in Alzheimer's disease», *Nat Rev Neurosci* 5, 347–360 (2004). https://doi.org/10.1038/nrn1387

6. Knekt, P., Järvinen, R., Rissanen, H., Heliövaara, M. y Aromaa, A., «Does sauna bathing protect against dementia?», *Prev Med Rep,* 2 de octubre de 2020; 20:101221. doi: 10.1016/j.pmedr.2020.101221. PMID: 33088678; PMCID: PMC7560162.

7. Ludovici, V., Barthelmes, J., Nägele, M. P., Enseleit, F., Ferri, C., Flammer, A. J., Ruschitzka, F. y Sudano, I., «Cocoa, Blood Pressure, and Vascular Function», *Front Nutr,* 2 de agosto de 2017; 4:36. doi: 10.3389/fnut.2017.00036. PMID: 28824916; PMCID: PMC5539137.

8. Shibata, S., Noguchi-Shinohara, M., Shima, A. *et al.*, «Green tea consumption and cerebral white matter lesions in community-dwelling older adults without dementia», npj Sci Food 9, 2 (2025). https://doi.org/10.1038/s41538-024-00364-w

9. De Groot, M., «Diabetes and Depression: Strategies to Address a Common Comorbidity Within the Primary Care Context», *American Journal of Medicine,* Open, vol. 9,2023.

10. Cameron, A. J., Magliano, D. J., Dunstan, D. W., Zimmet, P. Z., Hesketh, K., Peeters, A. *et al.,* «A bi-directional relationship between obesity and health-related quality of life: evidence from the longitudinal AusDiab study», *Int J Obes* (2012), 36:295–303. doi: 10.1038/ijo.2011.103.

11. De Hert, M., Correll, C. U., Bobes, J., Cetkovich-Bakmas, M., Cohen, D., Asai, I. *et al.,* «Physical illness in patients with severe mental disorders. I. Prevalence, impact of medications and disparities in health care», *World Psychiatry* (2011).

12. Sarwer, D. B. y Polonsky, H. M., «The Psychosocial Burden of Obesity», *Endocrinol Metab Clin North Am,* septiembre de 2016; 45(3).

13. Leutner, M., Dervic, E., Bellach, L. *et al.*, «Obesity as pleiotropic risk state for metabolic and mental health throughout life», *Nature Transl Psychiatry,* 13, 175 (2023).

14. Perry, B. I., Stochl, J., Upthegrove, R., Zammit, S., Wareham, N., Langenberg, C., Winpenny, E., Dunger, D., Jones, P. B. y Khandaker, G. M., «Longitudinal Trends in Childhood Insulin Levels and Body Mass Index and Associations With Risks of Psychosis and Depression in Young Adults», *JAMA Psychiatry*, 2021.

15. Picone, P., Di Carlo, M. y Nuzzo, D., «Obesity and Alzheimer's disease: Molecular bases», *Eur J Neurosci,* octubre de 2020; 52(8):3944-3950. doi: 10.1111/ejn.14758. Epub 23 de mayo de 2020. PMID: 32323378.

16. Sáiz-Vázquez, O., Gracia-García, P., Ubillos-Landa, S., Puente-Martínez, A., Casado-Yusta, S., Olaya, B. y Santabárbara, J., «Depression as a Risk Factor for Alzheimer's Disease: A Systematic Review of Longitudinal Meta-Analyses», *J Clin Med,* 21 de abril de 2021; 10(9):1809. doi: 10.3390/ jcm10091809. PMID: 33919227; PMCID: PMC8122638.

17. Lumsden, A. L., Mulugeta, A., Mäkinen, V. P. y Hyppönen, E., «Metabolic profile-based subgroups can identify differences in brain volumes and brain iron deposition», *Diabetes Obes Metab,* 2023; 25(1): 121-131. doi:10.1111/dom.14853.

18. Zhang, Z., Chen, X. y Sheng, Z., «Association of triglyceride glucose-body mass index with Alzheimer's disease pathology, cognition and brain structure in non-demented people», *Sci Rep* 14, 16097 (2024). https://doi.org/10.1038/s41598-024-67052-3

19. Cunnane, S. C., Trushina, E., Morland, C., Prigione, A., Casadesus, G., Andrews, Z. B., Beal, M. F., Bergersen, L. H., Brinton, R. D., De La Monte, S., Eckert, A., Harvey, J., Jeggo, R., Jhamandas, J. H., Kann, O., La Cour, C. M., Martin, W. F., Mithieux, G., Moreira, P. I., Murphy, M. P., Nave, K. A., Nuriel, T., Oliet, S. H. R, Saudou, F., Mattson, M. P., Swerdlow, R. H. y Millan, M. J., «Brain energy rescue: an emerging therapeutic concept for neurodegenerative disorders of ageing», *Nat Rev Drug Discov,* septiembre de 2020;19(9).

20. Rae, C. D., Baur, J. A., Borges, K., Dienel, G., Díaz-García, C. M. *et al.,* «Brain energy metabolism: A roadmap for future research», *J Neurochem,* mayo de 2024; 168(5):910-954, doi: 10.1111/jnc.16032. Epub 6 de enero de 2024. PMID: 38183680; PMCID: PMC11102343.

21. Shichkova, P., Coggan, J. S., Markram, H. y Keller, D., «Brain Metabolism in Health and Neurodegeneration: The Interplay Among Neurons and Astrocytes», *Cells,* 2024, 13, 1714. https://doi.org/10.3390/cells13201714

22. Iskusnykh, I. Y., Zakharova, A. A. y Pathak, D., «Glutathione in Brain Disorders and Aging», *Molecules,* 2022, 27, 324.

23. Mitra, S., Banik, A., Saurabh, S., Maulik, M. y Khatri, S. N., «Neuroimmunometabolism: A New Pathological Nexus Underlying Neurodegenerative Disorders», *J. Neurosci. Off. J. Soc. Neurosc,* 2022, 42, 1888–1907.

24. Karabiyik, C., Vicinanza, M., Son, S. M. y Rubinsztein, D. C., «Glucose Starvation Induces Autophagy via ULK1-Mediated Activation of PIKfyve in an AMPK-Dependent Manner», *Dev Cell,* 2021, 56, 1961–1975.e5.

25. Abdalla, M. M. I., «Insulin resistance as the molecular link between diabetes and Alzheimer's disease», *World J Diabetes,* 15 de julio de 2024;15(7):1430-1447. doi: 10.4239/wjd.v15.i7.1430. PMID: 39099819; PMCID: PMC11292327.

26. Zhang, Z., Chen, X. y Sheng, Z., «Association of triglyceride glucose-body mass index with Alzheimer's disease pathology, cognition and brain structure in non-demented people», *Sci Rep* 14, 16097 (2024). https://doi.org/10.1038/s41598-024-67052-3.

27. Ashrafi, G., Wu, Z., Farrell, R. J. y Ryan, T. A., «GLUT4 mobilization supports energetic demands of active synapses», *Neuron* 93, 606–615.e603 (2017).

28. Johnson, R. J., Tolan, D. R., Bredesen, D., Nagel, M., Sánchez-Lozada, L. G., Fini, M., Burtis, S., Lanaspa, M. A. y Perlmutter, D., «Could Alzheimer's disease be a maladaptation of an evolutionary survival pathway mediated by intracerebral fructose and uric acid metabolism?», *Am J Clin Nutr,* marzo de 2023; 117(3):455-466. doi: 10.1016/j. ajcnut.2023.01.002. Epub 11 de enero de 2023. PMID: 36774227; PMCID: PMC10196606.

29. Kullmann, S., Wagner, L., Hauffe, R. *et al.,* «A short-term, high-caloric diet has prolonged effects on brain insulin action in men», *Nat Metab,* 2025. https://doi.org/10.1038/s42255-025- 01226-9

30. Ferguson, B. S., Rogatzki, M. J., Goodwin, M. L., Kane, D. A., Rightmire, Z. y Gladden L. B., «Lactate metabolism: historical context, prior misinterpretations, and current understanding», *Eur J Appl Physiol,* 2018; 118(4):691–728. doi: 10.1007/s00421-017-3795-6.

31. Vavřička, J., Brož, P., Follprecht, D., Novák, J. y Kroužecký, A., «Modern Perspective of Lactate Metabolism», *Physiol Res*, 31 de agosto de 2024;73(4):499-514. doi: 10.33549/physiolres.935331. PMID: 39264074; PMCID: PMC11414593.

32. Sujkowski, A., Hong, L. y Wessells, R. J., «The protective role of exercise against age-related neurodegeneration», *Ageing Res Rev*, 2022; 74, 101543.

33. Fang, Y., Li, Z., Yang, L. *et al.*, «Emerging roles of lactate in acute and chronic inflammation», *Cell Commun Signal* 22, 276 (2024). https://doi.org/10.1186/s12964-024-01624-8

34. Morland, C., Andersson, K. A. y Haugen, Ø. P., «Exercise induces cerebral VEGF and angiogenesis via the lactate receptor HCAR1», *Nat Commun,* 2017; 8, 15557.

35. Oberlin, L. E., Wan, L., Kang, C. *et al.*, «Cardiorespiratory fitness is associated with cognitive function in late adulthood: baseline findings from the IGNITE study», *British Journal of Sports Medicine,* publicado primero online: 10 de diciembre de 2024. doi: 10.1136/bjsports-2024-108257.

36. Kolb, H., Kempf, K., Röhling, M. *et al.*, «Ketone bodies: from enemy to friend and guardian angel», *BMC Med,* 19, 313 (2021). https://doi.org/10.1186/s12916-021-02185-0

37. Cahill, G.F. Jr., «Fuel metabolism in starvation», *Annu Rev Nutr,* 2006;26:1.

38. Kolb, H., Kempf, K., Röhling, M. *et al.*, «Ketone bodies: from enemy to friend and guardian angel», *BMC Med* 19, 313 (2021). https://doi.org/10.1186/s12916-021-02185-0

39. *Ibid.*

40. Yang, L., Linlin, F., Haoying, Y., Danli, W., Runhan, L., Tikun, S. y Xue, H., «Ketogenic therapy towards precision medicine for brain diseases», *Frontiers in Nutrition*, 2024.

41. Shahpasand, S., Khatami, S. H., Ehtiati, S., Alehossein, P., Salmani, F., Toutounchi, A. H., Zarei, T., Shahmohammadi, M. R., Khodarahmi, R., Aghamollaii, V., Tafakhori, A. y Karima, S., «Therapeutic potential of the ketogenic diet: A metabolic switch with implications for neurological disorders, the gut-brain axis, and cardiovascular diseases»,

J Nutr Biochem, octubre de 2024; 132:109693. doi: 10.1016/j.jnut-bio.2024.109693. Epub 14 de junio de 2024. PMID: 38880191.

42. Mc Morris, T. *et al*. «Effect of creatine supplementation and sleep deprivation, with mild exercise, on cognitive and psychomotor performance, mood state, and plasma concentrations of catecho-lamines and cortisol», *Psychopharmacology* 185(1), 93–103 (2006).

43. Rae, C. *et al*. «Oral creatine monohydrate supplementation improves brain performance: A double-blind, placebo-controlled, cross-over trial », *Proc Biol Sci*, 270(1529), 2147–2150 (2003).

44. Gordji-Nejad, A., Matusch, A., Kleedörfer, S. *et al*. «Single dose creatine improves cognitive performance and induces changes in cerebral high energy phosphates during sleep deprivation», *Sci Rep* 14, 4937 (2024). https://doi.org/10.1038/s41598-024-54249-9

45. Burklen, T. S. *et al*. «The creatine kinase/creatine connection to Alzheimer's disease: CK-inactivation, APP-CK complexes and focal creatine deposits», *J. Biomed Biotechnol*, 2006(3), 35936, 2006.

46. Roschel, H. *et al*., «Creatine supplementation and brain health», *Nutrients* 13(2), 586, 2021.

2. El deterioro del metabolismo cerebral con el tiempo

1. Steiner, P., «Brain Fuel Utilization in the Developing Brain», *Ann Nutr Metab*, 2019; 75 Suppl 1:8-18. doi: 10.1159/000508054. Epub 19 de junio de 2020, PMID: 32564020.

2. Whyte, A. R. y Williams, C. M., «Effects of a single dose of a flavo-noid-rich blueberry drink on memory in 8 to 10 year old children», *Nutr*, 31(3):531–534, 2015.

3. Whyte, A.R., Schafer, G. y Williams C. M. (2016), «Cognitive effects following acute wild blueberry supplementation in 7-to 10-year-old children», *Eur J Nutr*, 55(6):2151–2162.

4. Barfoot, K. L., May, G., Lamport, D. J. *et al*., «The effects of acute wild blueberry supplementation on the cognition of 7–10-year-old schoolchildren», *Eur J Nutr*, 58, 2911–2920, 2019.

5. Kann, O., «The interneuron energy hypothesis: implications for brain disease», *Neurobiol Dis*, 90, 75–85, 2016.

6. Frere, S. y Slutsky, I., «Alzheimer's disease: from firing instability to homeostasis network collapse», *Neuron,* 97, 32–58 (2018).

7. Boland, B. *et al.*, «Promoting the clearance of neurotoxic proteins in neurodegenerative disorders of ageing», *Nat Rev Drug Discov,* 17, 660–688, 2018.

8. Abdalla, M. M. I., «Insulin resistance as the molecular link between diabetes and Alzheimer's disease», *World J Diabetes*, 15 de julio de 2024; 15(7):1430-1447. doi: 10.4239/wjd.v15.i7.1430. PMID: 39099819; PMCID: PMC11292327.

9. An, Y. *et al.*, «Evidence for brain glucose dysregulation in Alzheimer's disease», *Alzheimers Dement,* 14, 318–329, 2018.

10. Toppala, S. *et al.*, «Midlife insulin resistance as a predictor for late-life cognitive function and cerebrovascular lesions», *J Alzheimers Dis,* 72, 215–228, 2019.

11. Cunnane, S. C. *et al.*, «Can ketones help rescue brain fuel supply in later life? Implications for cognitive health during aging and the treatment of Alzheimer's disease», *Front Mol Neurosci,* 2016.

12. Ryu, J. C., Zimmer, E. R., Rosa-Neto, P. y Yoon, S. O., «Consequences of metabolic disruption in Alzheimer's disease pathology», *Neurotherapeutics* 16, 600–610, 2019.

13. Cunnane, S. C., Trushina, E., Morland, C. *et al.* «Brain energy rescue: an emerging therapeutic concept for neurodegenerative disorders of ageing», *Nat Rev Drug Discov,* 19, 609–633 (2020). https://doi.org/10.1038/s41573-020-0072-x.

14. Sintini, I. *et al.*, «Regional multimodal relationships between tau, hypometabolism, atrophy, and fractional anisotropy in atypical Alzheimer's disease», *Hum Brain Mapp.*

15. Carbonell, F., Zijdenbos, A. P. y Bedell, B. J., «Spatially distributed amyloid-β reduces glucose metabolism in mild cognitive impairment», *J Alzheimers Dis,* 73, 543–557, 2020.

16. Butterfield, D. A. y Halliwell, B., «Oxidative stress, dysfunctional glucose metabolism and Alzheimer disease», *Nat Rev Neurosci,* 20, 148–160, 2019.

17. Castellano, C. A. *et al.*, «Links between metabolic and structural changes in the brain of cognitively normal older adults: a 4-year lon-

gitudinal follow-up», *Front. Aging Neurosci,* https://doi.org/10.3389/fnagi.2019.00015, 2019

18. Nugent, S. *et al.,* «Glucose hypometabolism is highly localized, but lower cortical thickness and brain atrophy are widespread in cognitively normal older adults», *Am. J. Physiol. Endocrinol. Metab.,* 306, E1315–E1321, 2014.

19. Mattson, M. P., Moehl, K., Ghena, N., Schmaedick, M. y Cheng, A., «Intermittent metabolic switching, neuroplasticity and brain health», *Nat. Rev. Neurosci.,* 19, 81–94, 2018.

20. Xu, L., Liu, R., Qin, Y. *et al.*, «Brain metabolism in Alzheimer's disease: biological mechanisms of exercise», *Transl Neurodegener,* 12, 33 (2023). https://doi.org/10.1186/s40035-023-00364-y

21. De La Monte, S. M., «The full spectrum of Alzheimer's disease is rooted in metabolic derangements that drive type 3 diabetes», *Adv. Exp. Med. Biol.,* 1128, 45–83, 2019.

22. Vieira, M. N. N., Lima-Filho, R. A. S. y De Felice, F. G., «Connecting Alzheimer's disease to diabetes: underlying mechanisms and potential therapeutic targets», *Neuropharmacology,* 136, 160–171, 2018.

23. Castellano, C. A. *et al.,* «A 3-month aerobic training program improves brain energy metabolism in mild Alzheimer's disease: preliminary results from a neuroimaging study», *J. Alzheimers Dis,* 56, 1459–1468, 2017.

24. Sedzikowska, A. y Szablewski, L., «Insulin and insulin resistance in Alzheimer's disease», *Int. J. Mol. Sci.* 22, 9987, 2021.

25. Wu, L., Zhang, X. y Zhao, L., «Human ApoE isoforms differentially modulate brain glucose and ketone body metabolism: implications for Alzheimer's disease risk reduction and early intervention», *J. Neurosci,* 38, 6665–6681, 2018.

26. Zhao, N. *et al.,* «Apolipoprotein e4 impairs neuronal insulin signaling by trapping insulin receptor in the endosomes», *Neuron* 96, 115–129 e115, 2017.

27. Wu, L., Zhang, X. y Zhao, L., «Human ApoE isoforms differentially modulate brain glucose and ketone body metabolism: implications for Alzheimer's disease risk reduction and early intervention», *J. Neurosci,* 38, 6665–6681, 2018.

28. Mosconi, L. *et al.*, «Increased Alzheimer's risk during the menopause transition: a 3-year longitudinal brain imaging study», *PLoS ONE* 13, e0207885,2018.

29. Brinton, R. D., Yao, J., Yin, F., Mack, W. J. y Cadenas, E., «Perimenopause as a neurological transition state», *Nat. Rev. Endocrinol,* 11, 393–405, 2015.

30. Le Thuc, O. y García-Cáceres, C., «Obesity-induced inflammation: connecting the periphery to the brain», *Nat Metab* 6, 1237–1252 (2024). https://doi.org/10.1038/s42255-024-01079-8

31. De Oliveira, J. *et al.*, «Inflammatory cascade in Alzheimer's disease pathogenesis: a review of experimental findings», *Cells* 10, 2581, 2021.

32. Le Thuc, O. y García-Cáceres, C., «Obesity-induced inflammation: connecting the periphery to the brain», *Nat Metab* 6, 1237–1252 (2024). https://doi.org/10.1038/s42255-024-01079-8

33. Chuang, Y. F. *et al.*, «Midlife adiposity predicts earlier onset of Alzheimer's dementia, neuropathology and presymptomatic cerebral amyloid accumulation», *Mol. Psychiatry,* 21, 910–915, 2016.

34. Alford, S., Patel, D., Perakakis, N. y Mantzoros, C. S., «Obesity as a risk factor for Alzheimer's disease: weighing the evidence», *Obes. Rev.,* 19, 269–280, 2018.

35. Li, J., Liu, C., Ang, T. F. A. y Au, R., «BMI decline patterns and relation to dementia risk across four decades of follow-up in the Framingham Study», *Alzheimers Dement,* 19, 2520–2527, 2023.

36. Dote-Montero, M. y Clavero-Jimeno, «Effects of early, late and self-selected time-restricted eating on visceral adipose tissue and cardiometabolic health in participants with overweight or obesity: a randomized controlled trial», *Nat Med,* febrero de 2025; 31(2):524-533. doi: 10.1038/s41591-024-03375-y. Epub 7 de enero de 2025. PMID: 39775037.

37. Crane, P.K., Walker, R., Hubbard, R. A., Li, G., Nathan, D. M., Zheng, H., Haneuse, S., Craft, S., Montine, T. J., Kahn, S. E., Mccormick, W., Mc-Curry, S.M., Bowen, J. D. y Larson, E. B., «Glucose levels and risk of dementia», *N Engl J Med,* 8 de agosto de 2013; 369(6):540-8. doi: 10.1056/NEJMoa1215740. Fe de erratas en *N Engl J Med*, 10 de octubre de 2013; 369(15):1476. PMID: 23924004; PMCID: PMC3955123.

38. Kirvalidze, M., Hodkinson, A., Storman, D., Fairchild, T. J., Bała, M. M., Beridze, G., Zuriaga, A., Brudasca, N. I. y Brini, S., «The role of glucose in cognition, risk of dementia, and related biomarkers in individuals without type 2 diabetes mellitus or the metabolic syndrome: A systematic review of observational studies», *Neuroscience & Biobehavioral Reviews*, vol. 135, 2022.

39. Ayesh, H., Suhail, S. y Ayesh, S., «Impact of allulose on blood glucose in type 2 diabetes: A meta-analysis of clinical trials», *Metabol Open,* 7 de noviembre de 2024; 24:100329. doi: 10.1016/j.metop.2024.100329. PMID: 39583955; PMCID: PMC11585728.

3. Mitocondria cerebral: la mano de obra

1. Pizzorno, J., «Mitochondria-Fundamental to Life and Health», *Integrative Medicine*, abril de 2014; 13(2): 8-15. PMID: 26770084; PM- CID: PMC4684129.

2. Rich, P., «Chemiosmotic Coupling: The Cost of Living», *Nature* 421 (6923), 2003, 583, https://doi.org/10.1038/421583a

3. Lahera, V., De Las Heras, N., López-Farré, A., Manucha, W. y Ferder, L., «Role of Mitochondrial Dysfunction in Hypertension and Obesity», *Curr Hypertens Rep,* 19 (2), 2017, 11. doi: 10.1007/s11906-017-0710-9.

4. Andrieux, P., Chevillard, C., Cunha-Neto, E. y Nunes, J. P. S., «Mitochondria as a Cellular Hub in Infection and Inflammation», *Int J Mol Sci*, 22, 2021, 11338, https://doi.org/10.3390/ijms222111338

5. Craven, L., Alston, C. L., Taylor, R. W. y Turnbull, D. M., «Recent Advances in Mitochondrial Disease», *Annu Rev Genomics Hum Genet,* 18, 2017, 257-275. doi:10.1146/annurev-genom-091416-035426.

6. Gorman, G. S., Chinnery, P. F., Dimauro, S., Hirano, M., Koga, Y., McFarland, R., Suomalainen, A., Thorburn, D. R., Zeviani, M. y Turnbull, D. M., «Mitochondrial Diseases», *Nat Rev Dis Primers* 20 (2), 2016, 16080. doi:10.1038/nrdp.2016.80.

7. Madreiter-Sokolowski, C. T., Hiden, U., Krstic, J., Panzitt, K., Wagner, M., Enzinger, C., Khalil, M., Abdellatif, M., Malle, E., Madl, T., Osto, E., Schosserer, M., Binder, C. J. y Olschewski A., «Targeting organ-specific mitochondrial dysfunction to improve biological aging», *Pharmacol Ther*, octubre de 2024; 262:108710, doi: 10.1016/j.pharmthera. 2024.108710. Epub 22 de agosto de 2024. PMID: 39179117.

8. Sukhorukov, V., Voronkov, D., Baranich, T., Mudzhiri, N., Magnaeva, A. y Illarioshkin S., «Impaired Mitophagy in Neurons and Glial Cells during Aging and Age-Related Disorders», *Int J Mol Sci*, 223 de septiembre de 2021; 22(19):10251, doi: 10.3390/ijms221910251. PMID: 34638589; PM- CID: PMC8508639.

9. Terry, R. D. y Katzman, R., «Life span and synapses: will there be a primary senile dementia?», *Neurobiol Aging*, 2001; 22:347–48.

10. Bufill, E., Blesa, R. y Augustí, J., «Alzheimer's disease: An evolutionary approach», *J Anthropol Sci*, 2013; 91:135–57.

11. Raichlen, D. A. y Alexander, G. E., «Exercise, APOE genotype, and the evolution of the human lifespan», *National Library of Medicine*, mayo de 2014; 37(5): 247-55, doi: 10.1016/j.tins.2014.03.001. Epub 30 de marzo de 2014, PMID: 24690272; PMCID: PMC4066890.

12. Fernández-Ayala, D. J. M., Navas, P. y López-Lluch, G., «Age-Related Mitochondrial Dysfunction as A Key Factor in COVID-19 Disease», *Exp Gerontol*, 142, 2020, 111147. doi: 10.1016/j.exger.2020.111147.

13. Ishikawa, K., Takenaga, K., Akimoto, M., Koshikawa, N., Yamaguchi, A., Imanishi, H., Nakada, K., Honma, Y. y Hayashi, J. I., «ROS-Generating Mitochondrial DNA Mutations Can Regulate Tumor Cell Metastasis», *Science,* 320 (5876), 2008, 661-664. doi: 10.1126/science.1156906.

14. Burtscher, J., Romani, M., Bernardo, G., Popa, T., Ziviani, E., Hummel, F. C., Sorrentino, V. y Millet G.P., «Boosting mitochondrial health to counteract neurodegeneration», *Prog Neurobiol*, agosto de 2022; 215:102289. doi: 10.1016/j.pneurobio.2022.102289. Epub 28 de mayo de 2022. PMID: 35636655.

15. Brand, M. D., «Uncoupling to Survive? The Role of Mitochondrial Inefficiency in Ageing», *Exp Gerontol*, 35(6-7), 2000, 811-20. doi: 10.1016/s0531-5565(00)00135-2. PMID: 11053672.

16. Arranz-Paraíso, D., Sola, Y., Baeza-Moyano, D., Benítez-Martínez, M., Melero-Tur, S. y González-Lezcano, R. A., «Mitochondria and light: An overview of the pathways triggered in skin and retina with incident infrared radiation», *J Photochem Photobiol B: Biol*. 2023;238:112614.

17. Ibe, Onyekachi *et al.*, «The role of near-infrared light-emitting diodes in aging adults related to inflammation», *Healthy Aging Res*.

18. Nizamutdinov, D., Ezeudu, C., Wu, E., Huang, J. H. y Yi, S. S., «Transcranial near-infrared light in treatment of neurodegenerative diseases», *Front Pharmacol*, 8 de agosto de 2022; 13:965788, doi: 10.3389/fphar.2022.965788. PMID: 36034819; PMCID: PMC9400541.

19. Pickles, S., Vigie, P. Y Youle, R. J., «Mitophagy and Quality Control Mechanisms in Mitochondrial Maintenance», *Curr Biol*, 28 (4), 2018, R170–R185. doi: 10.1016/j.cub.2018.01.004.

20. Cornelissen, T. et al., «Deficiency of Parkin and PINK1 Impairs Age-Dependent Mitophagy in Drosophila», *Elife* 29 (7), 2018, e35878. doi: 10.7554/eLife.35878.

21. Sliter, D. A. et al., «Parkin and PINK1 Mitigate STING-induced Inflammation», *Nature* 561 (7722), 22018, 58-262. doi: 10.1038/s41586-018-0448-9.

22. Sukhorukov, V. S., Baranich, T. I., Egorova, A. V., Akateva, A. V., Okulova, K. M., Ryabova, M. S., Skvortsova, K. A., Dmitriev, O. V., Mudzhiri, N. M., Voronkov, D. N. et al., «Mitochondrial Dynamics in Brain Cells During Normal and Pathological Aging», *Int. J. Mol. Sci.*, 2024.

23. Fang, E.F., Hou, Y., Palikaras, K. et al., «Mitophagy inhibits amyloid-β and tau pathology and reverses cognitive deficits in models of Alzheimer's disease», *Nat Neurosci*, 22, 401–412 (2019). https://doi.org/10.1038/s41593-018-0332-9

24. Lou, G. et al., «Mitophagy and neuroprotection», *Trends Mol Med* 26 (1), 2019, 8-20. https://doi.org/10.1016/j.molmed.2019.07.002.

25. Amorim, J. A., Coppotelli, G., Rolo, A. P., Palmeira, C. M., Ross, J. M. y Sinclair, D. A., «Mitochondrial and metabolic dysfunction in ageing and age-related diseases», *Nature Reviews Endocrinology*, abril de 2022; 18(4): 243-258, doi: 10.1038/s41574-021-00626-7. Epub 10 de febrero de 2022. PMID: 35145250; PMCID: PMC9059418.

26. Kim, S. et al., «Fisetin Stimulates Autophagic Degradation of Phosphorylated Tau Via the Activation of TFEB and Nrf2 Transcription Factors», *Sci Rep.* 6, 2016, 24933. doi: 10.1038/srep24933.

27. Aman, Y., Schmauck-Medina, T., Hansen, M. et al., «Autophagy in Healthy Aging and Disease», *Nat Aging* 1, 2021, 634-650. https://doi.org/10.1038/s43587-021-00098

28. Escobar, K. A., Cole, N. H., Mermier, C. M. y Van Dusseldorp, T. A., «Autophagy and Aging: Maintaining the Proteome Through Exercise and Caloric Restriction», *Aging Cell*, 18 (1), 2019, e12876. doi: 10.1111/acel.12876.

29. Minois, N., «Molecular Basis of the 'Anti-Aging' Effect of Spermidine and Other Natural Polyamines-A Mini-Review», *Gerontology* 2014, 60, 319–326.

30. Zhou, Y., Wang, D., Xiao, Q., Ma, L., Gou, H., Ru, Y., Tang, J., Xu, X., Chen, X., Sun, W., Li, L. y Xu, Y., «Spermidine alleviates diabetic periodontitis by reversing human periodontal ligament stem cell senescence via mitophagy», *Free Radical Biology and Medicine* 227, pp. 379-394.

31. Eisenberg, T., Knauer, H., Schauer, A. *et al.*, «Induction of autophagy by spermidine promotes longevity», *Nat Cell Biol* 11, 1305–1314 (2009). https://doi.org/10.1038/ncb1975

32. Kim, Y., Keogh, J. B. y Clifton, P. M., «Polyphenols and Glycemic Control», *Nutrients*, 8 (1), 2016, 17. doi: 10.3390/nu8010017. PMID: 26742071; PMCID: PMC4728631.

33. Man, A. W. C., Zhou, Y., Xia, N. y Li, H., «Involvement of Gut Microbiota, Microbial Metabolites and Interaction with Polyphenol in Host Immunometabolism», *Nutrients,* 12 (10), 2020, 3054. https://doi.org/10.3390/nu12103054

34. Grundlingh, J., Dargan, P., El-Zanfaly, M. Y. y Wood, D., «2,4-Dinitrophenol (DNP): A Weight Loss Agent with Significant Acute Toxicity and Risk of Death», *J Med Toxicol*, 7 (3), 2011, 205-12. doi: 205-12. 10.1007/s13181-011-0162-6.

35. An, L., Lu, Q., Wang, K. y Wang, Y., «A Prospective Alternative against Brain Aging», *Nutrients* 2023, 15, 3884. https://doi.org/10.3390/nu15183884

36. Singh, A., D'amico, D., Andreux, P. A. *et al.*, «Direct supplementation with Urolithin A overcomes limitations of dietary exposure and gut microbiome variability in healthy adults to achieve consistent levels across the population», *Eur J Clin Nutr* 76, 297–308 (2022).

37. Wei, Y., Liu, D., Zheng, Y., Hao, C., Li, H. y Ouyang, W., «Neuroprotective Effects of Kinetin Against Glutamate-Induced Oxidative Cytotoxicity in HT22 Cells: Involvement of Nrf2 and Heme Oxygenase-1», *Neurotox Res*, 2018;33:725–737. doi: 10.1007/s12640-017-9811.

4. Sistema de limpieza: la batalla contra los radicales libres

1. Mandal, M., Sarkar, M., Khan, A., Biswas, M., Masi, A., Rakwal, R. *et al.*, «Reactive oxygen species (ROS) and reactive nitrogen species (RNS) in plants-maintenance of structural individuality and functional blend», *Adv Redox Res,* 2022;5:100039.

2. Phaniendra, A., Jestadi, D. B. y Periyasamy, L., «Free radicals: properties, sources, targets, and their implication in various diseases», *Indian J Clin Biochem*, 2015; 30:11–26.

3. Andrés, C. M. C., Pérez De La Lastra, J. M., Juan, C. A., Plou, F. J. y Pérez-Lebeña, E., «The role of reactive species on innate immunity», *Vaccines* (Basel), 2022; 10:1735.

4. Chandimali, N., Bak, S. G., Park, E. H. *et al.*, «Free radicals and their impact on health and antioxidant defenses: a review», *Cell Death Discov*, 11, 19 (2025). https://doi.org/10.1038/s41420-024-02278-8

5. *Ibid.*

6. Hashimoto, S., Matsuba, Y., Takahashi, M. *et al.*, «Neuronal glutathione loss leads to neurodegeneration involving gasdermin activation», *Sci. Rep*, 13, 1109 (2023), https://doi.org/10.1038/s41598-023-27653-w

7. Cobley, J. N., Fiorello, M. L. y Bailey, D. M., «13 reasons why the brain is susceptible to oxidative stress», *Redox Biol*, 15, 490–503 (2018).

8. Lee, K. H., Cha, M. y Lee, B. H., «Neuroprotective effect of antioxidants in the brain», *Int J Mol Sci*, 2020;21:7152.

9. Watson, B. D., «Evaluation of the concomitance of lipid peroxidation in experimental models of cerebral ischemia and stroke», *Progress in Brain Research*, Elsevier: Ámsterdam, Países Bajos, 1993; vol. 96, pp. 69–95.

10. Niedzielska, E., Smaga, I., Gawlik, M., Moniczewski, A., Stankowicz, P., Pera, J. y Filip, M., «Oxidative stress in neurodegenerative diseases», *Mol. Neurobiol*, 2016, 53, 4094–4125.

11. Rao, A. y Balachandran, B., «Role of oxidative stress and antioxidants in neurodegenerative diseases», *Nutr. Neurosci*, 2002, 5, 291–309.

12. Li, J., Li, W., Jiang, Z. G. y Ghanbari, H. A., «Oxidative stress and neurodegenerative disorders», *Int. J. Mol. Sci*, 2013, 14, 24438–24475.

13. Islam, M. N., Rauf, A., Fahad, F. I., Emran, T. B., Mitra, S., Olatunde, A., Shariati, M. A., Rebezov, M., Rengasamy, K. R. R. y Mubarak, M. S., «Superoxide dismutase: an updated review on its health benefits and industrial applications», *Crit Rev Food Sci Nutr,* 2022;62(26):7282-7300, doi: 10.1080/10408398.2021.1913400. Epub 27 de abril de 2021, PMID: 33905274.

14. https://tetrasod.com/es/ingrediente/

15. Fernández-Portero, C., Amián, J. G., De La Bella, R., López-Lluch, G. y Alarcón, D., «Coenzyme Q10 Levels Associated With Cognitive Functioning and Executive Function in Older Adults», *The Journals of Gerontology:* Series A, vol. 78, Issue 1, enero de 2023, pp. 1-8.

16. *Ibid.*

17. Del Pozo-Cruz, J., Rodríguez-Bies, E., Ballesteros-Simarro, M., Navas-Enamorado, I., Tung, B. T., Navas, P. y López-Lluch, G., «Physical activity affects plasma coenzyme Q10 levels differently in young and old humans», *Biogerontology,* abril de 2014; 15(2):199-211, doi: 10.1007/s10522- 013-9491-y. Epub 3 de enero de 2014, PMID: 24384733.

18. De La Bella-Garzón, R., Fernández-Portero, C., Alarcón, D., Amián, J. G. y López-Lluch, G., «Levels of Plasma Coenzyme Q10 Are Associated with Physical Capacity and Cardiovascular Risk in the Elderly», *Antioxidants* (Basel). 29 de enero de 2022; 11(2):279, doi: 10.3390/antiox11020279. PMID: 35204162; PMCID: PMC8868547.

19. González-Guardia, L., Yubero-Serrano, E. M., Delgado-Lista, J., Pérez-Martínez, P., García-Ríos, A., Marín, C., Camargo, A., Delgado-Casado, N., Roche, H. M., Pérez-Jiménez, F., Brennan, L. y López-Miranda, J., «Effects of the Mediterranean Diet Supplemented With Coenzyme Q10 on Metabolomic Profiles in Elderly Men and Women», *The Journals of Gerontology:* Series A, vol. 70, Issue 1, enero de 2015.

20. García-Carpintero, S., Domínguez-Bértalo, J., Pedrero-Prieto, C., Frontiñán-Rubio, J., Amo-Salas, M., Durán-Prado, M., García-Pérez, E., Vaamonde, J. y Alcain, F. J., «Ubiquinol Supplementation Improves Gender-Dependent Cerebral Vasoreactivity and Ameliorates Chronic Inflammation and Endothelial Dysfunction in Patients with Mild Cognitive Impairment», *Antioxidants,* 2021.

21. Huo, J., Xu, Z., Hosoe, K., Kubo, H., Miyahara, H., Dai, J., Mori, M., Sawashita, J. E. y Higuchi, K., «Coenzyme Q10 Prevents Senescence and Dysfunction Caused by Oxidative Stress in Vascular Endothelial Cells», *Oxid Med Cell Longev*, 8 de julio de 2018; 2018:3181759. doi: 10.1155/2018/3181759. PMID: 30116476; PMCID: PMC6079399.

22. Hou, S., Tian, Z., Zhao, D., Liang, Y., Dai, S., Ji, Q., Fan, Z., Liu, Z., Liu, M. y Yang, Y., «Efficacy and Optimal Dose of Coenzyme Q10 Supplementation on Inflammation-Related Biomarkers: A GRADE-Assessed Systematic Review and Updated Meta-Analysis of Randomized Controlled Trials», *Mol Nutr Food Res*, julio de 2023; 67(13):e2200800. doi: 10.1002/ mnfr.202200800. Epub 16 de mayo de 2023, PMID: 37118903.

23. Lenton, K. J., Sané, A. T., Therriault, H., Cantin, A. M., Payette, H. y Wagner, J.R., «Vitamin C augments lymphocyte glutathione in subjects with ascorbate deficiency», *Am J Clin Nutr*, enero de 2003; 77(1):189-95, doi: 10.1093/ajcn/77.1.189. PMID: 12499341.

24. Sedighi, O., Zargari, M. y Varshi, G., «Effect of selenium supplementation on glutathione peroxidase enzyme activity in patients with chronic kidney disease: a randomized clinical trial», *Nephrourol Mon*, 4 de mayo de 2014; 6(3):e17945. doi: 10.5812/numonthly.17945. PMID: 25032143; PMCID: PMC4090673.

25. Liu, X., Zhou, Y., Qi, Z., Huang, C. y Lin, D., «Taurine Alleviates Ferroptosis-Induced Metabolic Impairments in C2C12 Myoblasts by Stabilizing the Labile Iron Pool and Improving Redox Homeostasis», *J Proteome Res*, 2 de agosto de 2024; 23(8):3444-3459. doi: 10.1021/ acs.jproteo- me.4c00123. Epub 18 de julio de 2024. PMID: 39024330.

26. Abud, G. F., De Carvalho, F. G., Batitucci, G., Travieso, S. G., Bueno Junior, C. R., Barbosa Junior, F., Marchini, J. S. y De Freitas, E. C., «Taurine as a possible antiaging therapy: A controlled clinical trial on taurine antioxidant activity in women ages 55 to 70», *Nutrition*, vol. 101,2022.

27. Gambelunghe, C., Rossi, R., Micheletti, A., Mariucci, G. y Rufini, S., «Physical exercise intensity can be related to plasma glutathione levels», *J Physiol Biochem*, marzo de 2001; 57(2):9-14. PMID: 11579999.

28. Mitrić, A. y Castellano, I., «Targeting gamma-glutamyl transpeptidase: A pleiotropic enzyme involved in glutathione metabolism and in the control of redox homeostasis», *Free Radical Biology and Medicine*, vol. 208, 2023.

29. Ramandim, A., George, J., Behnoush, A. H., Delavari, A., Mohammadi, Z., Poustchi, H. y Malekzadeh, R., «The Association Between Serum Gamma-Glutamyl Transferase and Gastrointestinal Cancer Risk: A Systematic Review and Meta-Analysis», *Cancer Med.*, enero de 2025; 14(2): e70581. doi: 10.1002/cam4.70581. PMID: 39817495; PMCID: PMC11736428.

30. Chinta, S. J., Kumar, J. M., Zhang, H., Forman, H. J. y Andersen, J. K., «Up-regulation of gamma-glutamyl transpeptidase activity following glutathione depletion has a compensatory rather than an inhibitory effect on mitochondrial complex I activity: implications for Parkinson's disease», *Free Radical Biology and Medicine*, 1 de mayo de 2006; 40(9):1557-63. doi: 10.1016/j.freeradbiomed.2005.12.023. Epub 13 de enero de 2006. PMID: 16632116; PMCID: PMC2804072.

31. Koenig, G. y Seneff, S., «Gamma-Glutamyltransferase: A Predictive Biomarker of Cellular Antioxidant Inadequacy and Disease Risk», *Dis Markers*, 2015; 2015:818570. doi: 10.1155/2015/818570. Epub 12 de octubre de 2015. PMID: 26543300; PMCID: PMC4620378.

32. Bradley, R. *et al.*, «Associations between total serum GGT activity and metabolic risk: MESA», *Biomarkers in medicine*, vol. 7,5 (2013): 709-21. doi:10.2217/bmm.13.71.

33. Nazzi, C., Avenanti, A. y Battaglia, S., «The Involvement of Antioxidants in Cognitive Decline and Neurodegeneration: Mens Sana in Corpore Sano», *Antioxidants* 2024, 13, 701, https://doi.org/10.3390/ antiox13060701

34. Silvestro, S. y Mazzon, E., «Nrf2 Activation: Involvement in Central Nervous System Traumatic Injuries. A Promising Therapeutic Target of Natural Compounds», *Int. J. Mol. Sci*, 2023, 24, 199.

35. *Ibid.*

36. Singh, S., Nagalakshmi, D., Sharma, K. K. y Ravichandiran, V., «Natural antioxidants for neuroinflammatory disorders and possible involvement of Nrf2 pathway: A review», *Heliyon*, vol. 7, Issue 2, 2021.

37. Sidiropoulou, G. A., Metaxas. A. y Kourti, M., «Natural antioxidants that act against Alzheimer's disease through modulation of the Nrf2 pathway: a focus on their molecular mechanisms of action», *Front Endocrinol* (Lausanne), 3 julio de 2023; 14:1217730, doi: 10.3389/fendo.2023.1217730. PMID: 37465125; PMCID: PMC10351420.

38. Bonyadi, N., Dolatkhah, N., Salekzamani, Y. *et al.*, «Effect of berry-based supplements and foods on cognitive function: a systematic review», *Sci Rep 12*, 3239 (2022), https://doi.org/10.1038/s41598-02207302-4

5. Neurotoxicidad: plásticos, metales pesados y otras sustancias

1. Krüger, J. *et al.* «Incidence and Prevalence of Early-Onset Dementia in Finland», Neurology», 2024, doi.org/10.1212/wnl.0000000000209654.

2. Eiser, A. R., «Why does Finland have the highest dementia mortality rate? Environmental factors may be generalizable», *Brain Research*, vol. 1671, 2017, pp. 14-17.

3. Grandjean, P. y Landrigan, P., «Neurobehavioural Effects of Developmental Toxicity», *Lancet Neurol*, 13 (3), 2014, 330-338. doi: 10.1016/S1474-4422(13)70278-3.

4. Legardi, J. B., Di Paolo, C., Kraak, M. H. S., Van Der Geest, H. G., Schymanski, E. L., Williams, A. J., Dingemans, M. M. L., Massei, R., Brack, W., Cousin, X. *et al.*, «An Ecotoxicological View on Neurotoxicity Assessment», *Environ Ski Eur*, 30 (1), 2018, 46. doi: 10.1186/s12302-018-0173-x.

5. Maffini, M. V. y Neltner, T. G., «Brain Drain: The Cost of Neglected Responsibilities in Evaluating Cumulative Effects of Environmental Chemicals», *J. Epidemiol Community Health*, 69 (5), 2015, 496-499. doi: 10.1136/jech-2014-203980.

6. Wang, T. *et al.*, «Multimodal detection and analysis of microplastics in human thrombi from multiple anatomically distinct sites», *eBioMedicine, The Lancet*, vol. 103, 105118, 2024.

7. Nihart, A. J., García, M. A., El Hayek, E. *et al.*, «Bioaccumulation of microplastics in decedent human brains», *Nat Med* (2025), https://doi.org/10.1038/s41591-024-03453-1

8. Amato-Lourenço, L. F., Dantas, K. C., Júnior, G. R. *et al.*, «Microplastics in the Olfactory Bulb of the Human Brain», *JAMA Netw Open*, 2024; 7(9): e2440018. doi:10.1001/jamanetworkopen.2024.40018.

9. Gou, X., Fu, Y., Li, J., Xiang, J., Yang, M. y Zhang, Y., «Impact of nanoplastics on Alzheimer 's disease: Enhanced amyloid-β peptide aggregation and augmented neurotoxicity», *J Hazard Mater*, 5 de marzo de 2024; 465:133518. doi: 10.1016/j.jhazmat.2024.133518. Epub 12 de enero de 2024. PMID: 38228001.

10. Gou, X., Fu, Y., Li, J., Xiang, J., Yang, M. y Zhang, Y., «Impact of nanoplastics on Alzheimer 's disease: Enhanced amyloid-β peptide aggregation and augmented neurotoxicity», *Journal of Hazardous Materials*, vol. 465, 2024.

11. Savuca, A., Curpan, A. S., Hritcu, L. D., Buzenchi Proca, T. M., Balmus, I. M., Lungu, P. F., Jijie, R., Nicoara, M. N., Ciobica, A. S., Solcan, G. y Solcan C., «Do Microplastics Have Neurological Implications in Relation to Schizophrenia Zebrafish Models? A Brain Immunohistochemistry, Neurotoxicity Assessment, and Oxidative Stress Analysis», *Int J Mol Sci*, 30 de julio de 2024; 25(15):8331. doi: 10.3390/ijms25158331. PMID: 39125900; PMCID: PMC11312823.

12. Zheng, Y., Xu, S., Liu, J., y Liu, Z., «The effects of micro- and nanoplastics on the central nervous system: A new threat to humanity?», *Toxicology*, vol. 504, 2024.

13. Chang, J., Chen, L., Feng, Z., Lv. M., Wang, C., Wang, M. *et al.*, (2023), «Human Microplastics Exposure And Potential Health Risks To Target Organs By Different Routes: A Review», *Current Pollution Reports* 9, 3, 2023.

14. Qian, N., Gao, X., Lang, X., Deng, H., Bratu, T. M., Chen, Q., Stapleton, P., Yan, B. y Min., W., «Rapid single-particle chemical imaging of nanoplastics by SRS microscopy», *Proc. Natl. Acad. Sci*, EE.UU. 121 (3) e2300582121, https://doi.org/10.1073/pnas.2300582121 (2024)

15. Allen, J. G., Dassuncao, C., Hu, X. C., Sunderland, Elsie, M., Tokranov, A. K. y Wagner, C. C. (2018), «A Review Of The Pathways Of Human Exposure To Poly- And Perfluoroalkyl Substances (PFASs) And Present Understanding Of Health Effects», *Journal Of Exposure Science & Environmental Epidemiology* 29, 2.

16. https://www.miteco.gob.es/content/dam/miteco/es/calidad-y-evaluacion-ambiental/temas/productos-quimicos/losquimicosquenosrodeanpfas_tcm30-549889.pdf

17. Foley, J., Kwiatkowski, C., Rochester, J., Neveux, I., Dabe, S., Lathrop, M., Daza, E., Grzymski, J., Greenfield, B. y Hua, J., «Associations Between Daily-Use Products and Urinary Biomarkers of Endocrine-Disrupting Chemicals in Adults of Reproductive Age», *International Journal of*

Environmental Research and Public Health, 10.3390/ijerph22010099, 22, 1, (99), 2025.

18. BLOOM, M. S., CLARK, J. M., PEARCE, J. L., FERGUSON, P. L., NEWMAN, R. B., ROBERTS, J. R., GROBMAN, W. A., SCISCIONE, A. C., SKUPSKI, D. W., GARCÍA, K., VENA, J. E., y HUNT, K. J., Echo-fgs study group, «Impact of Skin Care Products on Phthalates and Phthalate Replacements in Children: the ECHO-FGS», *Environ Health Perspect*, septiembre de 2024; 132(9):97001. doi: 10.1289/EHP13937. Epub 4 de septiembre de 2024. Fe de erratas en: *Environ Health Perspect*, noviembre de 2024; 132(11):119001. doi: 10.1289/EHP16591. PMID: 39230332; PMCID: PMC11373421.

19. WORLD HEALTH ORGANIZATION, «Health Effects of Particulate Matter», https://www.euro.who.int/data/assets/pdf_file/0006/189051/Health-effects-of-particulate-matter-final-Eng.pdf

20. ARMAS, F. V. y D'ANGIULLI, A., «Neuroinflammation and Neurodegeneration of the Central Nervous System from Air Pollutants: A Scoping Review», *Toxics*, 10 (11), 2022, 666. doi: 10.3390/toxics10110666.

21. CALDERÓN-GARCIDUEÑAS, L., KULESZA, R. J., DOTY, R. L., D'ANGIULLI, A. y TORRES-JARDÓN, R., «Megacities Air Pollution Problems: Mexico City Metropolitan Area Critical Issues on The Central Nervous System», *Environ Res*, 137, 2015, 157-169. doi: 10.1016/j.envres.2014.12.012.

22. D'ANGIULLI, A., «Severe Urban Outdoor Air Pollution and Children's Structural and Functional Brain Development, from Evidence to Precautionary Strategic Action», *Public Health Front*. 6, 2018, 95. doi: 10.3389/fpubh.2018.00095.

23. CALDERÓN-GARCIDUEÑAS, R., LERAY, E., HEYDARPOUR, P., TORRES-JARDÓN, R. y REIS, J., «Air Pollution, a Rising Environmental Risk Factor for Cognition, Neuroinflammation and Neurodegeneration: The Clinical Impact on Children and Beyond», *Rev Neurol,* 172 (1), 2016, 69-80. doi: 10.1016/j. neurol.2015.10.008.

24. CALDERÓN-GARCIDUEÑAS, L., PÉREZ-CALATAYUD, A., GONZÁLEZ-MACIEL, A., RAFAEL, R., SILVA PEREYRA, H., RAMOS-MORALES, A., TORRES-JARDÓN, R., SOBERANES-CERINO, C., CARRILLO-ESPER, R., BRIONES-GARDUÑO, H. *et al.*, «Environmental Nanoparticles Reach Human Fetal Brains», *Biomedicines,* 10 (2), 2022, 410, doi: 10.3390/biomedicines10020410.

25. Johnson, J., Egner, P., Ng, D., Zhu, J., Wang, J. B., Xue, X. F. *et al.*, «Dose-dependent Detoxication Of The Airborne Pollutant Benzene In A Randomized Trial Of Broccoli Sprout Beverage In Qidong, China», *The American Journal Of Clinical Nutrition,* 110, 3, 2019.

26. Kou, X., Pallejà Millán, M., Canals, J., Rivera, V., Moreno, S. y Arija, V., «Effects of prenatal exposure to multiple heavy metals on infant neurodevelopment: A multi-statistical approach», *Environmental Pollution*, vol. 367, 2025.

27. Althomali, R.H., Abbood, M. A., Saleh, E. A. M. *et al.,* «Exposure to heavy metals and neurocognitive function in adults: a systematic review», *Environ Sci Eur,* 36, 18 (2024). https://doi.org/10.1186/s12302024-00843-7

28. Althobaiti, N. A., «Heavy metals exposure and Alzheimer's disease: Underlying mechanisms and advancing therapeutic approaches», *Behavioural Brain Research*, vol. 476, 2025.

29. https://www.aesan.gob.es/AECOSAN/docs/documentos/publicaciones/seguridad_alimentaria/RECOMENDACIONES_consumo_pescado_MERCURIO_AESAN_WEB.PDF.

30. Althobaiti, N. A., «Heavy metals exposure and Alzheimer's disease: Underlying mechanisms and advancing therapeutic approaches», *Behavioural Brain Research*, vol. 476, 2025.

31. Jan, A. T., Azam, M., Siddiqui, K., Ali, A., Choi, I. y Haq, Q. M., «Heavy Metals and Human Health: Mechanistic Insight into Toxicity and Counter Defense System of Antioxidants», *Int J Mol Sci*, 10 de diciembre de 2015; 16(12):29592-630. doi: 10.3390/ijms161226183. PMID: 26690422; PMCID: PMC4691126.

32. https://www.researchgate.net/publication/258425142_Chemistry_and_Pharmacological_Properties_of_Some_Natural_and_Synthetic_Antioxidants_for_Heavy_Metal_Toxicity

6. Drenaje: limpiar las tuberías con antioxidantes y melatonina

1. Jessen, N. A., Munk, A. S. F., Lundgaard, I. y Nedergaard, M., «The Glymphatic System: A Beginner's Guide», *Neurochem. Res.*, 2015; 40:2583–2599. doi: 10.1007/s11064-015-1581-6.

2. Hablitz, L. M., Plá, V., Giannetto, M. *et al.*, «Circadian control of brain glymphatic and lymphatic fluid flow», *Nat Commun* 11, 4411 (2020). https://doi.org/10.1038/s41467-020-18115-2

3. Ma, Q. *et al.*, «Rapid lymphatic efflux limits cerebrospinal fluid flow to the brain», *Acta Neuropathol,* 137, 151–165 (2019).

4. Scheiermann, C., Kunisaki, Y. y Frenette, P. S., «Circadian control of the immune system», *Nat. Rev. Immunol*, 13, 190–198 (2013).

5. Prince, M., Bryce, R., Albanese, E., Wimo, A., Ribeiro, W. y Ferri, C.P., «The global prevalence of dementia: a systematic review and metaanalysis», *Alzheimer's Dement: J Alzheimer's Assoc.* 2013;9(1):63-75. e2, https://doi.org/10.1016/j.jalz.2012.11.007

6. López Olegario, R. *et al.*, «The newly discovered glymphatic system: the missing link between physical exercise and brain health?», *Front. Integr. Neurosci*, vol. 18 – 2024, https://doi.org/10.3389/fnint.2024.1349563

7. Zhang, J., Zhan, Z., Li, X., Xing, A., Jiang, C., Chen, Y. y An, L., «Intermittent Fasting Protects against Alzheimer's Disease Possible through Restoring Aquaporin-4 Polarity», *Front. Mol. Neurosci*, 2017; 10:395, doi: 10.3389/fnmol.2017.00395.

8. Wei, F., Song, J., Zhang, C., Lin, J., Xue, R., Shan, L. y Wang, L., «Chronic stress impairs the aquaporin-4-mediated glymphatic transport through glucocorticoid signaling», *Psychopharmacology*, 2019; 236:1367–1384, doi: 10.1007/s00213-018-5147-6.

9. Lundgaard, I., Wang, W., Eberhardt, A., Vinitsky, H. S., Reeves, B. C., Peng, S. y Nedergaard, M., «Beneficial effects of low alcohol exposure, but adverse effects of high alcohol intake on glymphatic function», *Sci. Rep*, 2018; 8:2246. doi: 10.1038/s41598-018-20424-y.

10. Ma, Y., Liang, L., Zheng, F., Shi, L., Zhong, B. y Xie W., «Association between sleep duration and cognitive decline», *JAMA Network Open*, 2020; 3(9): e2013573.

11. Shi, L., Chen, S. J., Ma, M. Y., Bao, Y. P., Han, Y., Wang, Y. M. *et al.*, «Sleep disturbances increase the risk of dementia: A systematic review and meta-analysis», *Sleep Med Rev.* 2018; 40:4–16.

12. Kang, J. E., Lim, M. M., Bateman, R. J., Lee, J. J., Smyth, L. P., Cirrito, J. R. *et al.,* «Amyloid-β dynamics are regulated by orexin and the sleep-wake cycle», *Science*, 2009; 326(5955):1005–7.

13. Holth, J. K., Fritschi, S. K., Wang, C., Pedersen, N. P., Cirrito, J. R., Mahan, T. E. *et al,* «The sleep-wake cycle regulates brain interstitial fluid tau in mice and CSF tau in humans», *Science,* 2019; 363(6429):80–884.

14. Hablitz, L. M., Plá, V., Giannetto, M. *et al.,* «Circadian control of brain glymphatic and lymphatic fluid flow», *Nat Commun* 11, 4411, 2020. https://doi.org/10.1038/s41467-020-18115-2

15. Xie, L. *et al.,* «Sleep drives metabolite clearance from the adult brain», *Science* 342, 373–377, 2013.

16. Chen, Z. y Wilson, M. A., «Deciphering neural codes of memory during sleep», *Trends Neurosci.* 40, 260–275, 2017.

17. Kim, H., Park, Y. S., Kim, S. H. *et al.,* «Association between stress-related disorders and the risk of dementia using the Korean National Sample Cohort: a matched cohort study», *Sci Rep* 13, 16487, 2023, https://doi.org/10.1038/s41598-023-43884-3

18. Wallensten, J., Ljunggren, G., Nager, A. *et al.,* «Stress, depression, and risk of dementia – a cohort study in the total population between 18 and 65 years old in Region Stockholm», *Alz Res Therapy* 15, 161, 2023, https://doi.org/10.1186/s13195-023-01308-4

19. Sumsuzzman, D. M., Choi, J., Jin, Y. y Hong, Y., «Neurocognitive effects of melatonin treatment in healthy adults and individuals with Alzheimer's disease and insomnia: A systematic review and meta-analysis of randomized controlled trials», *Neurosci Biobehav Rev*, agosto de 2021; 127:459-473, doi: 10.1016/j.neubiorev.2021.04.034. Epub 3 de mayo de 2021. PMID: 33957167.

20. Lee, J. G., Woo, Y. S., Park, S. W., Seog, D. H., Seo, M. K. y Bahk, W. M., «The Neuroprotective Effects of Melatonin: Possible Role in the Pathophysiology of Neuropsychiatric Disease» *Brain Sci*, 21 de octubre de 2019; 9(10):285, doi: 10.3390/brainsci9100285. Fe de erratas en *Brain Sci*, 25 de noviembre de 2019; 9(12):E341, doi: 10.3390/brainsci9120341. PMID: 31640239; PMCID: PMC6826722.

21. Xudan, L. *et al.,* «The potential inflence of melatonin on mitochondrial quality control: a review», *Front. Pharmacol*, 11 de

enero de 2024, Sec. Translational Pharmacology, vol. 14 - 2023, https:// doi.org/10.3389/fphar.2023.1332567

22. Pothukuchi, K., «Mitigating urban light pollution: A review of municipal regulations and implications for planners», *Journal of Urban Affairs* 0:0, pp. 1-28, 2023.

23. Liu, Y., Yu, C., Wang, K., Kwan, M. P. y Tse, L. A., «Linking Artificial Light at Night with Human Health via a Multi-Component Framework: A Systematic Evidence Map», *Environments* 2023, 10, 39, https://doi. org/10.3390/environments10030039

24. Wahl, S., Engelhardt, M., Schaupp, P., Lappe, C. e Ivanov, I. V., «The inner clock-Blue light sets the human rhythm», *J Biophotonics*, diciembre de 2019; 12(12): e201900102. doi: 10.1002/jbio.201900102. Epub 2 de septiembre de 2019. PMID: 31433569; PMCID: PMC7065627.

25. Tähkämö, L., Partonen, T., y Pesonen, A. K., «Systematic review of light exposure impact on human circadian rhythm», *Chronobiology International*, 36(2), 151–170, 2018, https://doi.org/10.1080/07420528 .2018.1527773

26. Wahl, S., Engelhardt, M., Schaupp, P., Lappe, C. e Ivanov, I. V., «The inner clock-Blue light sets the human rhythm», *J Biophotonics*, diciembre de 2019; 12(12): e201900102. doi: 10.1002/jbio.201900102. Epub 2 de septiembre de 2019. PMID: 31433569; PMCID: PMC7065627.

27. Lee, S. I., Matsumori, K., Nishimura, K., Nishimura, Y., Ikeda, Y., Eto, T. y Higuchi S., «Melatonin suppression and sleepiness in children exposed to blue-enriched white LED lighting at night», *Physiol Rep*, diciembre de 2018; 6(24): e13942. doi: 10.14814/phy2.13942. PMID: 30556352; PMCID: PMC6295443.

28. Hartstein, L. E., Behn, C. D., Akacem, L. D., Stack, N., Wright, K. P. Jr. y Lebourgeois, M.K., «High sensitivity of melatonin suppression response to evening light in preschool-aged children», *J Pineal Res*, marzo de 2022; 72(2):e12780. doi: 10.1111/jpi.12780. Epub 8 de enero de 2022. Fe de erratas en: *J Pineal Res*, octubre de 2023; 75(3): e12903, doi: 10.1111/jpi.12903. PMID: 34997782; PMCID: PMC8933063.

29. Tan, D. X., Reiter, R. J., Zimmerman, S. y Hardeland, R., «Melatonin: Both a Messenger of Darkness and a Participant in the Cellular Actions of Non-Visible Solar Radiation of Near Infrared Light», *Biology*

(Basel), 6 de enero de 2023; 12(1):89. doi: 10.3390/biology12010089. PMID: 36671781; PMCID: PMC9855654.

30. MEAD, M. N., «Benefits of sunlight: a bright spot for human health», *Environ Health Perspect*, abril de 2008; 116(4):A160-7. doi: 10.1289/ehp.116-a160. Fe de erratas en: *Environ Health Perspect*, mayo de 2008; 116(5):A197. PMID: 18414615; PMCID: PMC2290997.

7. Neuronutrición: construir salud para el futuro

1. EBRIGHT, B. *et al.*, «Effects of APOE4 on omega-3 brain metabolism across the lifespan», *Trends in Endocrinology & Metabolism*, vol. 35, Issue 8, 745-757.

2. PAN, Y., WALLACE, T. C., KAROSAS, T., BENNETT, D. A., AGARWAL, P. y CHUNG, M., «Association of Egg Intake With Alzheimer's Dementia Risk in Older Adults: The Rush Memory and Aging Project», *J Nutr*, julio de 2024; 154(7):2236- 2243. doi: 10.1016/j.tjnut.2024.05.012. Epub 22 de mayo de 2024. PMID:38782209; PMCID: PMC11347793.

3. O'MAHONY, S. M., CLARKE, G., BORRE, Y. E., DINAN, T. G., CRYAN, J. F., «Serotonin, tryptophan metabolism and the brain-gut-microbiome axis», *Behav Brain Res.*, 2015; 277:32–48, doi: 10.1016/j.bbr.2014.07.027.

4. PARADA VENEGAS, D., DE LA FUENTE, M. K., LANDSKRON, G., GONZÁLEZ, M. J., QUERA, R., DIJKSTRA, G., HARMSEN, H. J. M., FABER, K. N. y HERMOSO, M. A., «Short chain fatty acids (SCFAs)-mediated gut epithelial and immune regulation and its relevance for inflammatory bowel diseases», *Front Immunol*, 2019; 10:277.

5. DAL, N. y BILICI, S., «An Overview of the Potential Role of Nutrition in Mental Disorders in the Light of Advances in Nutripsychiatry», *Curr Nutr Rep*, junio de 2024; 13(2):69-81. doi: 10.1007/s13668-024-00520-4. Epub 8 de febrero de 2024, PMID: 38329691; PMCID: PMC11133159.

6. MÖRBE, U. M., JØRGENSEN, P. B., FENTON, T. M., VON BURG, N., RIIS, L. B., SPENCER, J. *et al.*, «Human gut-associated lymphoid tissues (GALT); diversity, structure, and function», *Mucosal Immunol*, 2021, 14:793–802. doi: 10.1038/s41385-021-00389-4.

7. TRISTAN ASENSI, M., NAPOLETANO, A., SOFI, F. y DINU, M., «Low-grade inflammation and ultra-processed foods consumption: a review», *Nutrients*, 2023, 15:1546. doi: 10.3390/nu15061546.

8. Firth, J., Marx, W., Dash, S., Carney, R., Teasdale, S. B., Solmi, M. *et al.,* «The effects of dietary improvement on symptoms of depression and anxiety: a Meta-analysis of randomized controlled trials», *Psychosom Med*, 2019.

9. Merlo, G., Bachtel, G. y Sugden, S. G., «Gut microbiota, nutrition, and mental health», *Front. Nutr.*, 9 de febrero de 2024, Sec. Nutrition, Psychology and Brain Health, vol. 11, 2024, https://doi. org/10.3389/fnut.2024.1337889

8. La ciencia del neurodesarrollo: los planos de la casa

1. Uhlhaas, P. J., Davey, C. G., Mehta, U. M. *et al.,* «Towards a youth mental health paradigm: a perspective and roadmap», *Mol Psychiatry* 28, pp. 3171-3181 (2023), https://doi.org/10.1038/s41380-023-02202-z

2. Camprodon-Boadas, P., Gil-Domínguez, A., De La Serna, E., Sugranyes, G., Lázaro, I. y Baeza, I., «Mediterranean Diet and Mental Health in Children and Adolescents: A Systematic Review», *Nutr Rev*, 1 de febrero de 2025; 83(2):e343–e355. doi: 10.1093/nutrit/nuae053. PMID: 38758659.

3. Dal, N. y Bilici, S., «An Overview of the Potential Role of Nutrition in Mental Disorders in the Light of Advances in Nutripsychiatry», *Curr Nutr Rep*, junio de 2024; 13(2):69-81. doi: 10.1007/s13668-024-00520-4. Epub 8 de febrero de 2024, PMID: 38329691; PMCID: PMC11133159.

4. Horovitz, O., «Nutritional Psychology: Review the Interplay Between Nutrition and Mental Health», *Nutrition Reviews*, vol. 83, Issue 3, marzo de 2025, pp. 562-576.

5. Ghosh, D., «Role of food or food component in brain health», en: ghosh, d., ed. Nutraceuticals in Brain Health and Beyond, Elsevier, 2021.

6. Dye, L., Lamport, D., Boyle, N. y Hoyland, A., «Macronutrients and cognitive performance», en: Benton, D., ed. Lifetime Nutritional Influences on Cognition, Behaviour and Psychiatric Illness, Elsevier.

7. Muth, A. K. y Park, S. Q., «The impact of dietary macronutrient intake on cognitive function and the brain», *Clin Nutr*, junio de 2021; 40(6):3999– 4010. doi: 10.1016/j.clnu.2021.04.043. Epub 1 de mayo de 2021, PMID:34139473.

8. BENTON, D., «Carbohydrate ingestion, blood glucose and mood», *Neurosci Biobehav Rev,* mayo de 2002; 26(3):293-308, doi: 10.1016/s0149- 7634(02)00004-0. PMID: 12034132.

9. POITELON, Y., KOPEC, A. M. y BELIN, S., «Myelin Fat Facts: An Overview of Lipids and Fatty Acid Metabolism», *Cells,* 27 de marzo de 2020; 9(4):812. doi: 10.3390/cells9040812. PMID: 32230947; PMCID: PMC7226731.

10. LANGE, K. W., «Omega-3 fatty acids and mental health», *Glob Health,* 2020.

11. ZIELIŃSKA, M., ŁUSZCZKI, E., MICHOŃSKA, I. y DEREŃ, K., «The Mediterranean Diet and the Western Diet in Adolescent Depression-Current Reports», *Nutrients,* 19 de octubre de 2022; 14(20):4390, doi: 10.3390/nu14204390. PMID: 36297074; PMCID: PMC9610762.

12. LANE, M. M., GAMAGE, E., DU, S., ASHTREE, D. N., MCGUINNESS, A. J., GAUCI, S. *et al.,* «Ultra-processed food exposure and adverse health outcomes: umbrella review of epidemiological meta-analyses», *BMJ* 2024; 384: e077310 doi:10.1136/bmj-2023-077310.

13. WISS, D. A. y LAFATA, E. M., «Ultra-Processed Foods and Mental Health: Where Do Eating Disorders Fit into the Puzzle?», *Nutrients,* 19 de junio de 2024; 16(12):1955. doi: 10.3390/nu16121955. PMID: 38931309; PMCID: PMC11206753.

14. LANE, M. M., GAMAGE, E., TRAVICA, N., DISSANAYAKA, T., ASHTREE, D. N., GAUCI, S., LOTFALIANY, M., O'NEIL, A., JACKA, F. N. y MARX, W., «Ultra-Processed Food Consumption and Mental Health: A Systematic Review and Meta-Analysis of Observational Studies. Nutrients», 21 de junio de 2022; 14(13):2568. doi: 10.3390/nu14132568. PMID: 35807749; PM- CID: PMC9268228.

15. SADEGHI, O., KESHTELI, A. H., AFSHAR, H., ESMAILLZADEH, A. y ADIBI, P., «Adherence to Mediterranean dietary pattern is inversely associated with depression, anxiety and psychological distress», *Nutr Neurosci.,* abril de 2021; 24(4):248-259. doi: 10.1080/1028415X.2019.1620425. Epub 11 de junio de 2019. PMID: 31185883.

16. Camprodón-Boadas, P., Gil-Domínguez, A., De La Serna, E., Su-granyes, G., Lázaro, I. y Baeza, I., «Mediterranean Diet and Mental Health in Children and Adolescents: A Systematic Review», *Nutrition Reviews*, vol. 83, Issue 2, febrero de 2025, pp. e343–e355.

17. Calkins, K. y Devaskar, S. U., «Fetal origins of adult disease. Current Problems in Pediatric and Adolescent Health Care», 41(6), 158-176, 2011.

18. Delisle, H., «Programming of chronic disease by impaired fetal nutrition: Evidence and implication for policy and intervention strategies» World Health Organization, 2002.

19. Koletzko, B., Brands, B., Chourdakis, M. *et al.*, «The Power of Programming and the Early Nutrition Project: Opportunities for Health Promotion by Nutrition during the First Thousand Days of Life and Beyond», *Ann Nutr Metab*, 2014; 64:187–196.

20. Wei, X., Hu, J. y Wen, D., «The risk prediction of intergenerational transmission of overweight and obesity between mothers and infants during pregnancy», BMC Pregnancy Childbirth 24, 74 (2024), https://doi.org/10.1186/s12884-024-06268-7

21. Regnault, N., Gillman, M. W., Rifas-Shiman, S. L. *et al.*, «Sex-specific associations of gestational glucose tolerance with childhood body composition», *Diabetes Care*, 2013; 36(10):3045–53.

22. Pitchika, A., Vehik, K., Hummel, S. *et al.*, «Associations of maternal diabetes during pregnancy with overweight in offspring: results from the prospective TEDDY study», *Obesity* (Silver Spring), 2018; 26(9):1457–66.

23. Wei, X., Hu, J. y Wen, D., «The risk prediction of intergenerational transmission of overweight and obesity between mothers and infants during pregnancy», *BMC Pregnancy Childbirth* 24, 74 (2024), https://doi.org/10.1186/s12884-024-06268-7

24. Lampard, A. M., Franckle, R. L. y Davison, K. K., «Maternal depression and childhood obesity: a systematic review», *Prev Med*, 2014; 59:60–7.

25. Wei, X., Hu, J. y Wen, D., «The risk prediction of intergenerational transmission of overweight and obesity between mo-

thers and infants during pregnancy», *BMC Pregnancy Childbirth* 24, 74 (2024), https://doi.org/10.1186/s12884-024-06268-7

26. Bekdash, R. A., «Epigenetics, Nutrition, and the Brain: Improving Mental Health through Diet», *Int J Mol Sci*, 4 de abril de 2024; 25(7):4036. doi: 10.3390/ijms25074036. PMID: 38612845; PM- CID: PMC11012292.

27. Korsmo, H. W. y Jiang, X., «One Carbon Metabolism and Early Development: A Diet-Dependent Destiny», *Trends Endocrinol Metab*, 2021; 32:579–593. doi: 10.1016/j.tem.2021.05.011.

28. Schwarzenberg, S. J. y Georgieff, M. K., «Committee on Nutrition Advocacy for Improving Nutrition in the First 1000 Days to Support Childhood Development and Adult Health», *Pediatrics*, 2018; 141: e20173716. doi: 10.1542/peds.2017-3716.

29. Pinzon Rizaldy, T., Wijaya, V. O. y Veronica, V., «The role of homocysteine levels as a risk factor of ischemic stroke events: a systematic review and meta-analysis», *Frontiers in Neurology*, 2023.

30. González, A., Smith, G. H., Gambello, M. J., Sokolová, J., Kožich, V. y Li, H., «Elevated homocysteine levels: What inborn errors of metabolism might we be missing?», *American Journal of Medical Genetics* Part A, 191A, pp. 130-134.

31. https://www.nejm.org/doi/10.1056/NEJMoa032546

32. Lin, W. Z., Yu, D., Xiong, L. Y. *et al.*, «Homocysteine, neurodegenerative biomarkers, and APOE ε4 in neurodegenerative diseases», *Alzheimer's Dement,* 2025; 21:e14376. https://doi. org/10.1002/alz.14376

33. Zuliani, G., Brombo, G., Polastri, M., Romagnoli, T., Mola, G., Riccetti, R., Seripa, D., Trentini, A. y Cervellati, C., «High plasma homocysteine levels predict the progression from mild cognitive impairment to dementia», Neurochemistry International, vol. 177, 2024, 105763.

34. Smith, A. D., Refsum, H., Bottiglieri, T. *et al.*, «Homocysteine and Dementia: An International Consensus Statement», *Journal of Alzheimer's Disease*, 2018; 62(2):561-570, doi:10.3233/JAD-171042.

9. El programa Ali-Mente: algo más que dieta mediterránea

1. Kaplan, A., Zelicha, H., Yaskolka Meir, A., Rinott, E., Tsaban, G., Levakov, G., Prager, O., Salti, M., Yovell, Y., Ofer, J., Huhn, S., Beyer, F., Witte, V., Villringer, A., Meiran, N., Bemesh, T. B., Kovacs, P., Von Bergen, M., Ceglarek, U., Blüher, M., Stumvoll, M., Hu, F. B., Stampfer, M. J., Friedman, A., Shelef, I., Avidan, G. y Shai, I., «The effect of a high-polyphenol Mediterranean diet (Green-MED) combined with physical activity on age-related brain atrophy: the Dietary Intervention Randomized Controlled Trial Polyphenols Unprocessed Study (DIRECT PLUS)», *Am J Clin Nutr*, 1 de mayo de 2022; 115(5):1270-1281, doi: 10.1093/ajcn/ nqac001. PMID: 35021194; PMCID: PMC9071484.

2. Ekman, U., Ferreira, D. y Westman, E., «The A/T/N biomarker scheme and patterns of brain atrophy assessed in mild cognitive impairment».

3. Van Gennip, A. C., Stehouwer, C. D., Van Boxtel, M. P., Verhey, F. R., Koster, A., Kroon, A. A. *et al.*, «Association of type 2 diabetes, according to the number of risk factors within target range, with structural brain abnormalities, cognitive performance, and risk of dementia», *Diabetes Care*, 44 (11) (2021), pp. 2493-2502.

4. Pachter, D., Kaplan, A., Tsaban, G., Zelicha, H., Yaskolka Meir, A., Rinott, E., Levakov, G., Salti, M., Yovell, Y., Huhn, S., Beyer, F., Witte, V., Kovacs, P., Von Bergen, M., Ceglarek, U., Blüher, M., Stumvoll, M., B Hu, F., Stampfer, M. J., Friedman, A., Shelef, I., Avidan, G. y Shai, I., «Glycemic control contributes to the neuroprotective effects of Mediterranean and green-Mediterranean diets on brain age: the DIRECT PLUS brain-magnetic resonance imaging randomized controlled trial», *The American Journal of Clinical Nutrition*, vol. 120, Issue 5, 2024.

5. Tessier, A., Cortese, M., Yuan, C. *et al.*, «Consumption of Olive Oil and Diet Quality and Risk of Dementia-Related Death», *JAMA Netw Open*, 2024;7(5):e2410021. doi:10.1001/jamanetwor- kopen.2024.10021.

6. Neth, B. J., Huynh, K., Giles, C. *et al.*, «Consuming a modified Mediterranean ketogenic diet reverses the peripheral lipid signature of Alzheimer's disease in humans», *Commun Med* 5, 11 (2025). https://doi.org/10.1038/s43856-024-00682-w

10. Cómo fomentar el nacimiento de nuevas neuronas

1. ALVAREZ-BUYLLA, A. y LIM, D. A., «For the long run: maintaining germinal niches in the adult brain», *Neuron* (2004).

2. ERIKSSON, P. S., PERFILIEVA, E., BJORK-ERIKSSON, T., ALBORN, A. M., NORDBORG, C. y PETERSON, D. A., «Neurogenesis in the adult human hippocampus», *Nat. Med.*, 1998, Lim, D. A., Alvarez-Buylla, «The Adult Ventricular-Subventricular Zone (V-SVZ) and Olfactory Bulb (OB) Neurogenesis», A Cold Spring Harbor Perspectives in Biology.

3. KANDEL, E. R., SCHWARTZ, J., JESSELL, T., SIEGELBAUM, S., HUDSPETH, A. J. y GILBERT, S. F., «Principles of neural science», McGraw-Hill, 2016.

4. CATLOW, B. J., JALLOH, A. y SÁNCHEZ-RAMOS, J., «Hippocampal neurogenesis: effects of psychedelic drugs», en *Neuropathology of drug addictions and substance misuse,* Academic Press, 2016, pp. 821-31.

5. REHM, J., SHIELD, K. D. y WEIDERPASS, E., «Alcohol consumption. A leading risk factor for cancer», *Chem. Biol. Interact.* 331, 109280, 2020.

6. ZARIDZE, D. *et al.,* «Alcohol and mortality in Russia: Prospective observational study of 151,000 adults», *Lancet*, 383, 1465-1473, 2014.

7. ROBINSON, O. *et al.,* «Determinants of accelerated metabolomic and epigenetic aging in a UK cohort», *Aging Cell* 19, e13149, 2020.

8. SULLIVAN, E. V. y PFEFFERBAUM, A., «Brain-behavior relations and effects of aging and common comorbidities in alcohol use disorder: A review», *Neuropsychology* 33, 760-780, 2019.

9. DAVIET, R., AYDOGAN, G., JAGANNATHAN, K. *et al.* «Associations between alcohol consumption and gray and white matter volumes in the UK Biobank», *Nat. Commun.* 13, 1175 (2022), https://doi. org/10.1038/s41467-022-28735-5

10. EDMAN, S., HORWATH, O., VAN DER STEDE, T., BLACKWOOD, S. J., MOBERG, I., STRÖMLIND, H., NORDSTRÖM, F., EKBLOM, M., KATZ, A., APRÓ, W. y MOBERG, M., «Pro-Brain-Derived Neurotrophic Factor (BDNF), but Not Mature BDNF, Is Expressed in Human Skeletal Muscle: Implications for Exercise-Induced Neuroplasticity», *Function*, vol. 5, Issue 3, 2024, zqae005.

11. ZUCCATO, C. y CATTANEO, E., «Brain-derived neurotrophic factor in neurodegenerative diseases», *Nat Rev Neurol*, 2009, 5:311–22. doi: 10.1038/nrneurol.2009.54.

12. Wang, Z. H., Xiang, J., Liu, X., Yu, S. P., Manfredsson, F. P., Sandoval, I. M. *et al.,* «Deficiency in BDNF/trkB neurotrophic activity stimulates delta-secretase by upregulating C/EBPbeta in alzheimer's disease», *Cell Rep*, 2019, 28:655–69 e5. doi: 10.1016/j.celrep.2019.06.054.

13. Jiao, S. S., Shen, L. L., Zhu, C., Bu, X. L., Liu, Y. H., Liu, C. H. *et al.,* «Brain-derived neurotrophic factor protects against tau-related neurodegeneration of Alzheimer's disease», *Transl Psychiatry*, 2016, 6:e907. doi: 10.1038/tp.2016.186.

14. Tsimpolis, A., Kalafatakis, K. y Charalampopoulos, I., «Recent advances in the crosstalk between the brain-derived neurotrophic factor and glucocorticoids», *Front Endocrinol* (Lausanne), 5 de abril de 2024; 15:1362573. doi: 10.3389/fendo.2024.1362573. PMID: 38645426; PMCID: PMC11027069.

15. Rodríguez-Carrillo, A., Verheyen, V. J., Van Nuijs, A. L. N., Fernández, M. F. y Remy, S., «Brain-derived neurotrophic factor (BDNF): an effect biomarker of neurodevelopment in human biomonitoring programs», *Front Toxicol.,* 10 de enero de 2024; 5:1319788. doi: 10.3389/ ftox.2023.1319788. PMID: 38268968; PMCID: PMC10806109.

16. Griffin, E. W. *et al.,* «Aerobic exercise improves hippocampal function and increases BDNF in the serum of young adult males», *Physiol Behav.*, 104, 934-941, 2011.

17. Schmolesky, M. T., Webb, D. L. y Hansen, R. A., «The effects of aerobic exercise intensity and duration on levels of brain-derived neurotrophic factor in healthy men», *J Sports Sci Med* 12, 502-511, 2013.

18. Szuhany K. L., Bugatti, M. y Otto M. W., «A meta-analytic review of the effects of exercise on brain-derived neurotrophic factor», *J Psychiatr Res.*, enero de 2015; 60:56-64. doi: 10.1016/j.jpsychires.2014.10.003. Epub 12 de octubre de 2014. PMID: 25455510; PMCID: PMC4314337.

19. Babaei, P., Damirchi, A., Mehdipoor, M. y Tehrani, B. S., «Long term habitual exercise is associated with lower resting level of serum BDNF», *Neurosci. Lett.,* 566 (2014).

20. Nofuji, Y. *et al.,* «Decreased serum brain-derived neurotrophic factor in trained men», *Neurosci. Lett.*, 437, 29-32, 2008.

21. Stangl, D. y Thuret, S., «Impact of diet on adult hippocampal neurogenesis», *Genes Nutr* 4, 271-282, 2009, https://doi. org/10.1007/s12263-009-0134-5

22. Shibu, M., Poulose, G., Miller, M., Scott, T. y Shukitt-Hale, B., «Nutritional Factors Affecting Adult Neurogenesis and Cognitive Function», *Advances in Nutrition*, vol. 8, Issue 6, 2017.

23. Borsini, A., Nicolaou, A., Camacho-Muñoz, D. *et al.,* «Omega-3 polyunsaturated fatty acids protect against inflammation through production of LOX and CYP450 lipid mediators: relevance for major depression and for human hippocampal neurogenesis», *Mol Psychiatry*, 26, 6773–6788, 2021, https://doi.org/10.1038/s41380-021-01160-8

24. Borsini, A., Stangl, D., Jeffries, A. R. *et al.,* «The role of omega-3 fatty acids in preventing glucocorticoid-induced reduction in human hippocampal neurogenesis and increase in apoptosis», Transl. Psychiatry 10, 219, 2020, https://doi.org/10.1038/ s41398-020-00908-0

25. Sugasini, D., Yalagala, P. C. R. y Subbaiah, P. V., «Plasma BDNF is a more reliable biomarker than erythrocyte omega-3 index for the omega-3 fatty acid enrichment of brain», *Sci Rep,* 10, 10809, 2020, https://doi.org/10.1038/s41598-020-67868-9

26. Gravesteijn, E., Mensink R. P. y Plat, J., «Effects of nutritional interventions on BDNF concentrations in humans: a systematic review», *Nutr. Neurosci.*, 2022, 25, 1425-1436.

27. Melgar-Locatelli, S., Mañas-Padilla, M. C., Castro-Zavala, A., Rivera, P., Razola-Díaz, M. C., Monje, F. J., Rodríguez-Pérez, C. y Castilla-Ortega, E., «Diet enriched with high-phenolic cocoa potentiates hippocampal brain-derived neurotrophic factor expression and neurogenesis in healthy adult micewith subtle effects on memory», *Food Funct.*, 12 de agosto de 2024; 15(16):8310-8329, doi: 10.1039/ d4fo01201a. PMID: 39069830.

11. El factor trófico por excelencia: el sol

1. WALTON, J. C., WEIL, Z. M. y NELSON, R. J., «Influence of photoperiod on hormones, behavior, and immune function», *Front. Neuroendocrinol*, 32: 303-319, 2011.

2. POSTOLACHE, T. T., MORTENSEN, P. B., TONELLI, L. H., JIAO, X., FRANGAKIS, C. *et al.,* «Seasonal spring peaks of suicide in victims with and without prior hospitalization for mood disorders», *J Affect Disord* 121: 88-93, 2010.

3. LEWY, A. J., LEFLER, B. J., EMENS, J. S. y BAUER, V. K., «The circadian rhythm of winter depression», *Proc Nat Ac Sci*, EE.UU., 2006, 103: 7414-7419.

4. ROSENTHAL, N. E., SACK, D. A., GILLEN, J. C., LEWY, A. J., GOODWIN, F. K. *et al.,* «Seasonal affective disorder: a description of the syndrome and preliminary findings with light therapy», *Arch Gen Psychiatry,* 1984, 41: 72-80.

5. KASPER, S., WEHR, T. A., GARTKO, J. J., GAIST, P. A. y ROSENTHAL, N. E., «Epidemiological findings of seasonal changes in mood and behavior: a telephone survey of Montgomery County, Maryland», *Arch Gen Psychiatry*, 46: 823-833, 1989.

6. WEHR, T. A. y ROSENTHAL, N. E., «Seasonality and affective illness», *Am J Psychiatry* 146, 1989, 829-839.

7. CASTREN, E., VÕIKAR, V. y RANTAMÄKI, T., «Role of neurotrophic factors in depression», *Curr Opin Pharmacol*, 7: 18-21, 2007.

8. LAMBERT, G. W., REID, C., KAYE, D. M., JENNINGS, G. L. y ESLER, M. D., «Effect of sunlight and season on serotonin turnover in the brain», *The Lancet*, 360: 1840-1842, 2002.

9. PRASCHAK-RIEDER, N., WILLEIT, M., WILSON, A. A., HOULE, S. y MEYER, J. H., «Seasonal variation in human serotonin transporter binding», *Arch Gen Psychiatry* 65: 1072-1078, 2008.

10. SARRIAS, M. J., ARTIGAS, F., MARTÍNEZ, E. y GELPI, E., «Seasonal changes of plasma serotonin and related parameters: correlation with environmental measures», *Biol Psychiatry* 26: 695–706, 1989.

11. NESTLER, E. J., BARROT, M., DILEONE, R. J., EISCH, A. J., GOLD, S. J. *et al.,* «Neurobiology of depression», *Neuron* 34: 13–25, 2002.

12. KRISHNAN, V. y NESTLER, E. J., «Linking molecules to mood: new insight into the biology of depression», *Am J Psychiatry* 167: 1305-1320, 2010.

13. MARTINOWICH, K. y LU, B., «Interaction between BDNF and serotonin: role in mood disorders», *Neuropsychopharmacol* 33: 73–83, 2008.

14. MATTSON, M. P., MAUDSLEY, S. y MARTIN, B., «BDNF and 5-HT: a dynamic duo in age related neuronal plasticity and neurodegenerative disorders», *Trends Neurosci* 27: 589–594, 2004.

15. DUMAN, R. S. y MONTEGGIA, L. M., «A neurotrophic model for stress-related mood disorders», *Biol Psychiatry* 59: 1116-1127, 2006.

16. MOLENDIJK, M. L., HAFFMANS, J. P., BUS, B. A., SPINHOVEN, P., PENNINX, B. W., PRICKAERTS, J., OUDE VOSHAAR, R. C. y ELZINGA, B. M., «Serum BDNF concentrations show strong seasonal variation and correlations with the amount of ambient sunlight», *PLoS One*, 2012; 7(11): e48046, doi: 10.1371/journal.pone.0048046. Epub 2 de noviembre de 2012. PMID: 23133609; PMCID: PMC3487856.

17. MONCRIEFF, J., COOPER, R. E., STOCKMANN, T. *et al.,* «The serotonin theory of depression: a systematic umbrella review of the evidence», *Mol Psychiatry* 28, 3243-3256 (2023), https://doi.org/10.1038/s41380-022-01661-0

18. BREMSHEY, S., GROSS, J., RENKEN, K. y MASSECK, O. A., «The role of serotonin in depression-A historical roundup and future directions», *Journal of Neurochemistry*, 168, 1751–1779, 2024.

19. KNAPEN, J., VANCAMPFORT, D., MORIËN, Y. y MARCHAL, Y., «Exercise Therapy Improves Both Mental and Physical Health in Patients with Major Depression», *Disabil. Rehabil.* 2015, 37, 1490–1495.

20. TANIGUCHI, K., TAKANO, M., TOBARI, Y., HAYANO, M., NAKAJIMA, S., MIMURA, M., TSUBOTA, K. y NODA, Y., «Influence of External Natural Environment Including Sunshine Exposure on Public Mental Health: A Systematic Review», *Psychiatry Int*, 2022, 3, 91-113. https://doi.org/10.3390/psychiatryint3010008.

21. LINDQVIST, P. G., EPSTEIN, E., NIELSEN, K., LANDIN-OLSSON, M., INGVAR, C. y OLSSON, H., «Avoidance of sun exposure as a risk factor for

major causes of death: a competing risk analysis of the Melanoma in Southern Sweden cohort», *J Intern Med*, octubre de 2016; 280(4):375-87, doi: 10.1111/joim.12496. Epub 16 de marzo de 2016. PMID: 26992108.

22. GRANT, W. B., «An ecological study of cancer incidence and mortality rates in France with respect to latitude, an index for vitamin D production», *Dermato-Endocrinology*, 2(2), 62–67, (2010), https://doi.org/10.4161/derm.2.2.13624

23. BORISENKOV, M. F., «Latitude of Residence and Position in Time Zone are Predictors of Cancer Incidence, Cancer Mortality, and Life Expectancy at Birth», *Chronobiology International*, 28(2), 155–162. (2011), https://doi.org/10.3109/07420528.2010.54131.

24. MÜLLER-NORDHORN, J., BINTING, S., ROLL, S. y WILLICH, S. N., «An update on regional variation in cardiovascular mortality within Europe», *European Heart Journal*, vol. 29, Issue 10, mayo de 2008, pp. 1316-1326, https://doi.org/10.1093/eurheartj/ehm604

25. E. NEALE, R. y BEEDLE, V., «Balancing the risks and benefits of sun exposure: A revised position statement for Australian adults», *Australian and New Zealand Journal of Public Health*, vol. 48, Issue 1, 2024.

26. BROUG, H., MAATOUK, A., BENNASRALLAH, C., DHOUIB, W., BEN FREDJ, M., ZEMNI, I., KACEM, M., MHALLA, S. *et al.*, 2023, «Effect of vitamin D supplementation versus placebo on recovery delay among COVID-19 Tunisian patients: a randomized-controlled clinical trial», *Trials* 24(1):123. https://doi.org/10.1186/s13063-023-07114-5

27. STEVENSON, A. C., CLEMENS, T., PAIRO-CASTINEIRA, E., WEBB, D. J., WELLER, R. B. y DIBBEN, C., «Higher ultraviolet light exposure is associated with lower mortality: An analysis of data from the UK biobank cohort study», *Health & Place*, vol. 89, 2024.

28. BOUILLON, R., MANOUSAKI, D., ROSEN, C. *et al.*, «The health effects of vitamin D supplementation: evidence from human studies», *Nat Rev Endocrinol* 18, 96-110, 2022, https://doi.org/10.1038/s41574- 021-00593-z

29. Neale, R. E., Baxter, C., Duarte Romero, B., Mcleod, D. S. A., English, D. R., Armstrong, B. K., Ebeling, P. R., Hartel, G., Kimlin, M. G., O'connell, R., Van Der Pols, J. C., Venn, A. J., Webb, P. M., Whiteman, D. C. y Waterhouse, M., «The D-Health Trial: a randomised controlled trial of the effect of vitamin D on mortality», *The Lancet Diabetes & Endocrinology*, vol. 10, Issue 2, 2022.

30. Baggerly, C. A., Cuomo, R. E., French, C. B., Garland, C. F., Gorham, E. D., Grant, W. B. y Wunsch, A., 2015, «Sunlight and Vitamin D: Necessary for Public Health», *Journal of the American College of Nutrition*, 34(4), 359-365, https://doi.org/10.1080/07315724.2015.1039866

31. Liu, D., Fernández, B. O., Hamilton, A., Lang, N. N., Gallagher, J. M. C., Newby, D. E., Feelisch, M. y Weller, R. B., «UVA Irradiation of Human Skin Vasodilates Arterial Vasculature and Lowers Blood Pressure Independently of Nitric Oxide Synthase», *Journal of Investigative Dermatology*, vol. 134, Issue 7, 2014.

32. Heiskanen, V., Pfiffner, M. y Partonen, T., «Sunlight and health: shifting the focus from vitamin D3 to photobiomodulation by red and near-infrared light», *Ageing Research Reviews*, vol. 61, 2020.

33. Kallioğlu, M. A., Sharma, A., Kallioğlu, A. *et al.*, «UV index-based model for predicting synthesis of (pre-)vitamin D3 in the mediterranean basin», *Sci Rep* 14, 3541, 2024, https://doi.org/10.1038/s41598-024-54188-5